陈 枫　胡延滨　主编

致中和

读懂广东省中医院的第一本书

南方日报出版社
NANFANG DAILY PRESS
中国·广州

图书在版编目（CIP）数据

致中和 ：读懂广东省中医院的第一本书 / 陈枫，胡延滨主编. — 广州 ：南方日报出版社，2022.5（2025.10 重印）

ISBN 978-7-5491-2504-3

Ⅰ. ①致… Ⅱ. ①陈… ②胡… Ⅲ. ①中医医院－介绍－广东 Ⅳ. ①R197.4

中国版本图书馆 CIP 数据核字(2021)第 276977 号

ZHI ZHONGHE

致中和：读懂广东省中医院的第一本书

主　　编：陈　枫　胡延滨
出版发行：南方日报出版社
地　　址：广州市广州大道中 289 号
出 版 人：周山丹
出版统筹：阮清钰
责任编辑：蔡　芹
封面设计：书窗设计
装帧设计：邓晓童
责任校对：阮昌汉　裴晓倩
责任技编：王　兰
经　　销：全国新华书店
印　　刷：广东信源彩色印务有限公司
开　　本：787mm×1092mm　1/16
印　　张：26　插页：0.5
字　　数：374 千字
版　　次：2022 年 5 月第 1 版
印　　次：2025 年 10 月第 4 次印刷
定　　价：98.00 元

投稿热线：（020）87360640　　读者热线：（020）87363865

荐读——我们眼中的广东省中医院

首届国医大师、原广州中医学院副院长、广州中医药大学终身教授 邓铁涛：

铁杆中医的黄埔军校。

北京大学国家发展研究院经济学教授、北京大学健康发展研究中心主任李玲：

广东省中医院把中华传统文化、党的优良作风、现代管理制度有机结合起来，在坚持公益性办院方向、加强医院文化建设、发扬中医特色和优势、深化内部运行机制改革以及调动医务人员积极性等方面都有独特做法，不仅是中医院的排头兵，也是全国综合性医院公认的榜样。

原卫生部部长张文康：

当年，我向广东省中医院提出“把省中医院建设成为全国一流的、现代化的、综合性的中医院”的目标，要把广东省中医院建设成为“中医系统的协和”。这些年来，他们走出了一条现代公立中医院发展之路。他们的管理理念和实践，不仅适合于中医院，也适合于西医院。

原卫生部副部长、国家中医药管理局原局长朱庆生：

在全国改革开放的大环境下，中医药当时也面临着怎样发展的问题，中医药的发展到底是为了谁。说到底，发展的目的就是为了满足群众对健康的需求，尤其是对中医药方面的需求；就是为了缓解人民群众看病就医的困难。广东省中医院在这方面做得很突出，他们抓住了改革开放的大好时机，积极开拓，通过全省各方面协调，调动各方积极性去求发展。可以说，广东省中医院是一个榜样，是一面旗帜，起了很好的带动、推动作用。

原卫生部副部长、国家中医药管理局原局长佘靖：

我来广东省中医院考察，有一件感触很深的事，广东省中医院把电梯让给病人，还有很多的细节，都是先满足病人的需求，这充分体现了"以病人为中心，一切为了病人"的服务理念。

原国家卫生计生委副主任、国家中医药管理局原局长王国强：

广东省中医院为我国中医院改革发展树立典型示范，起到了带动引领的作用。尤其难能可贵的是，广东省中医院在发展的进程中，始终把关心全局、服务全局作为自己医院发展的战略选择。

广东省政府文史研究馆馆员，暨南大学传播与国家治理研究院名誉院长、博士生导师，南方日报社原社长杨兴锋：

诠释广东省中医院传奇发展的密码，展示医院员工传承中华优秀传统文化的风采，树立现代医院管理的样板——此书值得一读。

广州日报报业集团党委原副书记、广州日报社原总编辑李婉芬：

《致中和——读懂广东省中医院的第一本书》通过解读广东省中医院三十多年稳步发展的密码，透视了现代化中医院发展的许多经验和规律，为现代中医事业记录了一个宝贵的范本。同时，书中梳理的“八大关系”，其实也是当今众多社会机构、企业共同面对的课题，有着广泛的共性，因此省中医院将处理这些关系的思路和逻辑进行总结和提炼，是非常有价值的。

序

五千年的文明繁衍，一百年的沉浮奋起，四十年的改革创新。

中医梦，连着中国梦。国运衰，则中医衰；国运兴，则中医强。

习近平总书记指出："中医药学包含着中华民族几千年的健康养生理念及其实践经验，是中华文明的一个瑰宝，凝聚着中国人民和中华民族的博大智慧。"作为中华民族优秀传统文化的重要有机组成部分，中医药事业的发展，始终与中国的发展同呼吸、共命运。中华民族的伟大复兴，必然包含中医的振兴。

建立于1933年的广东省中医院，被誉为"南粤杏林第一家"，近九十年的发展历程，正是中医药事业发展的生动缩影，也折射出中国一步步走向繁荣昌盛，不断坚定文化自信。

这是一组略显繁复但富有说服力的比较：改革开放初期，广东省中医院还是广州市三家同级中医医院里规模最小、实力最弱、服务病人量最少的医院，床位数不足300张，仍然使用20世纪30年代的老建筑，一批老中医后继乏人，员工吃着"大锅饭"，工资都无法保证。如今，已发展成为床位数超过4000张、拥有8家医院的全国规模最大的中医医院。从服务人数平均每天不到2000人，发展为多年来全国年服务患者人数最多的医院之一；从没有一个重点学科和专科，发展为拥有国家级重点学科和专科最多的中医医院；从没有一个科技平台和实验室，没有一篇像样的论文，没有主持任何一项省级以上课题，发展为拥有全国第一个也是目前唯一一个中医类省部共建国家重点实验室和众多高水平科技平台，主持课题总数位居全国同行前列，SCI论文每年发表超过200

篇，科研实力进入国家队的医院，2018—2020年连续三年在中国医学科学院医学信息研究所发布的“中国医院科技量值”排行榜中位列全国中医医院第一，在中国科学文献计量评价研究中心发布的中国医院各学科综合指数排行榜中位列全国医院第十三、中医医院第一；积极推进中医药标准化研究工作，与世界多个著名医学中心展开合作，并与诺贝尔生理学或医学奖评审机构卡罗林斯卡医学院合作建立了中医药联合研究基地，形成了一批高质量研究证据，共有13项研究结果被8部国际临床指南采纳，题为“Developing evidence-based traditional medicine: classical and modern”的专题报道刊登在世界卫生组织的官方网站，为中医药走向世界迈出了坚实的步伐；医院综合实力连续八年在第三方评价中名列全国中医医院第一；在如何办好一家公立中医医院上的探索经验得到了有关部委的肯定；国家有关部委联合在医院召开五次现场会，分别是全国行业作风现场会、探索现代医院管理制度现场会、中医药传承创新现场会、保持传统加工炮制和中药小包装改革现场会、治未病中心建设经验现场会，向全国推广广东省中医院的改革经验；连续六次被评为“全国文明单位”，被中央编办树立为“保公益，促发展”的全国典型；在历次重大公共卫生事件中表现出色，特别是“非典”以及新冠肺炎疫情中，广东省中医院的实践经验为丰富国家抗疫方案提供了重要依据。

广东省中医院的传奇式发展，得益于天时、地利、人和。天时，是民族复兴，中医药发展成为国家战略。地利，是广东热土，广东在全国改革开放中先走一步，率先提出建设中医药强省；广东人喜喝凉茶煲靓汤，中医已成为一种深入人心的生活方式。

天时、地利，其他医院也有，关键差别就在人和。广东省中医院有一个锐意改革善于创新的好班子，带领团队披荆斩棘闯出新路。他们从对中医药事业高度负责的角度思考问题，把一家医院的命运与中医梦和中国梦联系在一起，走出了一条富有特色的现代公立中医医院发展之路，探索出了一个现代中医医院管理模式，使一家中医医院发生了翻天覆地的变化，使之不仅仅成为一种广东省中医院现象，更包含着深刻的内在规律，为总结中国中医医院改革经验提供了范式研究的基础。

如何打开和解释这种范式？“辩证法”是一把钥匙。

中医药学认为，一阴一阳之谓道，阴阳消长转化，生命是普遍联系、永恒运动的，健康和疾病的变化是机体的阴阳矛盾变化的结果。这种辩证思维是马克思主义哲学与中华民族优秀传统文化的奇妙交融。

阴阳就是矛盾，矛盾是一切事物发展的动力。本书概括了公与私、内与外、质与量、承与启、中与西、软与硬、上与下、大与小共八对普遍性矛盾。广东省中医院的管理者在探索发展过程中，善于运用辩证思维，勇于直面矛盾、化解矛盾、超越矛盾，体现了富有中医药文化特色的担当、智慧和艺术。

这种管理智慧可以概括为“致中和”。《中庸》曰：“中也者，天下之大本也。和也者，天下之达道也。致中和，天地位焉，万物育焉。”致，是达到；中，是平衡；和，是和谐。医院通过致力处理好、平衡好八大矛盾关系，达到和谐发展，追求至善境界。

归结起来，至少包含以下经验：一是始终坚持“病人至上，员工为本，真诚关爱”的办院宗旨；二是始终坚持“中西交融”的办院方针；三是始终坚持“守正创新”的办院策略；四是始终坚持“质量第一”的办院要求；五是始终坚持“两个效益相统一”并“以公益性为先”的办院追求；六是始终坚持“不断完善激励机制”的办院举措；七是始终坚持“将医院发展自觉融入党和国家的卫生和中医药事业发展战略”的办院理念；八是始终坚持“党对医院全面领导”的办院保障。

本书把一家医院的发展置于大历史格局中去观察，运用大量生动的故事案例回答八对矛盾的辩证统一关系，是第一部系统总结广东省中医院管理经验的书，希望能为中医药事业发展和如何办好一家现代公立中医院，乃至如何办好一家现代医院提供经验借鉴。

本书的编写由南方日报社组织完成。本项目得到了我国中医药界特别是广东省中医院的领导班子、老领导、老专家鼓励支持，广东省中医院医院管理研究所的大力配合，还有广东省作家协会的专项扶持，特此感谢。

由于编写时间和采访范围有限，不足在所难免，恳请广大读者批评指正。

目　录

引　言

民国初年，内忧外患，新旧思潮激烈碰撞。以中医为代表的传统文化，被痛批为“愚昧落后”。当时的教育总长汪大燮仇视中医，在教育部召开“全国临时教育会议”，故意未把中医纳入《大学规程》中，妄图以此取缔中医。

这一做法引起了全国中医药界的愤怒，中国近代史上第一次中医抗争运动由此掀起，并最终迫使北洋政府应允民间兴办中医学校。在此背景下，广东中医药专门学校（广州中医药大学前身）成立，在1924年正式开学招生。校训“上医医国，先觉觉民”，彰显了中医药先贤于黑暗中追寻光明的高洁志向、于困顿中奋起抗争的不屈意志，以及挽救中医的坚定决心。

为解决医学教育的实践之需，同时与西医院看齐，学校附属医院——广东中医院（现广东省中医院）于1933年9月在广州市大德路落成。这是我国近代史上最早的中医医院之一，被誉为“南粤杏林第一家”。

这座占地300多平方米、仅20间病房的三层小楼，在此后的近二十年间，历经抗战沦陷、学校停办等浩劫破坏。1953年医院改制，更名为广东省中医实验医院。

废除中医的浪潮仍不断暗涌。幸而党中央及时纠正了轻视、歧视、排斥中医的做法，新中国的中医药工作迎来第一个“春天”。其显著标志就是1955年成立新中国第一个全国性中医科研机构——中国中医研究院（现中国中医科学院），以及1956年建设的包括广州中医学院（现广州中医药大学）在内的“中医老四校”。广东省中医实验医院遂成为广州中医学院的附属医院，于1958年定名为广东省中医院，员工由改制时的30多人增加到近200人，增加了外科和手术室。

1978年，改革开放的春风吹遍神州大地，为中医药发展注入了一剂“强心针”。1982年，卫生部在湖南衡阳召开了全国中医医院和高等中医教育工作会议，史称“衡阳会议”。这场被喻为我国中医药事业“生死存亡转折点”的会议后，“振兴中医”成为旗帜鲜明的指引。

1992年春，邓小平同志发表“南方谈话”，提出“发展才是硬道理”，指出“没有一点闯的精神，没有一点冒的精神，就干不出新的事业”。从此，改革开放不仅成为一个时代的最强音，也为困境中的广东省中医院带来了活力。

改革开放四十余年，春潮涌动，活力无限。面对生存与发展带来的难题，广东省中医院率先提出运行机制改革，建立既有动力又有压力、既有激励又有约束的运行机制，充分调动员工的积极性，构建社会（患者）、医院和员工三者利益共同体；围绕临床的关键问题，率先从多维度、多层面挖掘整理祖国医学伟大宝库中的精华，努力把中医药临床疗效发挥得淋漓尽致；率先提出中西交融发展，在突出中医特色优势的前提下，不断吸纳现代科学技术，包括现代医学在内的人类文明最新成果，肩负起“中医水平站在前沿，现代医学跟踪得上，管理能力匹配到位，为患者提供最佳的诊疗方案，探索构建人类完美的医学”的办院使命，并致力于培养一支高素质、高水平、优服务的复合型人才队伍；为了可持续发展，广东省中医院及时提出用科技创新驱动发展的战略目标，引入科研创新机制，建设高水平的科研平台，推动协同创新，终于走出了一条现代中医医院的发展之路。

看似平常最奇崛，成如容易却艰辛。回顾过往，在崎岖的山路上艰难攀登冲向高峰的每一个探索，所遭遇的困难令人难以想象，既有探索实践中碰到的无数需要破解的难题、没路中走出新路必须排除的障碍，又要面对变革引发的思想观念交锋、利益关系调整带来的冲击，更有面对自我批判、自我否定、自我突破所需要的勇气。由于改革创新让有些人不理解而引来批评、责难甚至谩骂，这巨大的压力也使广东省中医院人内心承受着苦恼、煎熬甚至绝望的折磨。但是，广东省中医院人并没有退缩。继承和弘扬中医药事业的使命感，以及为患者服务，不断创造患者价值和实现社会价值的追求，一次又一次，使广东省中医院人坚定初心，锚定目标，突破了种种思想藩篱，运用马克思主义辩证法，继承和发扬党的优秀传统，传承中华优秀传统文化，结合现代管理理论，巧妙地在各种矛盾中不断寻求平衡，逐步从解决好医院发展所遇到的各种难题开始，在没办法的时候想办法，在没有路的时候找出路，终于走出了一条健康发展的道路，并最终从探索实践逐步上升到理性思考，一步步把一家弱小的医院发展成为全国规模最大、年服务患者人数最多的典范医院，成为中医药行业一面亮丽的旗帜，更为现代公立医院的发展模式提供了样板。

公与私

所谓“公”，是指社会效益，要以实现社会价值为依归，确保“走得正”；所谓“私”，是指经济效益，医院与员工的生存发展需要物质基础支持，确保“活得好”。

广东省中医院始终坚持社会效益和经济效益相统一，当两者出现矛盾的时候，以社会效益为先；始终坚持社会（患者）、医院、员工三者利益相统一，构建利益共同体，既确保公益性，又调动积极性，实现可持续发展。

前几年，一位中央媒体记者来广州采访。一上出租车，说要“去广东省中医院”，的哥马上告诉他：“这家医院风气好，医生不收红包的！”

在广州街坊市民的口碑中，广东省中医院“服务好、风气好”是出了名的。

早在改革开放初期，面对工资都差点发不出来的困境，医院管理者就喊出了一句质朴的大实话，“没有病人就没有饭吃”，由此拉开了医院管理改革、服务优化的序幕。医院既打破“干多干少一个样”的“大锅饭”，激发员工积极性，又坚持不能让科室奖金和业务收入挂钩，而是按业务量即服务病人的质与量来计算。

在广州市慈善医院被视为“没钱赚”的烫手山芋时，医院党委力排众议接手管理，既用爱心服务做好低保病人医疗保障，又发展中医特色增强医院“造血”功能，实现了可持续发展。

广东省中医院始终坚持社会效益与经济效益相统一，始终坚持社会（患者）、医院、员工三者利益相统一。通过调整利益格局，构建既有动力又有压力、既有激励又有约束的运行机制，使员工在努力为社会创造价值的同时，自然而然地实现了个人的目标。

“当社会效益与经济效益出现矛盾的时候，医院首先追求社会效益。”广东省中医院原院长吕玉波说。

吕玉波个子不高，但威望很高，是中国医院管理界“教父”级的人物。他带领这家老医院跨越式发展成为全国中医医院的排头兵，以永不停歇的追梦激情、低调务实的为人作风，赢得全国同道的尊敬。

吕玉波说，广东省中医院人普遍有一个朴素的信念：在社会主义市场经济条件下，只要对社会做出了贡献，社会自然而然会有所回报，这就是“善的循环”。

构建利益共同体

患者利益放在首位

改革开放以后，中国医疗改革持续走向深水区。21世纪初，“看病难、看病贵”问题凸显，“医改失败论”甚嚣尘上。

中国医改向何处去，备受世人瞩目。

2009年3月，中共中央、国务院向社会公布《关于深化医药卫生体制改革的意见》，掀开了新医改的序幕。新医改的核心任务，是公立医院改革，建立现代医院管理制度。公立医院如何坚持公益性，如何兼顾社会满意、患者满意、医院满意、员工满意?

这道难题如何求解，国家有关部委把目光投向了广东这片改革热土。

广东省中医院通过多年探索给出答案：关键在于要把实现医院价值与社会价值相统一，把社会需求与医院自身发展目标相统一，始终把对社会效益的追求放在首位，建立起社会（患者）、医院、员工的利益共同体。

2012年，中央编办认为广东省中医院“从社会（患者）、医院、员工三者利益相统一出发所推动的内部运行机制改革，符合事业单位改革的方向”，将其列为“保公益，促发展”的全国典型。

2017年，国务院办公厅发布《关于建立现代医院管理制度的指导意见》，鲜明提出，坚持以人民健康为中心，坚持公立医院的公益性，强调把社会效益放在首位。广东省中医院与北京协和医院被树为全国卫生系统建立现代医院管理制度的两个典型。

当年5月17日，国务院医改办、国家卫生计生委体改司领导到广东省中医院深入调研，在座谈会上深有感触地说：“广东省中医院作为全国规模最大、年服务患者人数最多的中医院，如果没有正确的办院理念，容易走偏，也走不稳、走不长久。医院能够在坚持公益性的前提下，将服务社会放在首位，在追求社会效益的同时实现医院的经济利益，这种认识非常到位，也是医院能够发展壮大、行稳致远的关键。”

2017年11月21日，国务院医改办、国家卫生计生委体改司、国家中医药管理局在广州举办全国中医药系统现代医院管理制度培训班，学习推广广东省中医院的经验做法。国务院深化医药卫生体制改革领导小组简报称，广东省中医院通过制度建设和创新发挥中医药特色优势，充分调动医务人员积极性，在探索建立现代医院管理制度方面取得积极进展。

实际上，这样的管理制度，是在改革过程中，面对不断出现的问题，在坚持公益性与促进医院自身发展的矛盾中，逐步形成的。

改革开放初期，国家逐步开始从计划经济模式向社会主义市场经济模式转变，卫生系统也启动了改革。大环境把医院推向市场，推向竞争。医院承受着巨大的生存压力，一些经营不善的医院要关、停、并、转，很多医院以追求经济利益作为运营的主要目标。那么，医院的社会责任、医务人员的职业道德、行业发展的基本要求，以及患者利益又该放在哪里？

从部队转业的史德林，1981年起担任广东省中医院党委书记。他认为医务人员都是高级知识分子，有技术，有能力，有本事，为什么不能靠自己的双手改变命运？为什么不能采取一些措施，吸引更多的患者？很快，史德林提出了一个振聋发聩的口号：“没有病人就没有饭吃！”

这句“大实话”，生动揭示了患者需求与医院发展的辩证统一关系。医院离开了病人，就失去了自身发展的物质基础来源。只有满足得了病人的需要，只有赢得了病人的信任，才能吸引更多的患者选择广东省中医院就医，这才是医院解决生存问题的正务。由此，广东省中医院开始认识到，在一个竞争的环境中，一家医院只有通过不断的努力，满足患者需求，从根本上赢得患者信赖，吸引更多的患者前来就医，才能实现自身的发展。

从历史的长镜头来看，“没有病人就没有饭吃”这几个字掷地有声地拉开了医院改革的序幕。

因提法过于直白，当时外界批评声音四起。“一个学术单位，怎么能这样说？”“你们觉悟怎么那么低，为吃饭而工作？”……就连一些上级部门领导也多次质疑。

面对争议，广东省中医院坚持了自己的选择。多年以后，医院把它总结提升为“以病人需求为导向”的发展战略。患者有就医需要时，是否能够首先想到广东省中医院，这取决于医院自身能力与患者需求是否匹配。这个能力的形成，就包括疗效优势、服务优势、信誉优势三大优势。

所谓“疗效优势”，就是要有突出的技术水平，能够为患者解决病痛，挽救生命；“服务优势”，就是要照顾到患者就医时的感受，觉得方便、快捷、贴心，有人文关怀；“信誉优势”，就是让患者来到医院没有被人宰、被人骗的感觉，觉得治疗方案合理、收费合理。

多年前，医院就设立了“院长代表接待处”，处理患者的意见和建议。又引入满意度调查问卷表，在患者出院后寄给患者，主动征询意见；让患者与科室、医院员工，进行背靠背的打分；定期召开患者座谈会，随机邀请住院患者，让他们畅所欲言，直接向院领导提意见。

医院还实施了“满意工程”，定期奖励每季度患者满意度排名前五名的科室，促使排名在后五名的科室采取措施改进。把病人满意度不低于96%作为全院科室努力的目标；促进科室寻找办法解决困扰患者的问题，逐年提高满意度，并设立“服务质量杯”，以表彰那些为满足患者需求做出努力并取得成效的科室。院领导深入满意度排名靠后的科室，和他们一起分析存在的问题，商量改进的思路。医院每年根据患者反映意见较为突出的服务难点，通过组织再造、流程再造等手段，采取切实可行的措施，破解难题。

根本问题的解决，在于运行机制的改革。医院在引入市场机制，建立既有动力又有压力、既有激励又有约束的运行机制时，首先考虑的是如何把按劳分配与追求患者价值紧密结合起来，形成社会（患者）、医院、员工三者利益相统一的激励机制。

当时有人提出，最简捷又最有效的方法就是按取得业务收入的多少来考核科室和个人的绩效，这样不仅可以调动大家的积极性，还可以迅速大幅度增加医院的收入。这对于当时在温饱线上下挣扎的医院来说，的确是很诱人的。

“公”与“私”的考量，马上就摆到了医院的面前。分配制度的衡量标准，是一根无形的指挥棒，容易引导医务人员的行为方式。如果以业务收入多少决定奖金高低，就会左右医务人员的行为方式，诱导医务人员在利益驱动下，出现“大检查”“大处方”等行为，增加病人不必要的负担。实际上，行业里很多医院采取了“以收入多少论英雄”的办法，医疗费用一下子直线上升，引发了社会上对于医院“过分市场化”的争议。

医院党委明确指出，不能让科室奖金和业务收入挂钩，而是按服务病人的质与量来计算。该做法既打破了“干多干少一个样”的“大锅饭”，又不会导致科室和医务人员把增加业务收入作为自己的追求目标。

为了能够更进一步促进科室、医务人员能力水平的提升，在调整分配方案时，医院不仅考量服务病人的质与量，还将病人病情的复杂难易程度纳入评价体系。同时，把业务能力、学术水平、管理效果、专科发展、人才队伍建设状况等都视为分配要素，即对“劳”的衡量评价。这种调整越来越切合医疗行业的实际，最终形成了按劳分配与按生产要素分配相结合的分配模式。医院按照这些评价标准的完成情况，将科室分成A、B、C三级，使收入拉开差距，激励科室将工作的重心放在考核内容上。但无论分配制度怎么改，始终没有改变的是构建社会（患者）、医院、员工三者利益相统一的利益共同体。设计的这种分配制度，使医务人员只要集中精力提高自身解决病人问题的能力水平，全心全意地服务好病人，个人的利益就能自然而然地实现。

从利益分配的格局上，将患者利益与医院利益、科室利益、员工利益紧密关联在一起，为实现患者价值打下了坚实的制度基础。

2017年，广东省中医院作为建立健全现代医院管理制度的试点单位时，就明确把“以患者需求为导向”作为关键表述写入医院章程。

婉拒红包的艺术

20世纪80年代，入院要送红包成了潜规则。“收受红包”“索要红包”，成为社会关注的焦点问题。

当时医院的发展战略，是要在社会上树立起良好的形象，构建自己的“信誉优势”。抓住红包问题，就是一个很好的突破口。

分管这项工作的时任医院党委副书记黄慧玲说：“红包问题不是一个简单的问题。病人送红包原因很多，有的图个吉利，有的出于对医务人员的感激之情，有的希望医生更关注自己，有的怕别的病人送了，自己不送，医生会另眼相看。医生收受红包，情况也很复杂。但我们要看到，人患病后，本来就很焦虑，在送红包风气之下，又多了一重焦虑，到医院要不要送红包？送多少？怎么送？什么时候送？都要送给谁？使他们忐忑不安，不利于治疗和康复。扼制收受红包的不正之风，是非常必要的。”

医院从正面教育入手，大力宣传庄国德、禤国维等模范大医，反复强调“病人可以没有广东省中医院，广东省中医院不能没有病人”“收一个红包，等于赶走了一群病人”，提高大家抵制不正之风的自觉性。同时，医院加强监管，组建社会督查员队伍，开展每月一次精神文明检查、一次问卷调查，组织病人工休会，面对面听取病人意见；建立院长代表接待处，随时接受患者投诉。

医院设立了“天条”，设置了“高压线”，谁触犯了，就处理谁。有一次在问卷调查中，一个在门诊皮肤科候诊区的患者在“医务人员有没有收受红包”的栏下，勾了“可能有”这个选项。为了强调医院的理念，党委讨论决定给相关科室以降级处理。吕玉波亲自找皮肤科的范主任交换意见：“现在还没有确切的证据说明你们有医务人员收受了红包，但是既然医院有这样的明文规定，为了在医院形成良好的风气，医院不得不做出处理了。”范主任含着泪说：“从大局出发，我接受你的意见，科室的工作我回去做。”

医院强调，纠正行业不正之风，根本是要靠员工的自觉性，通过文化建设，让员工树立正确的价值取向，形成较高的职业素养。同时，墙上的剑还是要悬着，轻易不出鞘，出鞘的时候，也不是只为了处理人，而是从反面教育人。通过正反两方面的教育，逐步形成廉洁行医的良好风气。

当时，媒体经常曝光医疗行业的不正之风。吕玉波回忆说，那时下班回家后，就拿起一堆报纸来浏览，生怕有自己医院的负面新闻。有一天，拿起《羊城晚报》，瞥见头版有“红包”两个字，心里“咯噔”了一下，看哪个医院倒霉了！翻开一看，“省中医院”几个大字在头版赫然出现，脑袋马上“嗡”的一下蒙了。再认真看下去，才松了一口气。原来，《羊城晚报》在头版刊登报道《广东省中医院——术后退红包，分文都不少》，这在当时是极少见到的正面报道。

这篇报道是《羊城晚报》记者廖怀凌写的。她有一个亲戚在广东省中医院二沙岛医院妇科住院。她去探望亲戚的时候，亲戚告诉她，这个医院的风气真好，准备好的红包都送不出去。廖记者听了并不相信，向病区的病人了解，证明亲戚说的是事实。她又到其他病区明察暗访，不但证实了广东省中医院不收红包，而且医务人员为了照顾病人的心理，创造了许多婉拒红包的办法。比如“收皮退肉”，照顾到有些病人想图个吉利，就收了利是封，把里面的钱退给了病人；“先收后退”，针对不放心的病人，先把红包收下来，把病人推进手术室后，再把红包退给病人家属；“等值退还”，有些实在推托不了，医务人员就买回等价的营养品慰问病人，或者到出院处帮病人交住院费。

报道中的主角、48岁的李女士因有子宫平滑肌瘤，要入院做手术。为了让更有经验的医生为自己做手术，她和老公盘算如何“循例”送几个红包。扳手指算了一下，主刀的妇科主任、主管的主治医生、麻醉师都是“关键人物”，不能不给；手术后伤口换药、打针等护理要靠护士长、护士姑娘们的关照，当然也不能少了她们的一份。

为此，夫妻俩在手术前先后送出七个红包，总共约3000元。他们送红包时比较注重“技巧”，趁医生护士单独查房、介绍病情时悄悄塞给他们，口里说“图个意头，利利是是”。

红包果然“产生”效果。入院第四天，李女士就施行了手术。手术非常成功。

在手术后的第二天，夫妻俩意想不到的事情发生了。护士长和主管护士来到床前，手里捧着一沓红包：“李女士，您给的‘利是’都在这里，现在还给您，请您数一数。”

“李女士，这是我们的规矩。为了让手术病人消除疑虑，先收下红包，统一登记，手术后再还给病人。你看，我们收过的红包都有登记的。”

护士长向李女士出示一本精神文明登记簿，上面清清楚楚列明每一个医护人员收取红包的数额和具体时间。

咦，这不就是他们夫妻俩上上下下“打点”过的名单吗？这本登记簿上还密密麻麻写满了其他送红包的病人姓名、金额和收红包的医护人员的名字。

李女士万万想不到红包会以这种顾全她面子的方式被悄悄退回，一时说不出话，只觉得眼眶发热。

广东省委主要领导看到了这篇报道，当即批示要求“推广他们的经验，遏制行业不正之风”。随后，卫生部领导也高度重视，做了批示：

“可作为先进典型宣传推广。”

为了有效地遏制卫生行业的不正之风，国务院纠风办在全国范围内寻找正面典型，发现广东省中医院这个典型之后，马上和监察部、卫生部、国家中医药管理局组织调研小组，深入到医院进行调研，确认了广东省中医院这面旗帜，召集了全国400多名中西医医院的院长到广东省中医院开纠正行业不正之风现场会，推广行风建设经验。

多年来医院累积的公信力，真的不容小觑。在很多患者心目中，广东省中医院的医务人员是最信得过的人。

段姨是心四区的老病号了，又要入院装心脏起搏器。她在术前托人把一封信交给护士长邱定荣，留下伤感的话，“如果我回不来了，就请邱护长帮忙处理信里的事情吧！”手术成功后，老人才解开了这个秘密。原来她是把自己的遗嘱托付给了护士长。多年的就医经历让她对护士长产生了如同家人般的信任感。

住在广州大德路附近的陈阿姨逢人就笑着说：“我在广东省中医院有‘股份’，我们一家几代人一直选择广东省中医院，我已经把它当作自己的家看待。”

新华社曾报道称，广东省中医院是“一家有信仰的医院”。正是将满足患者的需求作为不断追求的目标，医院才逐步走出了生存的泥潭，迈向了高速发展的快车道。

医院的生命线

天道酬善，地道酬勤，人道酬诚，商道酬信。

广东省中医院早在20世纪80年代就以“不收红包”广获赞誉，2000年更成为抓行风建设的典型。

吕玉波说，医院并不是为抓行风而抓行风，而是在现实中看到收红包、大处方、滥检查等行为损害了患者的利益，让大家深切体会到，一家医院要长期发展，就不能够失去患者的信赖。合理收费、合理检查，这既是医务人员从业的基本道德要求，也是关系医院生存发展的生命线。

20世纪80年代，随着市场经济的发展，社会上出现了一些负面的东西。药品回扣的不正之风吹进了医院，有愈演愈烈的趋势。

广东省中医院接到一则投诉，有病人家属抱怨药费太贵了！经调查发现，有部分医生为了拿药品回扣，就给病人开了大量的药。部分医生拿的灰色收入，甚至比医院给的薪金还要高。

这股“风”不刹不行！尽管当时上级部门还没明文做出规定，但医院党委意识到，这种现象违背了医务人员的职业操守，在社会上损害了医院的形象，与医院倡导的“以病人为中心”的价值理念格格不入。医院明文规定，不准拿药品回扣。这规定斩断了某些医务人员的利益链，他们抵触情绪非常大，但医院党委毫不动摇。

医院用了“三招”解决这个问题。

首先是讲道理，让大家明白医院为什么做出这样的规定。组织大家学习、背诵孙思邈的《大医精诚》，使大家在明理的基础上，自觉抵制不正之风。

其次，医院明确宣布，从一个具体的日期起，不准再收受药品回扣。既往不咎，从这日起凡收受回扣，就停止工作，办学习班，并劝其辞职。

第三，从药品经销商入手。医院把他们召集起来，讲清楚医院的要求，希望他们做出正确的取舍，不给医务人员回扣。全院科室和有业务往来的设备经销商、药企，都与医院签“廉洁协议书”。凡经销商给医务人员回扣的，一经发现，就永远“请出”医院。一开始执行，就有10多种药品的经销商被逐出医院。

在广东省中医院，医药代表不得到科室推销药品。哪种药品突然不合理增多，必须立即追查原因并马上停止采购。医生开出的药品价值不与其收入挂钩，切断医生开单与开药的利益关系。定期考核病人检查单的阳性率，杜绝滥检查等现象。

合理收费，让患者明明白白

媒体组织的相关排名多次显示，“在广州的三甲医院中，广东省中医院门诊量最大，人均门诊及住院费用最低”。

合理用药、合理检查、合理收费，是有效控制医疗费用过快增长的三个关键环节。广东省中医院从价格管理入手，控制医疗费用。严格按照物价管理部门设立的收费项目收费，不自定项目。严格按物价管理部门公布的标准收费，不擅自提高标准。为了执行到位，医院建立和完善了自查系统，每个月都要自查自纠，还定期主动邀请物价局的同志帮医院查纠。后来干脆用电脑系统设限，谁都无法自定项目、自调标准。因此，医院多次受到了物价管理部门的表扬，1995年获得国家物价局颁发的“价格信得过单位”称号。

收费合理，成就了好口碑。二沙岛医院建成不久，收治了骨折的广州番禺百岁老人刘奶奶。出院时，家属觉得医院环境这样好，肯定价格

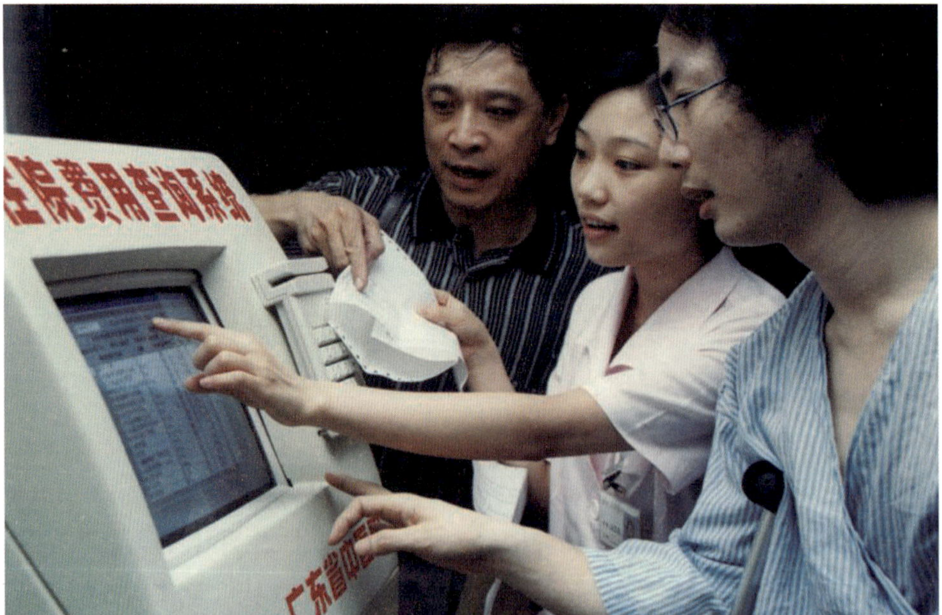

□ 住院费用自助查询系统

不菲，拿了4万块钱准备结账。当收费员说手术、吸氧、护工等全部费用加起来一共6300元时，家属还以为听错了，连声道："真没想到，这样的星级医院收费这么便宜！"

但是广东省中医院并没有停留在加强物价管理这个层面上。医院认为，要在患者中建立公信力，还要让患者明明白白支付医疗费用。

医院先是公开收费标准，把一些主要项目通过宣传栏公布。住院病人一般病情比较复杂，检查、治疗、用药都会比较多，出院结算的时候，医院还附上一张整个住院期间的费用清单。试行了一段时间，病人反映长长的一串清单，既看不过来也看不懂，而且时间长了，到底做过什么检查、做过什么治疗、服过什么药也记不清了。为了充分发挥清单的作用，消除病人的疑虑，医院一方面把病人的详细费用输进电脑系统中，投放了费用自助查询机，让病人用自己的住院卡随时查到自己的费用，另一方面每天主动给病人一份当天发生项目的费用清单。这在21世纪初是一件新鲜事，就连中央电视台《晚间新闻》都专程做了报道，"每日清单"制度就这样成为全国推进改善医院服务水平的一条经验。

实行"临床路径"，规范诊疗行为

卫生行业被社会诟病最多的是"看病难、看病贵"的问题，特别是医疗费用上涨过快，引起了患者不满，也成了纪检监察工作在纠正卫生系统行业作风上的一个重要内容。

有些地区的卫生行政部门用行政手段做出最高限价，以此控制过快增长的医疗费用；有些医院向社会公开做出承诺，用多少钱医治某种病；等等。但这些方法都没有考虑到病人状态和病程状况可能对费用产生的影响，缺乏客观科学的依据，难以持久实施，得寻求一种切合实际的解决办法。

一次，中央纪委驻卫生部纪检组及监察部驻卫生部监察局的两名负责人到广东省中医院调研，发现“临床路径”对控制医疗费用不合理增长、缓解“看病贵”问题有很大帮助。因为临床路径是经过一系列科学严谨的方法制定的，据此实施诊疗所产生的医疗费用是合理的，也规范了医务人员的诊疗行为。如果在全国卫生行业推广临床路径，医院就有了科学客观的管理依据。他们一回京，马上向有关领导汇报。

当时的卫生部主要领导听说后，亲自到广东省中医院视察。他现场了解了临床路径工作的实施情况，给予了充分肯定和高度评价，表示要在行业里推行。

后来，新的主管领导也专门到广东省中医院视察，了解临床路径的实施情况。回京后，他立即查阅了大量的资料。恰逢一个全国性的纠风工作会议召开，他请广东省中医院在会上专门介绍了“临床路径”的做法，当场肯定医院经验，还专门做了批示——

“最近在出席卫生系统纪检、监察会期间，与一些同志交换意见，受到很大启发。我们都认为制定规范化的临床诊疗路径（国际上简称‘临床路径’）是非常重要的，我随后即查资料，了解到美国在20世纪80年代为应对治疗方案的随意性以及费用、预后的不可评估性问题，提出了临床路径（Clinical Pathway）的概念，即针对某一疾病建立一套标准化治疗模式与治疗程序，包括诊断、治疗、康复、护理、教育、结果评价等项目，以及完成这些工作的进度表和路线图，是一种以循证医学证据和指南为指导，以住院（或工作）日为单位来组织医疗活动和疾病管理的方法，其结果是建立一套标准化治疗模式，最终起到规范医疗行为、减少随意性、降低成本、提高质量的作用，也为医疗保险机构按病种付费（DRG）合理报销医疗费用奠定了基础。实际上近年来我国医学界一些人士和广东省中医院等多家医疗机构也在这方面进行了探索，提出了针对若干常见病的临床路径，初步尝试后也收到一些不错的效果。在对上述背景情况初步思考和分析之后，在我国制定《临床诊疗规范》或《临床路径规范》（暂统称为《诊疗规范》）框架的条件和时机

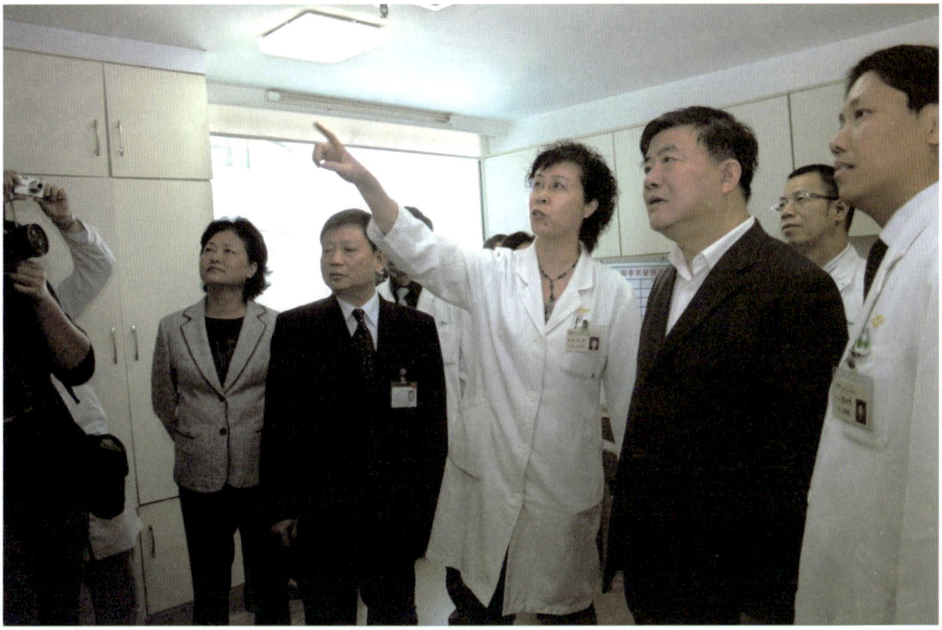

□ 时任卫生部部长、中国科学院院士陈竺视察广东省中医院，深入临床一线，倾听专家介绍医院临床路径实施情况

已经成熟。”

在卫生部主要领导看来，临床路径可以成为医改控费的一大抓手。就这样，临床路径在全国推开了。

“四不贪”带来风清气正

在市场经济条件下，医院的行业作风建设始终不能松懈。广东省中医院领导班子一直在思考一个问题：如何建立长效机制，使医院始终成为“风清气正的一片绿洲”？

这其中的关键是对权力的监督制约。行政人员有“行政权”，若出现贪污渎职的现象，就是滥用了自己手中的权力；专业人员有“专业权”，若出现收红包、收回扣现象，就是没有正确认识和行使自己的“专业权”。

医院有一个很有名的“四不贪”机制：通过文化建设，构建“不许贪”的氛围；通过强化内控，建立“不能贪”的制度；通过严格惩戒，形成“不敢贪”的态势；通过满足合理的利益诉求，树立“不想贪”的心态。

“不许贪”，是在思想意识上播撒廉洁的种子，用文化的力量左右员工的行为方式。在医院形成一种环境氛围，以洁身自好为荣，以获取不当收入为耻，让员工为自己设立“红绿灯”，从三个层面建立正确认识：第一个层面，认识到保持圣洁形象是医务人员职业道德的内在需要；第二个层面，提出“收一个红包，等于赶走一群病人；开一个大处方，等于失去更多处方”，取信于民，形成信誉优势，是促进医院健康发展的生命线；第三个层面，从自身职业生涯和人生来看，干干净净做事，本本分分做人，健健康康成长，平平安安走人生路，是广东省中医院人的共同心愿，不能因为物质利益诱惑而失去自己的尊严，甚至身败名裂，家破人亡。所有教育要发生作用，关键是干部的以身作则。要让广大干部树立正确的权力观、地位观和利益观，干干净净做事。

“不能贪”，是通过严密的制度建设，规范权力运行，堵塞有可能贪的漏洞。医院分岗分线排查，梳理出院内廉洁风险点，逐个建立严格的内部控制制度，从而提升制度治理能力。

比如，对于大型设备的购置，医院定下三条原则：一是设备选择的标准，必须有利于促进专科站在本领域发展的前沿；二是性价比在当时是最合理的水平；三是购置后的服务能跟上临床的需求。在购置流程上，要求购置项目的提出和启动必须符合医院的整体发展规划和财务预算；产品的选择必须经本专业中级以上职称的医务人员用无记名投票的方式决定，院长会要以大多数专家的选择为依据做决定，而更多的是监督整个采购是否按规定的流程来进行，从而最大限度地避免了个人说了算的现象，堵塞了可能贪污受贿的漏洞。

“不敢贪”，是从严治院，严格管理，严肃处理，使职工思想上明确“莫伸手，伸手必被捉”，形成高压严惩的态势。特别是关系到患者切身利益的大是大非上，如索要红包、收取药品回扣等，确立“天条”，设置“高压线”，一旦触犯，坚决处理，决不手软。

“不想贪”，是创造条件让员工成才，敞开正路。改善员工生活待遇，使员工通过正常渠道的辛勤劳动获得合理的收入。引导他们追求更高层次的需求，医院强调对人最大的关心，就是为其成长成才创造条件，为其施展才华搭建事业的舞台，让他们一旦做出成就，“社会上有荣誉，行业上有地位，物质上有收获”，从而让医务人员把主要精力放在工作上，放在学术上，放在为患者服务中去。要让“付出会有收获，好心会有好报，老实人不会吃亏，有义才有利，有德才有得，不义则失利，缺德则无得”。“医务人员不是不食人间烟火的神仙，他们辛勤劳动理所应当得到合理的回报。”医院非常重视员工的价值回报，注重“脑袋”投入的同时，也注重“口袋”的投入。

2001年11月，国务院领导到广东省中医院视察。当吕玉波在汇报中谈到构建“四不贪”机制时，领导插话说：“吕院长，你说的‘四不贪’机制，我一字一字地记了下来。这不仅对医院适用，对其他领域也适用。”

正确处理公与私、义与利、社会效益和经济效益之间的关系，在维护公益性的前提下，调动了员工的积极性。医院的探索受到社会大众好评，引来媒体广泛报道。

2004年，卫生部主要领导在阅读《中国纪检监察报》头版报道《探求广东省中医院十余载先进的奥秘（上、中、下）》后做出了长达一页纸的批示：

“广东省中医院十几年如一日，自觉抵御不正之风侵袭，加强医德医风建设，以‘病人至上，质量第一’为宗旨，牢固树立‘以病人为中心’的服务理念，受到了广大人民群众的高度赞誉。他们的奥秘在哪里？在于医院领导强烈的责任心和使命感，在于开展职业道德教育，严格医院管理，完善规章制度，实施监督检查，在于坚持不懈地抓行风建设。在广东省中医院，‘仁爱、敬业、务实、进取’精神深入人心，蔚然成风。‘以病人为中心’不仅是一句口号，还成为深深根植于广大医务人员心灵中的高尚理念和行为准则。

“我们经常讲，外因是标，内因是本，外因通过内因起作用，纠正行业不正之风，政府卫生部门必须抓，但关键还在医院，还要靠广大医务人员的共同努力，成为大家一致的自觉行动，党和政府关注着我们，人民群众期待着我们，广东省中医院为我们树立了良好的榜样。

“纠正行业不正之风难不难？说难也难，说易也易。关键在是否有决心、信心、恒心和诚心。‘志不立，天下无可成之事’。各级医疗机构的领导同志都要以维护医学圣洁和群众利益为己任，把纠风工作作为一件为民、爱民、便民、利民的大事来抓，组织和动员广大医务人员认真学习和实践广东省中医院的经验，求真，务实，真抓实干，标本兼治，纠建并举，医疗行业的纠风工作一定能够收到明显成效。”

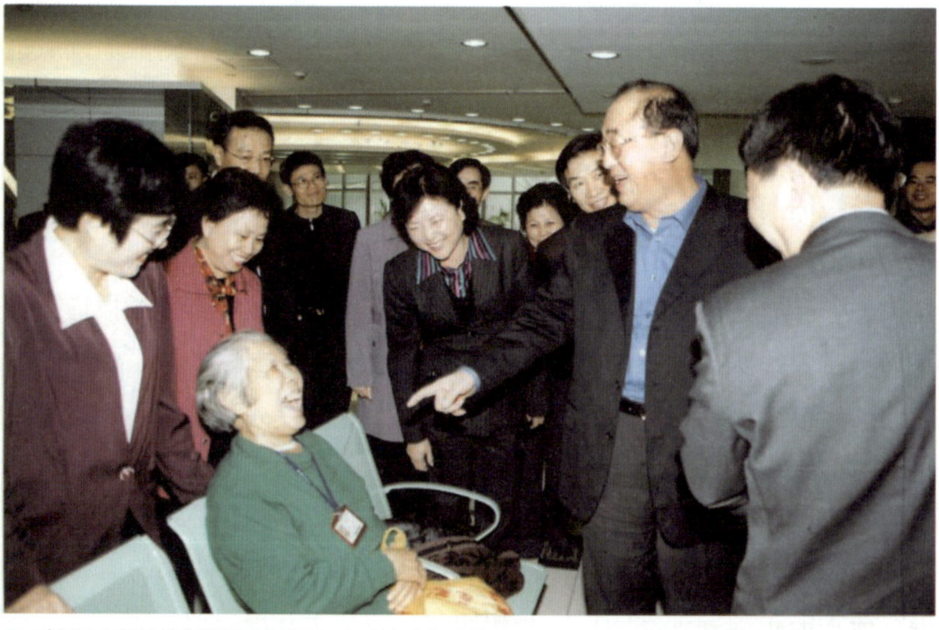

□ 时任卫生部部长高强到医院视察，与患者亲切交谈

当时广东省委主要领导也对医院行风工作做出了批示："在群众看病难、看病贵的背景下，广东省中医院以病人为中心，不沾铜臭，大医精诚，难能可贵。我省应大力宣传省中医院的良好医德医风，使之成为全省医疗卫生战线的楷模。"

扩大"善"的循环

接手慈善医院，扶助特困人群

广东省中医院始终坚持社会效益与经济效益相统一，当二者出现矛盾的时候，强调首先追求社会效益。这不仅是社会责任，广东省中医院还坚信，在社会主义市场经济条件下，只要对社会做出了贡献，社会自然而然会有所回报，这就是"善的循环"。

广东省中医院决定接手管理广州市慈善医院的举动，引来了院内外一片热议。

当时，广州市为了解决特困人群的就医问题，决定由社会捐资兴建一所慈善医院。在粤港澳热心人士的资助下，一家全新的慈善医院在芳村落成。可难题迎面而来：找谁去管理？

广州市主要领导首先想到的就是广东省中医院。他认为，这家医院在处理社会效益与经济效益方面做得比较得当，获得社会普遍认可。

当他找到广东省中医院后，医院党委班子的第一反应，这是一件好事情！医院一直追求社会效益与经济效益相统一，并把社会效益放在优先的位置，可通过管理广州市慈善医院得到很好的展现。

可起初大家的认识并不统一。由于广州市慈善医院服务的是特困人群，医疗费用肯定相对低廉，政府的补贴又有限。大家都担心，医院能收支平衡吗？会不会有亏损？若有亏损，如何去补？这可是个烫手的山芋，不好接！

在签协议当天一早有上级部门领导还打电话给吕玉波说，这种协议不能签。

面对种种疑虑，医院领导班子进行了充分讨论，统一思想：医院的发展要平衡社会效益和经济效益，要把社会效益放在首位。接管广州市慈善医院，就等于向全社会展示广东省中医院的价值追求，树立起广东省中医院良好的品牌形象。医院对病人好、为社会做贡献，社会最终也会回馈医院，这就是“善”的循环。

吕玉波和大家细细算了一笔账，只要医院经营管理得当，收支还是可以平衡的，更何况500张床的广州市慈善医院，为医院学科建设、人才队伍培养增添了平台和资源。

广州市主要领导也顶住了很大的压力。为什么一家市属医院要找一家省级单位来管理？质询还“跑”到了人大会议上。后来有关方面专门组织了人大代表、政协委员到由广东省中医院接手管理后的广州市慈善医院视察。医院优良的服务举措、一流的管理水平，让人信服，疑虑顿消。

“医院有慈善基因。”分管芳村医院多年的广东省中医院副院长杨志敏说，芳村医院成立初期，低保患者比例特别高。头几年，芳村医院要靠总院“贴钱”支持。后来建起的二期大楼，病床数从200张增加到500张，才进入稳步发展阶段。

芳村医院的科主任都会收到这样的“任务”——要特别重视控制医疗费用，因为都是低保户的辛苦钱。不仅如此，医护人员还会组团去探望低保患者。看到病人独居家中，没人照顾，创口无人清理，医护人员会俯下身帮助他们，甚至凑钱给他们买吃的。这些经历对不少医院员工而言是成长的财富。杨志敏至今仍感慨：“当你知道什么是苦，才会知道什么是甜。”

民政部、卫生部、中华慈善总会、国家中医药管理局、广东省、广州市委、广州市人大常委会等部门领导都曾视察广州市慈善医院，并给予肯定。

2004年4月5日，民政部领导视察广州市慈善医院时说："广州市慈善医院建设和管理都非常好，希望办得更好，在全国起到示范作用。"

2004年9月，广东省领导视察后称赞广州市慈善医院的管理模式实现了"四满意"：一是广州市政府、市慈善会满意，通过授权管理方式把"好事"办得更好；二是老百姓满意，就近享受到高水平的医疗服务，真正得到了实惠；三是捐款者满意，他们看到了自己的善举所产生的良好社会效益；四是医院满意，通过这种方式，利用自身的管理、技术、人力、设备资源扩大了专科规模，更好地为群众服务。

2005年，英国路透社、新加坡《联合早报》、中国《医药经济报》等媒体纷纷报道广州市慈善医院的情况。媒体记者将医院成功之道总结为：政府重视、慈善会和医院管理方（广东省中医院）合作良好、制度完善。

四个坚持，彰显社会价值取向

2017年，中国公立医院改革进入深水区。一个重大改革举措，是从7月份开始，医院的药品实行零差价销售，由此造成的资金缺口通过调高体现医务人员价值的诊金、治疗费来填补。

这对公立医院来说，可是从来没有经历过的大变化。当时有两个问题特别突出，一是药品零差价后，医院每年减少纯收入2.5亿—3亿元，调高项目收费标准能补偿吗？二是调高诊金是从7月15日开始，而提早的预约挂号只能按旧标准执行，但医院预约是提前七天的，如果不接受这部分患者就诊，就等于失信；如果按照新的诊金标准补收费用，又担心患者不满。

为了破解改革过程中的难题，医院领导组织召开了多次座谈会，集中大家的智慧。会上沸沸扬扬，展开了激烈的讨论："是否向其他医院学习，干脆停几天预约服务？""如果不停，在政策实施前已经提前七天预约好的患者，到院报到时，是否需要补交费用差价？""调高的收费标准，有些是有盈余的，有些是越做越亏损的。是否有盈余的就鼓励大家多做，亏损的就少做甚至不做？"

6月13日的座谈会上，吕玉波就这些问题，向医院提出了建议：

"医改说到底，是利益关系的调整。在利益关系调整的过程中，肯定会碰到许许多多过去没有碰到过的问题。这时，我建议要发挥党委的核心引领和主导作用。要在纷纭复杂的改革大潮中，把握好四个'坚持'。

"首先，我们的核心价值理念不能变，要坚持正确的价值取向。就是说以病人需求为导向，以病人为中心的理念不能变。医改目标是让老百姓获得更好的医疗服务。在这种情况下，应该怎样应对？我们的第一位，仍然是满足病人的需求，不能忘记我们的宗旨、价值取向。

"其次，我们坚持社会利益、医院利益、员工利益三者相统一的根本原则不能变。在社会主义市场经济条件下，始终追求实现社会效益与经济效益相统一，当两者发生矛盾时以社会效益优先的总指导思想，这点不能变。

"我们强调体现医务人员的劳动价值时，不能以牺牲病人的基本利益为代价，比如说我们组织特需服务，满足不同层次需求的患者时，要正确处理好提供基本医疗服务与提供特需服务的关系，以提供基本医疗服务为主。

"医院坚持三者利益相统一，就是员工努力为社会做贡献，为医院发展做贡献，自然而然地就实现了员工的个人利益。

"第三，走内涵发展之路的方向不能改变。医改会给医院带来挑战，也有机遇。我们的服务能力强了，解决急危重病人的能力强了，专科发展了，优势病种建设做好了，病人就会把广东省中医院作为他就医的目的地，我们整体的收入结构也会发生改变。

“第四，坚持中医药特色与优势的办院方向不能变。中医药特色优势必须要发挥好、坚持好。中医药特色优势，中医药的临床疗效是我们的办院之本、发展之源，更是我们肩上的历史责任。医改过程中，党中央、国务院颁布了一系列扶持中医药的政策、法规，调高了中医治疗项目价格，继续允许中药饮片加成，这对中医院的发展都是利好消息。作为中医人，不好好努力，不充分抓住天时、地利、人和的大好时机，我们就失去了发展的大好机遇，做不好工作不说，也对不起历史赋予我们的责任。”

医院党委接受了吕玉波的建议，做出决定：面对医改和利益格局的调整，广东省中医院必须始终秉承以病人为中心的核心价值理念不变，必须牢牢把握正确的办院方向，坚守公益性。

周会上，院长陈达灿向全院强调“四个坚持不变”的理念。当中有关“公益性”“三者利益相统一”的部分，陈院长是这样说的：

“我们要坚持医院的公益性。医院在执行上级要求、采取各项措施时，无论是制度设计和导向等方面都应当坚持维护医院的公益性。而且，我们还要坚持社会（患者）、医院、员工三者利益相统一。”

善尽社会责任

“榕树效应”带动全行业发展

一枝独秀不是春。随着不断的发展，广东省中医院的区域医疗中心的作用地位逐步显现，但比起庞大的患者就医需求，显然还是不够。优质医疗资源缺乏，区域医疗技术水平发展不均衡，这就需要大医院与基层医院联手，建立起紧密联系。

有的大型医院与基层联手做双向转诊时，会从自身利益出发，把协作医院变成“跑马圈地”。而广东省中医院始终把对基层医院的能力帮扶作为重要使命。

大医院发展起来了，就要更好地带动基层医院发展。吕玉波称之为“榕树效应”，大树扶小树，一起巩固水土，改善行业生态，营造“大中医”氛围，才能枝繁叶茂，基业长青。“只有提升基层中医药的服务能力，中医药事业才能得到发展，广东省中医院才有更好的行业发展环境。这是我们的责任和义务。”

这是“公”与“私”考量下，不同的决策抉择。

“不仅我们自己要建设全国一流的专科群，还要发挥辐射作用，帮助区域的中医院发展专科。只有每个中医院强大了，中医药行业才是真正的强大。”

早在2002年，广东省中医院便开启协作医疗探索，提出“大中医观”，以专科协作为主体，以技术协作为重点，以人才协作为突破口，以管理培训为载体，以文化理念为导向，通过技术、人才、管理、文化“四个下沉”，促进基层服务能力的提升。

为支撑协作医院的建设，广东省中医院提出建好“五个中心”：探索建设远程会诊中心、教育培训中心、影像诊断中心、检验检测中心、病人转运中心的远程医疗协作网，实现优质医疗资源的共建共享。

广东省中医院要求每个专科与基层医院协作时做到“六个一”：引进一项新技术，推广一项中医特色疗法，建设一个重点专科，培养一支人才队伍，解决一个管理难点问题，提升一项业务管理能力。以诚心实意协作帮扶，促进基层医疗机构发展。

在协作帮扶的过程中，广东省中医院聚焦问题导向，特别是紧扣基层中医院面对的生存、发展问题，派专业骨干到基层，以过硬的专业技术、实打实的临床疗效，让基层医务人员和患者信服；看到基层中医药特色不足、规范性不强，就帮助其完善规章制度的建设，建立“院长查房”“处方点评”“业务学习”“病历讨论”等制度，把管理落到细节实处；基层反映“人才留不住”，就向基层介绍自身经验，留住人才有“四大法宝”——事业留人、待遇留人、环境留人、感情留人，出谋划策倾囊相助；基层反映专科能力不突出、管理层力不从心，就提出建立紧密型中医专科联盟，带动基层中医药服务能力的协同提升。

截至2021年，广东省中医院已与190多家医院建立正式的协作医院关系，以县级医院为主，包含三级甲等中医医院和社区医院，辐射省内以及海南、广西、四川、重庆、河南等省区市。广东省中医院在协作医院开展分片分科协作，专人负责，定期开展学术交流和临床协作活动，积极推广中医适宜技术和专科先进医疗技术，定期派驻业务技术骨干挂职。广东省中医院鼓励22个专科成立专科医疗联盟，推广优势病种的优化诊疗方案，加强专科急危重疑难病双向转诊和会诊；在联盟医院内建立108个名医工作室，培养德才兼备的学术经验传承人才。这一系列举措有力提升了基层医疗机构的综合服务能力，提高了区域专科整体水平，让当地群众享受到优质中医药服务。

广东省中医院健康扶贫最具代表性的案例，是内蒙古鄂温克族自治旗的“林定坤名医工作室”。

鄂温克族自治旗，位于内蒙古呼伦贝尔大草原腹地，经济落后，缺医少药。由于气候和生产方式、生活习惯等原因，骨关节疾病成了当地的高发病。

2016年，鄂温克族自治旗卫健局和人民医院的领导先后两次到广东省中医院考察。医院先进的管理理念以及骨伤科中西医结合的特色诊疗技术，给他们留下了深刻的印象。

为了提高当地的医疗水平，帮助群众解决因病致贫、因病返贫的问题，2017年6月，广东省中医院骨科大科主任林定坤带领团队前往鄂温克族自治旗。他们不仅做手术、出门诊，还带徒弟，培养一支扎根本地的专家团队。在门诊推广非手术治疗方法，充分利用中医治未病的优势，推广健康生活和运动方法。

据不完全统计，林定坤名医工作室落户鄂温克旗人民医院以来，医疗队先后赴鄂温克旗人民医院工作27次，门诊服务患者2326人次，手术215台次；深入呼伦贝尔牧业四旗的苏木（镇）、嘎查（村）开展义诊接诊共228人次，业务查房40次，有效促进了优质医疗资源在呼伦贝尔地区的下沉落地。该健康扶贫案例入选2020年“全球减贫案例”首批获奖名单。

“这里危险，让我来”

2003年，一种新型病毒来势汹汹。“非典”，非典型肺炎，一度称为不明原因传染性肺炎，后由世界卫生组织命名为SARS。在当时，由于无人知道它的模样、来历和特性，它是人类知识体系中从没出现过的

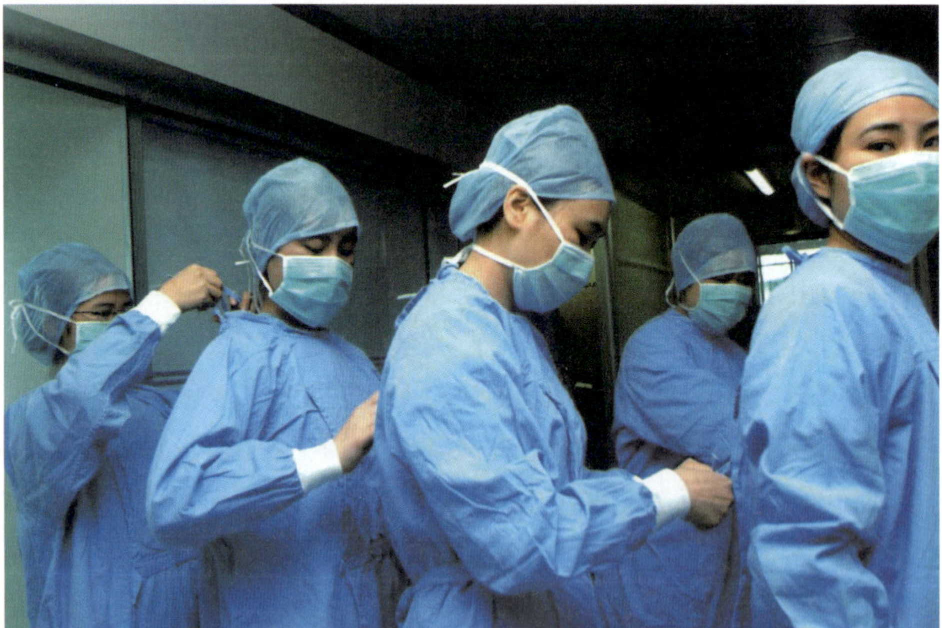

□ “非典”期间准备进入ICU（重症监护室）的护士

一种新型病毒，具有极强隐蔽性和极大杀伤力。

广东省中医院是最早遭遇“非典”病魔的医院之一。2003年1月7日，医院收治首个因感染SARS而住院的病人。该病人发病很急，病毒传播速度很快，接诊他的一名医生和两名护士随即病倒，发病过程就像“复制”一样，临床症状几乎一模一样。而此时此刻，大街小巷都正忙里忙外准备迎接重要的中华传统节日——春节。

“非典”突如其来，医院党委迅速做出三条决定：一是关键时刻医院必须迎难而上，以大局为重，时刻把社会责任放在第一位；二是面对前所未有的战斗，特别是面对有医务人员已经受到感染病倒的情况，必须通过强有力的思想政治工作，让他们身上的亮点闪耀光辉，让他们的激情燃烧起来；三是党员和领导干部必须在最危险、最困难、别人最不愿意去的地方出现，靠前指挥，站在第一线。

医院党委扩大会议随即召开，立马成立了一个涉及临床、行政、辅助科室、后勤、药学等各条战线的抗击“非典”工作小组，及时了解情况，便于指挥。同时，办公室就设在紧挨着作为临时隔离病区的呼吸内科的一个小教室，这里成了抗击“非典”的指挥部。其间每天早上8时准时召开工作会议，晚上听取汇报，没有星期天，没有节假日。

那时在医务处工作的陈秀华主任回忆说，“非典”病人病情发展很快，通常早上收治时才仅仅表现出类似普通感冒症状，可到下午一拍片，就是“大白肺”，肺部感染严重，这是当时判断鉴别“非典”病人仅有的标准。统计汇报通常持续到晚上10时、11时，甚至凌晨。吕玉波院长下了死命令，必须每晚汇报，若有医务人员感染，必须立即汇报！曾有一个晚上，六名医务人员一同倒下。

时间就是生命！“非典”传播速度很快，发展形势难以掌控，反击战必须要打得更快！医院党委带领全院上下紧急行动，一夜之间腾空了ICU、内三区，12小时新开了内九区，全院呼吸机被紧急集中在一起，在最短的时间内，全院最优秀的技术骨干会聚在一起，与“非典”病魔对垒！

救治的任务越来越繁重，越来越多的医务人员染病倒下。据统计，广东省中医院先后共有77名医务人员感染“非典”。急诊科的叶欣护士长喊出了惊天动地的“这里危险，让我来”后英勇殉职时，医院还有300多名员工奋战在一线。

医院承受着巨大压力，就像阴云萦绕不去，就像大石压在胸口，让人喘不过气。当时，有些医院无计可施，想拒收“非典”病人。

广东省中医院党委做出决定，“抗击‘非典’的大堤，决不能在广东省中医院打开缺口！”最困难的时候，这是广东省中医院人掷地有声的抉择。

医院急诊科反映，有救护车把发热病人放在急诊科门外，掉头就走，怎么办？回答非常干脆：这种情况不用请示，马上收入隔离区全力治疗。

几位病人自请的外地陪护不幸在医院感染上“非典”，由于没钱治病，准备回家乡“一走了之”。当时关于他们的治疗费用出自何处还没有个说法，但为了防止疫情扩散，医院决定把他们当成院内职工一样，免费做最好的治疗。这一决定，让他们感动得哭了。要知道，个别情况严重的病人，医疗费用高达数十万元。这对他们来说，宛如一个天文数字！

救治“非典”病人，不能没有药。市面上盛传金银花、板蓝根等药物对治疗“非典”有效，引起恐慌式抢购，价格飞涨。为了平抑价格，医院决定亏本也要按疫情前的原价出售，而且要求供应商，在应对公共卫生事件的特殊时刻，要一同肩负起社会责任。

药学部反映有些药物很难买到、有些药物非常昂贵。吕玉波拍案而起：“无论多难、多贵，只要世界上有适合救治他们的药，药学部跪在地上，求也要求回来！”

这场没有硝烟的战争完全猝不及防。将会持续多长时间？将会升级到何等程度？没法预料，只知道战争越来越残酷，越来越惨烈。只有一个信念：坚持！咬紧牙关坚持！

医院每个领导都明白：这是对领导能力、意志毅力的考验！

每位一线医务人员都知道：这是对敬业精神、专业能力的考验！

全院上下都清楚：这是对平时工作、综合实力的检验！

生死见真心，危难见真情。在这段“最暗无天日”的日子里，广东省中医院就像一台精密机器在高速有条不紊地运转着。无论是病人，还是医务人员，就像战争年代同一战壕的战友，没有一声埋怨，没有一句后悔，有的是相互激励的话语短信：“没事的，院长请放心！”“我会坚持住的，院长不要担心！”“咬紧牙关坚持，一定有拨开云雾重见天日之时！”

吕玉波、罗云坚、黄慧玲等院领导进入感染区探望染病倒下的医务人员时，都强忍着痛苦，装着没事的样子，以免他们担心。有老同志爬上八楼办公室，找吕玉波说“院长您要少进隔离病区，不要自己倒下了”；年轻的医生、护士也在隔离区门口挡住了吕玉波，不让院长进入。

在这种状况下，吕玉波暗暗对自己说：“决不放弃任何一个人！一定要让每一个染病的员工得到最好的治疗、最好的照顾，不能让他们受半点委屈，决不放弃他们中任何一个人！”

病毒威力虽大，但没能打垮广东省中医院人。如毛泽东同志的名言“在游泳中学会游泳，在战争中学会战争”，在这场战争中，广东省中医院以极短的时间，抓住了机遇，发挥了中西医结合优势，创造了有效的治疗经验，得到世界卫生组织的认可。“抗非”精神，至今指引着广东省中医院人砥砺前行。

留下遗书挺进震中灾区

在巨大的灾难面前，在人民生命危在旦夕的时刻，广东省中医院人始终以高度的责任感、使命感，冲锋在前救死扶伤。

2008年5月12日，四川汶川遭遇了特大地震，医院党委第一时间主动申请进入震区承担紧急救援工作，以最快的反应，组织医疗队奔赴救灾一线。有队员留下遗书，要勇闯震中。

麻醉科专家肖建斌、季刚，骨科专家李想、孔畅参加广东省医疗队，成为最早挺进震中映秀的外省医疗力量。在断水、断粮的情况下，迎着一波又一波的余震，他们奋勇抢救被废墟掩埋的伤员。

当“生命孤岛”需要驰援时，肖建斌在暴雨夜主动请缨，报名后委托随行的南方日报社记者给后方传两句话：第一句给妻子，“我们的孩子已经16岁了，但其他队员的孩子还小……希望你理解”；第二句是给吕玉波院长的，“我没给省中医院丢脸”。医者担当，令人泪目。

随后，珠海医院的劳成峰、杨华伟、潘兰兰，成为珠海市第二批赴汶川绵虒镇抗震救灾医疗队队员。医院救护车司机白强、陈秋涛在前线三度翻越海拔5300多米的雪山，在半个多月里日夜奔波了1.7万多公里抢运伤员。

收到准备收治灾区伤员的指示后，医院党委紧急部署，各个部门连续奋战，仅仅用了24小时，就在大学城医院开辟了5个病区、200张病床准备收治伤员。

2010年，青海玉树发生7.1级地震，医院党委接到上级部门的紧急通知后，第一时间成立抗震救灾领导小组，针对灾区可能出现的疾病，迅速组建了包括儿科、骨科、肾内科、重症医学科、胸外科、血透室等专家在内的六人医疗队。医院的儿科专家许尤佳主任成为首批赴青海抗震救灾医疗队成员之一，穿上“广东卫生应急”蓝马甲，飞往抗灾一线。

援非援疆援藏，书写新时代医者仁心

广东省中医院积极参与援非援疆援藏工作，展现了新时代的医者仁心。

21世纪初，医院派出骨干前往非洲的塞舌尔、科摩罗等地展开援外

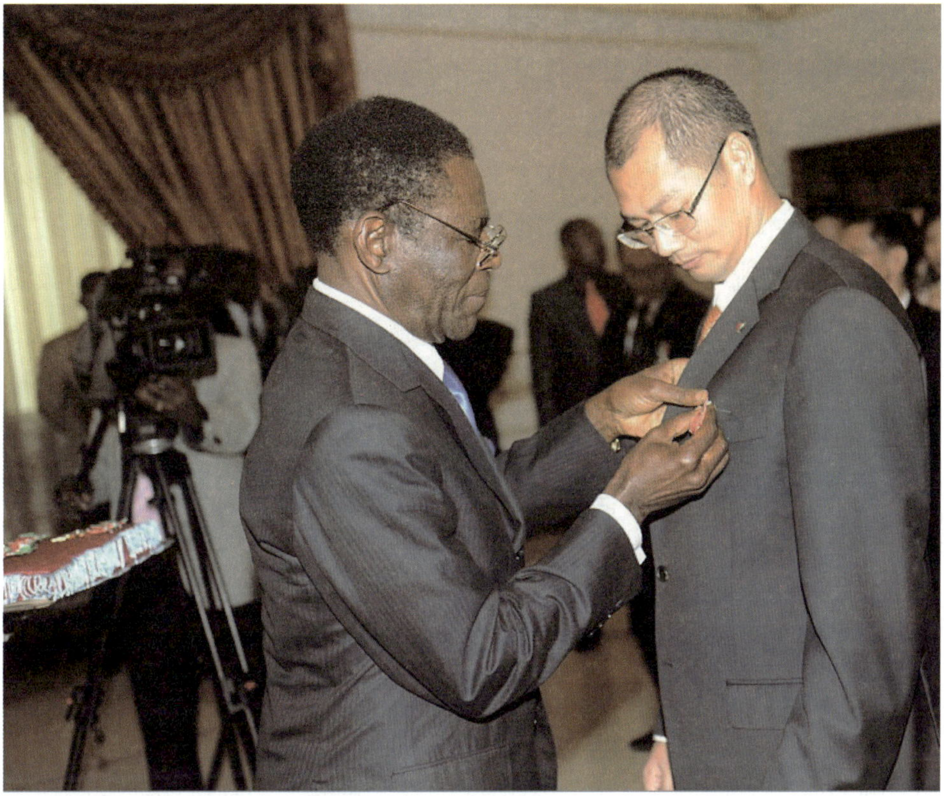

□ 赤道几内亚总统亲自为广东省中医院援外医生颁发赤道几内亚共和国荣誉勋章

医疗工作，得到当地人民的欢迎和当地政府的肯定。

2010年至2012年间，医院派出的专家吴绍汉在援助赤道几内亚时，发现当地有种果子具有治疗疟疾的作用，于是跟当地总统汇报，建议借鉴中药做法，开发利用，降低医疗费用。总统听后紧握着他的双手说："一定要派遣更多医生到中国学习，让中医药在非洲落地生根。"吴绍汉回国前夕，总统亲自为他颁发了赤道几内亚共和国荣誉勋章。2019年，广东省第29批援助赤道几内亚医疗队顺利完成任务，医院派出的曾祥毅、邓建华、潘红翼被授予赤道几内亚最高荣誉——国家独立勋章。

2021年2月9日，历时390天，跨越1.2万公里，中国（广东）第九批援加纳医疗队圆满完成任务平安归来。他们在当地创下许多“第一”：中加友好医院第一台人工晶体悬吊术、第一例有创通气治疗、第一篇SCI文章……医疗队队长、大德路总院麻醉科主任石永勇介绍，医疗队为当地提供诊疗服务7489人次，为在加华人同胞提供诊疗服务2923人次，完成手术193例，抢救危重患者24人次，培训当地医务人员21人次。在当地新冠肺炎疫情暴发后，队员们做好自身防护的同时，积极协助中国驻加纳大使馆做好海外华人华侨疫情防控工作。

用医院党委书记翟理祥的话来说，医疗队不仅将先进的现代诊疗技术带到加纳，还带去中医特色疗法以及中华优秀传统文化；不仅为当地民众、华人华侨诊治了大量常见病、多发病，还治愈了不少疑难复杂病症；不仅治病救人，还以多种形式帮助当地医务人员提高诊疗水平，促进加纳医疗卫生健康事业的发展，得到加纳人民和受援医院的充分信任和普遍赞誉，成为第一支被中国驻加纳大使馆专门颁发奖状的中国援加纳医疗队。

援疆援藏干部的先进事迹，也频频获得上级政府的表彰：援助新疆喀什地区的李际强医生，在南疆地区建立了首家“无创机械通气治疗中心”；与少数民族群众结下深深医患情的援疆医生艾宙在出色完成一年半援疆任务的情况下，主动要求留下继续援疆，被授予“兵团优秀援疆干部人才”称号；张新春医生妙手回春，被当地群众称为“多面开花”的援疆能手；等等。

2009年，广东省援藏办、团广东省委、广东省卫生厅、广州中医药大学组织“健康直通车”活动，医院派出24人组成的强大专家阵容远赴西藏林芝，开展为期两周的义诊、送医送药下乡、培训医务人员、建设爱心医疗站等活动。队员们克服了高原反应，把仁心仁术带到了“世界屋脊”，受到藏族人民的盛情欢迎。2015年，医院成立“叶欣”志愿服务队，组织“健康直通车”医疗服务志愿队深入藏区1000公里，积极开展援藏和对口扶贫工作，成效显著，被中宣部授予首批全国学雷锋活动示范点。

“救心行动”打开生命之窗

2006年以来，以“扶贫救心，大爱无疆”为宗旨，广东省中医院联合中国红十字基金会、中国慈善总会、广东省红十字会、广东省慈善总会、陈绍常慈善基金会、李家杰基金会、福顺基金会、“一心”公益基金和企业家协会，开展专门针对贫困家庭先心病儿童的“救心行动”。

先天性心脏病是新生儿发病率、致死率排名第一的病种，综合发病率为0.8%。全国每年先心病患儿约15万—20万例，其中广东省每年新增患儿约8000例。99%的患儿完全可以通过手术治疗得到康复，但由于负担不起数万元的医疗费，许多贫困患儿家庭放弃治疗。

“救心行动”，给这群特殊儿童打开了一扇生命的天窗。开展初期，有人担心捐款的数额有限，不足以支持长期的治疗。吕玉波用管理会计的方法详细分析医疗成本的构成，使大家明确这件善事做下去的可能。更重要的是，作为医院，应该把社会效益放在首位，想方设法承担责任。

2012年，医院把“救心行动”开展到新疆喀什。当时，有关领导特别提醒医院，一定要做足安保措施，确保援疆人员生命安全，还要避免因为哪个患儿的手术风险问题酿成不必要的社会误解甚至民族矛盾。医院勇挑重担，周密安排，把好事办好。广东省领导还亲自到喀什探望手术后的患儿，并和吕玉波一起，启动了喀什第一人民医院与广东省中医院的远程会诊系统。

2019年，医院开展跨越3000多公里的“喜波勒雄·大爱救心”，从广州到四川稻城，再以稻城为起点前往川南的乡城县、得荣县，平均海拔超过3000米，沿途要翻越海拔4400米的山口，沿着金沙江峡谷一路飞驰颠簸。当地近7500名儿童及成人获得了免费的心脏病筛查机会，筛查出的先心病孩子及风心病患者，随后被接到广州免费手术。

“救心行动”活动开展14年来，共筛查先心病儿童10万人次，开展手术3200余台次，病种除简单先心病外，还涵盖了法洛四联症、肺动脉闭锁、心内膜垫缺损、肺静脉异位引流、单心室、三尖瓣闭锁、大动脉转位、主动脉弓离断等复杂先心病，手术成功率98.7%。患儿最小年龄3个月，最小体重4千克，覆盖了广东17个地市76个县区，以及甘肃、安徽、广西、云南、四川、西藏等省外地区。

出征战新冠，中医立奇功

自2019年底起，新型冠状病毒席卷全球。

这又是一场人类前所未遇的大疫情，注定在人类社会历史中产生深远影响。在波澜壮阔的抗疫大战中，广东省中医院人功勋卓越，让中医药瑰宝在防疫抗疫中发挥了积极有效的作用，在世人面前彰显出独特的魅力。

2020年初，新冠肺炎疫情突袭湖北武汉。危急时刻，广东省中医院坚决贯彻党中央疫情防控决策部署，第一时间组建医疗队，支援武汉。被患者亲切称为“德叔”的张忠德副院长连夜赴京，参与起草制定中医治疗“新冠”方案，除夕又奔赴武汉，担任第一批国家中医专家组重要成员。此后一年多，全国多地疫情暴发，张忠德12次出征抗疫一线，成为中国中医界抗击新冠肺炎疫情的标志性人物。

对内方面，在借鉴2003年抗击“非典”经验的基础上，医院党委迅速做出四个决定：宣布全院进入战时状态；立即启动隔离病区、核酸检测实验室的改造；全力采购N95口罩、防护服等物资；全力以赴接诊疑似病例。在新冠肺炎疫情防控中，既要彰显公立医院的公益性，更要发挥好中医药防疫的特色优势。

在统筹部署院内防控、援鄂援外援港医疗救治、科研攻关和舆论宣传“四大战场”中，广东省中医院充分发挥党委坚强领导作用，以制度自信筑起抗疫铁壁；充分发挥支部战斗堡垒作用，以文化自信驱散疫情阴霾；充分发挥党员先锋模范作用，以中医自信遏制病毒肆虐。

医院党委第一时间成立新型冠状病毒感染肺炎应急防控工作领导小组及专家小组，压实防控主体责任；24小时开辟隔离病区，60小时建成符合标准的核酸检测实验室，42名医务人员组成的应急医疗队火速集结，确保疑似病例“零漏诊”；探索“互联网+”抗疫，推广手机自助办理入院、智慧药房，确保院内“零感染”。

在张忠德副院长的带领下，医院积极组织参与援鄂援外援港援冀援滇援辽医疗救治。在医院党委的号召下，共有283名医护党员第一时间报名支援湖北，医院迅速组建了一支援助湖北医疗队，先后派出88名医护骨干力量，在全国抗疫主战场湖北发挥中医药特色优势，精准打出中西医“组合拳”。支援湖北一役，医院先后接管湖北省中西医结合医院、武汉雷神山医院三个病区，救治新冠肺炎患者229例。共有101人次援助湖北、香港、河北、云南、辽宁及马来西亚等地。432名党员坚守在广东一线发热门诊、急诊、隔离病区、核酸检测实验室。340名员工递交了入党申请书，18名队员在湖北疫情防控第一线入党。医疗队队员获得“全国优秀共产党员”“全国抗击新冠肺炎疫情先进个人”“全国卫生健康系统新冠肺炎疫情防控工作先进个人”“中国医师奖”“广东好人”“广东青年五四奖章”等荣誉。医院党委荣获“全国抗击新冠肺炎疫情先进集体”荣誉称号。援鄂医疗队临时党支部被评为“广东省抗击新冠肺炎疫情先进集体”“广东省先进基层党组织”。

临床救治与科研攻关同步推进。医院参与制定国家《新型冠状病毒感染的肺炎诊疗方案（试行第三至第八版）》，牵头实施我国首个治疗新冠肺炎的中药创新药物Ⅲ期临床研究，推动“扶正解毒颗粒”治疗重型新冠肺炎的研发。医院还组织编写《新冠肺炎中医医案精选》《新冠肺炎中医护理案例精选》。

无论抗击“非典”、抗震救灾、援非援疆援藏、“救心行动”，还是抗击“新冠”，医院党委总是第一时间坚决落实党中央决策部署，领导干部靠前指挥，广大党员迎难而上，造就了一支“平常时候看得出来，关键时刻站得出来，危难关头豁得出来”“敢打硬仗，还能打胜仗”的中医铁军。

始终坚持公益性，打造社会（患者）、医院、员工三者利益共同体，努力实现社会（患者）、医院、员工“三满意”，执着追求“善的循环”，这正是广东省中医院无惧风云变幻、稳步健康发展的“秘密武器”。

内与外

所谓“内”，是指员工，指医护人员；所谓“外”，是指客户，指患者群体。他们是两个不同的利益主体，但战胜疾病、维护健康的共同目标让他们走到一起。

广东省中医院在处理医患关系时，把双方看作同一战壕的战友，确立“病人至上，员工为本，真诚关爱”的核心价值观，明确医院所有的制度安排，对“外”要“以病人为中心”，对“内”要“以员工为本”，建立服务规范、制度体系，优化流程设置、资源配置，实现内外兼修、医患和谐。

在广东省中医院的电梯口，有一句被广泛赞誉的标语——“把方便让给病人，职工请步行上下楼。”看似简单的一个“让”字，给人带来春风拂面般的温暖。

医院还有一句流传很广的话——“把患者的投诉当作给医院的礼物”。因为一位患者投诉手推车的轮子太响，影响休息，医院就用一个周末的时间把全院的治疗车收集起来，轮子全部换成塑胶的，掀起一场“安静运动”。

这些温馨的小故事，都源于广东省中医院所坚持的服务理念：患者和医生是同一个战壕的战友，面对着共同的敌人——疾病，要齐心协力，战胜病魔。

“广东人来医院不叫看病，叫看医生。病人信任你，才会来找你。”吕玉波说，医院把“病人至上，员工为本，真诚关爱”定为核心价值观，明确医院所有制度安排，对“外”要“以病人为中心”，对“内”要“以员工为本”。

这是一种全新的医患关系革命。从病人求医，到医患平等，再到主动为患者提供优质服务，在这个过程中，不断追求对患者更好的照料，不断促进医院自身能力的提升，让医院成为患者疗愈的“至善之地”。

患者至上

变“求医”为“主动满足患者需求”

20世纪80年代初流行一个观念——病人到医院看病是“求医求诊”，一个“求”字体现了医患之间的不平等。可当时大家都习以为常，讽刺挖苦病人的有之，爱搭不理的有之，不管门前还有等候的患者，到点下班毫不拉的有之……患者似乎都习惯了，小心翼翼地看病，生怕惹恼了医生。

广东省中医院对此有不同看法，认为人患了病，心情一定会沮丧。出于职业道德，医生除了要对患者的疾病给予诊疗，还应给予心灵上的关怀。如果医生处于一种高高在上的地位，患者不仅身体上受到损害，心里也同样不会好受，这对疾病的治疗不仅无益反而有碍，况且在逐步开放的社会风气下，这种观念会让患者失去对医院的信赖从而流失。

从另一个角度看，医院要发展，就要让患者认识、了解并信任这家医院。要“让患者知道你、信任你、欣赏你”，在患者的“心智阶梯”中占据有利的位置，成为他们的第一选择。“在患者有需求的时候，第一个想到的就是你。”

如何让医务人员摆正自己的位置，认识到医患间不是“求”与“被求”，而是平等的？如何打造患者心目中医院的良好形象，从客观信息获取，到理性认可，再到情感认同，实现从知道，到信任，再到欣赏的跃迁过程？

广东省中医院率先提出，医院的价值取向应以病人需求为导向，帮助员工逐渐接受这个理念，真切认识到，作为医务人员，不仅要用自身的技术解除病人身体的痛苦，还要给予病人尊重和关爱，抚平病人心灵上的创伤。“医生要看的不仅是病，更要看到患病的人。”

为了扭转医患间的不平等关系，改“求医”为主动满足患者需求，医院开始了一系列的服务措施创新，从门诊“病人选医生”开始，到增设早诊、午诊、周末诊、节假日诊，再到开设“一日病房”，不断优化服务。

这些做法首先得到一批老专家支持，名老中医岑鹤龄提出，“开放专症门诊，医生挂牌行医，让患者自由选择医生”。要知道在那时看谁不看谁，并不是患者可决定的，是由挂号处分配的。这应该是国内最早关于“病人选医生”的建议。

医院接受了这一建议，把医生的介绍张贴出来，由患者在挂号时自由选择。“在广东，人们把看病叫作‘看医生’。”这样的改革也有利于医生之间的公平竞争，如果一个医生长期仅有较少的病人选择，就会产生紧迫感，要反省自己是否给病人提供了满意的服务，自己的技术是否得到病人的认可。

医院还通过多种服务方式拉近医生和病人间的距离；强调医生必须精进医术，提高疗效；为让患者更了解医生，让医患间有更多沟通，有助全面掌握病人病情，医院引导医生在患者群中建立良好形象，启发大家认识到，口碑比任何宣传更令人信服。“病人选择你，是对你的信赖，应该用精湛的医术、良好的医德、至善至美的服务回报患者。”这些观念的提出，在当时非常前卫。

直到2000年，卫生部推动医疗改革，这才作为一个重大改革举措，开始在全国推广病人选医生。

改革开放初期，单位企业的工资开始按照实际出勤率计算，加上按劳分配的原则逐渐得到推广，人们如果在白天请假去医院看病，会被扣奖金。为方便上班族，1984年3月，广东省中医院在全国范围内首次开设夜诊。为保证夜诊的质量，医院甚至规定只有副高职称以上的医生才能出夜诊。这一做法，立即在社会上“一石激起千层浪”，得到了广东省委、省政府的肯定，省领导还莅临揭幕。由于受到群众欢迎，没过多久，单日的夜诊就诊量就超过了1000人次。

接着，儿科开设了“一日病房”，以便观察婴幼儿病情。挂号室早上6：00上班，抽血室早上6：30上班，补液室晚上9：00下班，在非探病时间段，住院部设专人代病人家属传送汤水、食物、用品和口信；为住院病人增设药膳十多种，夜宵可直接送到病区等。这些做法的目的只有一个，就是方便患者。

改变不仅体现在医患地位的变化，也体现在各种资源的利用上。

旧门诊大楼由于空间不够，只能安装两台电梯。电梯口总能看到排起长龙的患者队伍，其中还夹杂着焦急等待的医生。电梯空间本不大，这让原本就身体抱恙的患者在就诊过程中增添了一丝不适，心情无形中变得焦躁。随着就诊的患者人数不断增加，医生乘坐电梯所花费的时间也越来越长，工作效率也开始受到影响。

针对这种患者和医生两难的问题，有人提出：“能否让55岁以下的员工不挤电梯，把电梯让给患者？”一想到患者的难处，院内便一致同意。于是，电梯口便有了那句至今仍被广泛赞誉的标语——“把方便让给病人，职工请步行上下楼。”

起初，医院没有硬性规定，一些刚来的年轻医生对此也有些许微词，但看到在8楼办公的院领导每天步行上下楼梯，年过五旬的药学部主任董玉珍每天步行上下12层楼去仓库搬卸药物，这才发现，原来“患者至上”已体现在医院的每个细节之中。

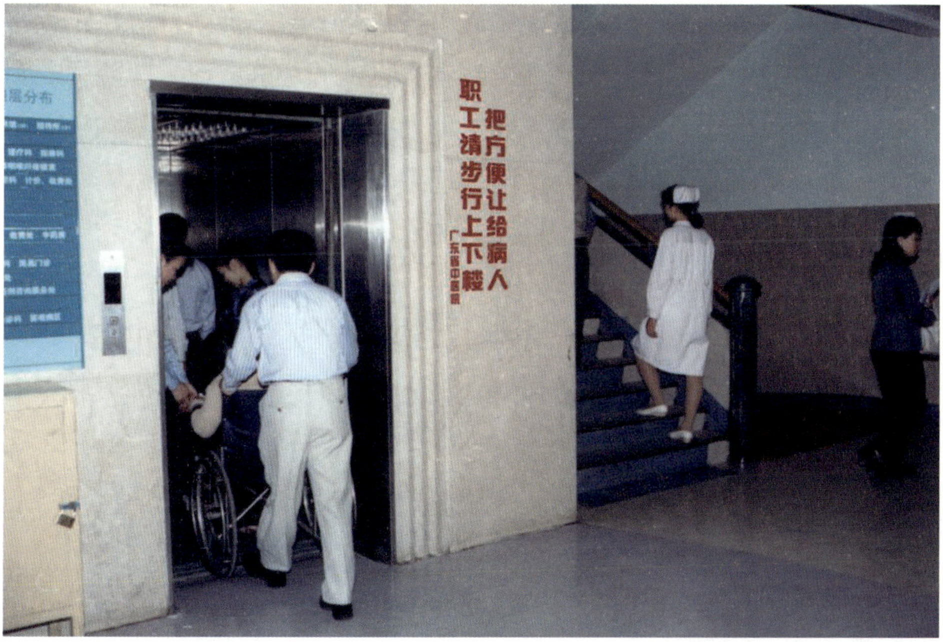

□ 把电梯让给病人

看似简单的一个“让”字，能给人带来如春风拂面般的温暖。每天在楼梯间和电梯的交会处，能发现很多微笑，那是患者和医生的互相致意，医护用“以病人为中心”的态度温暖了患者，而患者脸上的微笑让医护工作更加充满动力。

一个炎热的夏天，医院突然电力不足，总务科负责人想保证空调供电，停止了电梯运营。由于情况紧急，还没来得及请示上级，就让工作人员停运了一台电梯。此时，经常在门诊楼巡查的吕玉波院长发现，等候电梯的患者骤然增多。他立即打电话给副院长黄少英。黄少英正好在了解情况，一边接起电话一边对总务科负责人说：“怎么能停电梯？病人走楼梯上下楼很辛苦的，我们自己热一点没关系，赶紧把电梯重新开了！”由于着急，黄少英说话音量有点大，电话那头的吕玉波听得一清二楚。当她回过神来接听电话，原本着急的吕玉波已经平心静气地说：“没事了，我听到你已解决了。就应该这样，在广东省中医院，病人是最重要的！”

这些工作立足点的转变，意味着“患者至上”的全新价值观正逐步渗透、生根、发芽、壮大。在吕玉波看来，从一个病人走入医院的一刹那起，服务就开始了。新员工入职培训上的第一课正是“给患者开出的第一张处方是关爱”，这理念深深影响着每一位广东省中医院人。

环境优化也是优质服务的内容

良好的就医环境，可舒缓病人的紧张情绪，这是广东省中医院建设“美丽医院”的初衷。要全方位给予病人足够的关爱，这是优质服务的一部分。

在20世纪八九十年代，人们对医院的普遍印象是“黑、脏、乱、臭”，走廊里面黑乎乎的，伸手不见五指，住院好比搬进“难民营”。医院的厕所里，便池久坏不修，冲水器形同虚设，味道让人窒息……有人打趣：“在医院找厕所，闻着味儿就能找到，不需要指示牌。”

有一回，媒体暗访了广州市内几家医院，把当时厕所糟糕的卫生状况报道出来，其中一家就是广东省中医院。为此，省中医院开始了“厕所革命”——设置保洁责任人信息公示牌，建立保洁工作制度；每天定时打扫并卫生消毒，保证男女厕内没有积水，通风采光较好，甚至在厕所还摆放了塑料鱼缸和水培植物，以及绿萝、富贵竹等植物……厕所清新整洁了许多，但整个医院的环境状况仍然较差。

1995年，吕玉波与日本著名的肛肠病专家高野先生谈合作，发现日本医院比五星级宾馆环境还要好。这一鲜明对比刺痛了他的心。他对身边人说：“凭什么中国人的命就那么贱，有病要住那么差的医院！”

当时整个社会经济都蓬勃向上，群众生活条件得到了很大的改善，广东省中医院认为不能让患者在生病的时候还去“难民营”似的地方治疗。医院痛下决心，一定要改善就医环境，为病人提供良好的诊疗环境，甚至让它和国外医院相比也不落后，为中国医院建设做出示范。

1997年，在上级的支持和广东省中医院人的努力下，医院在当时还是珠江渔民栖息地、野草丛生、与市中心连接的车道都还没有建起来的二沙岛，建成了第一家分院——二沙岛医院，其设计理念是“让病人有亲近感”，其标准是“与国际接轨的医院”。

为了提供更加人性化的服务，二沙岛医院采用了一系列在当时极具创新性的设计理念——

医院挂号处、收费窗、发药室等采用了开放式的沟通平台设计，方便了患者与工作人员的沟通；为消除对医院的“白色恐惧”印象，医院找来专人对工作制服、病号服、床单、被套、窗帘等进行全新设计，营造出一种类似家庭的氛围感；还专门定制病床，其高度设计特意方便病人上下床，还用木头包裹床栏；更增设了双人房、单人房、套房，大大改善患者的住院体验；所有病房设施棱角的部位都装上防撞贴；门诊输液附近的洗手间，在其便池上方专门设置了颗钉子，方便患者悬挂吊瓶；医院还设有泳池、网球场和综合健身房，室外园林式的庭院布局，放眼望去，尽是郁郁葱葱；各区间以绿色玻璃长廊联结，使室内室外的空间得以交融。舒适、温馨、如同宾馆式的就医环境全面刷新了当时大家对医院的认识。许多人惊叹：“原来医院可以建成这样！”

二沙岛医院建成后，时任卫生部部长陈敏章就过来考察，他说：“听说广州有一家全国最漂亮的医院，我们来看一下。”怡人的医疗环境让陈敏章眼前一亮、称赞有加，欣然为医院题词：“病人至上，质量取信”。

一次，卫生部一位司长到中山大学讲课，说广州有家医院装修得很漂亮，还装了扶手电梯。吕玉波在台下坐着听课，会心一笑：“肯定说的是我们的二沙岛医院！在当时，这可是全国第一家装扶手电梯的医院。”时任卫生部主要领导也很赞赏：“这是国内一流的医院，可与国际先进医院媲美。”

二沙岛医院一改传统医院的建筑模式，人性化的设计在社会上引起很大的反响，被称为“星级医院”。仅开业两年，便接待了5万多名

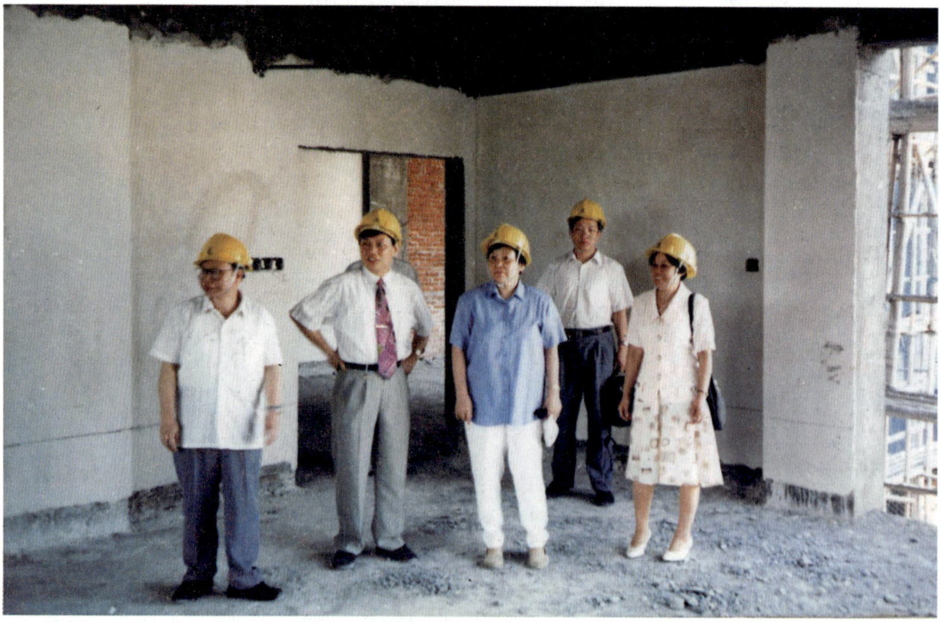

□ 时任广东省副省长李兰芳视察二沙岛医院建设工地

参观人员，荣获1999年度“广东省优秀建筑设计一等奖”及2000年度“国家优秀设计三等奖”。优美的环境使医院还成了涉外医院，接待过无数外国友人，成为广州外事活动的一个参观窗口。韩国大使馆把二沙岛医院列为韩国人在穗就医的定点医院，为此医院增设了韩文标识。

2007年，广东省中医院大学城医院投入使用，“去医院化”的理念在其设计上得到更加淋漓尽致的体现：树木郁葱，绿草如茵，湖光山色。病人在候诊之余还能领略到中国传统文化的神韵，感受扑面而来的中医药文化气息。无论大的建筑设计还是小的空间利用，都尽可能避免让患者产生紧张情绪。有患者打趣说，大学城医院就像一个大宾馆，来住院像是来旅游。

如今，广东省中医院无论是总院还是分院，外部都是园林化的花园，内部是宽敞舒适的设计。患者选择任何一家医院就诊，都可身处优美的环境接受治疗。

打造与患者需求匹配的医院能力

每一个患者在心目中都有自己的“理想医院形象”。他们会拿对医院的认识和自己的“理想医院”做对比。

接受服务的患者有可能出现四种情况：第一种，结果与患者的期望相反，造成患者极不满意；第二种，结果低于患者期望，导致患者失望；第三种，结果与患者期望相等，达到患者满意；第四种，结果超出了患者的期望，会给患者带来意外的惊喜。感到惊喜的患者不仅会有需要的时候马上想到医院，还会向周围的亲戚朋友推荐医院。

医院在人们心目中的形象，说到底，靠的还是医院的能力和患者需求间独特的匹配。“金玉其外，败絮其中”不可能在患者群中形成良好的形象。如何形成与患者需求匹配的医院能力？广东省中医院提出，为患者提供最佳的诊疗方案，形成高素质的服务团队，成就一群名医，建立良好的公信力。

患者就医最核心的需求在于挽救生命和解除病痛，这是医院满足患者众多需求中最重要的需求。为形成这种能力，作为一家中医医院，就要在坚持中医药优势特色的前提下，运用人类文明的全部成果，包括中医、西医，以及管理的所有成果，为病人提供最佳的诊疗方案，达到最好的临床疗效。

患者就医所需要的服务不仅仅是技术性服务，还需要人文服务；不仅仅需要解决肉体上的伤痛，还要得到心灵上的安慰。通过良好的服务，让患者产生获得良好的就医体验，形成高满意度，乃至让患者感动的经历，是患者忠诚的重要心理过程。这就要求医院必须造就一支高素质的服务团队，使患者在就医的过程中，能够获得无微不至的照料。

一个名医就是一面旗帜，病人会汇聚在这面旗帜之下。

患者和医院间要建立承诺与信任。信任来源于一种肯定的价值判断。当人们对就医的体验做出肯定的价值判断，而这种判断，经过多次验证被证明正确时，就有可能与医院或医生建立起信任关系。这是形成医院公信力的基础。

每一个员工都是递给患者的一张名片

从无序到有序

临床上有种现象——同样一种病，两个不同的医生，诊断一样，用药一样，如果病人信任这位医生和这家医院，效果就会十分好，如果病人不信任这位医生或这家医院，疗效就可能差。

查房是否带上病历，在医生的角度可能认为：“我都了解病人的情况，还带病历干什么？”但病人就觉得：“医生一天看这么多病人，不带病历记录，怎能记得我的情况？上级医生讲完了，住院医生不记录，怎么给病人开药？”病人一旦产生了“不放心”的心理，病程治疗就受到影响，以后可能就不再选择这家医院治疗。

北京大学国家发展研究院教授李玲到广东省中医院调研时，分享了一个她亲身经历的故事。一回，她感到不舒服，前往北京的一家三甲医院看病，挂了一个号进到诊室就诊，看到医生穿的衣服皱巴巴，胡子没刮，头发乱七八糟，她心想：“我能把自己的健康托付给这样的人吗？”但她不好意思当面让那个医生下不了台，耐心地让医生把病看完，出来后实在放心不下，又到挂号处挂了另外一个号，找第二个医生诊病。

这就是信任。所谓信任的来源，患者对医院的信任感，很大程度上取决于患者根据就医体验做出的主观判断。广东省中医院认为，提供服务不是从医护人员自己的感觉出发，而是从病人的真实需求出发，才能使病人拥有良好的就医体验，从而对医院放心。为此，广东省中医院引入了最差点决定理论，即患者在就医过程中，感受最差的一环节，决定了整体对于医院服务质量的感受。

改革初，广东省中医院发现很多医务人员被病人投诉，并不是他们的服务意识不好，往往是好心办坏事，不懂得怎样才叫好的服务。经过调研，领导班子一致认为好的服务不能无序，要有序，这就要建立起规范化的服务。

于是，医院组织医务人员到白天鹅宾馆、广州酒家等人民群众公认服务好的单位企业参观、学习，了解什么是服务，什么才算优质的服务。

同时，医院特意组织了“当一回病人”活动，让医务人员体验从门诊挂号，到就诊、检查、结算、候药取药，甚至包括办理入院手续等住院服务，通过身份转换，换位思考，好好体验当一回病人的真实感受。

医院急诊科主任梅广源发现，急诊科作为病人一进医院的重要展示窗口，医务人员的形象会影响到病人们刚进医院的初步印象。为此，他想到了一个好办法，自掏腰包帮科室男同事买领带，给女同事买口红。领带一打，口红一涂，一个小小的举动，精神面貌就焕然一新！

这做法马上引起了医院领导班子的高度重视。随即，全院掀起了“创优质服务，树立良好形象”等系列活动，从此女士化淡妆，男士打领带，成了医院的基本要求。烫熨整洁的白大褂、粉红色的护士服、淡绿色的文员装，从形象开始，到言行举止，全院员工一步步有了新的变化。

“男的要像绅士，女的要像淑女”，医务人员要内外兼修。医院邀请华南师范大学的老师给员工们上礼仪课，请白天鹅宾馆、广州酒家来上服务课，请西安杨森公司给员工讲“企业文化与团队建设”，借鉴别人的服务思路、规范和经验，有效地提高医院的服务水平。医院编写了自己的服务规范，包括医生、护士、医技、药剂和后勤人员的语言、动作、姿态、表情、仪容仪表都有明确的规定。医院还把服务过程和规范要求拍摄成录像片，让员工学习揣摩。

医院总结出“四轻”“五心”“六不”的服务经验——“四轻”即走路轻，说话轻，操作轻，关门轻；“五心”即倾听时耐心，观察时细心，处置时专心，沟通时热心，解决问题时诚心；“六不”即不说服务忌语，不泄露病人隐私，不对病人“生冷硬顶”，不推诿病人，不拖延病人手术时间，不延误病人诊治。

又如，急诊出车不能超过5分钟；急诊病人不用先交费，马上接诊，立即检查；病人入院，护士要当即放下手头的工作，先安顿好病人；病人出院，医护人员要送到电梯口；帮助住院病人修剪指甲，对待生活不能自理的病人，一星期为其洗头不应少于两次；病人住院期间过生日，医务人员要亲自送上贺卡，到床前祝贺；与病人接触时，不能叫床号，应准确地以姓氏和尊称称呼病人，要“请”字当头，“谢”字不离口。对于医务工作者在医疗行为的全过程中应该做什么、怎样做，规定得都相当细致、明确。

服务规范是服务应达到的标准，对提供怎样的服务给出了答案。服务规范确定后，员工服务就有了追求的目标，检查服务质量也有了衡量的尺度。

以接电话为例，医院规定接电话首先要问好，自报所在科室，然后问需要怎样的帮助。每天护理部会抽查各科室，不定时打电话，就为了检查医护人员的服务态度，落实服务规范。护理部主任林美珍回忆道："那时抓服务管得很严，逐渐建立了规范服务的意识，就连回家接电话也会问：'您好，请问有什么能帮到您？'家人都笑我糊涂，分不清在单位还是回到家。"

广东省中医院通过一整套指引，引导员工如何做好服务，潜移默化影响着员工的行为，最终这些规范成为员工的习惯，把无序转为了有序。

从"要我服务"到"我要服务"

广东省中医院倡导由追求患者满意度的最大化向追求患者忠诚度的转变。

服务规范落实得好，细节关注得多，流程改善得好，就使整家医院的服务在一定层次上保持恒定水平，但仍旧难以涵盖服务环节中的每个细节。医学的实质是人学，医学过程是人与人交往的过程，不是简单的人与技术、人与药物、人与设备接触的过程。广东省中医院提出主动服务，即在服务过程中从"要我做"转变为"我要做"，倡导从"规范服务"到"主动服务"再到"感动服务"的转变。规范化的培训，长期的教育，逐步转化为一个又一个具体的行为。

为了拉近医务人员与群众、病人间的距离，更贴近心连心，医务人员会争做群众、病人的"知音人"，经常给群众普及健康知识；住院期间病人生日当天会送上医院特制的"生日卡"；居家休养期间病人会收到医院的问候以及康复指导信息；乳腺科成立医院的第一个“病友会”，许多科室随后成立了“病人之家”等。

一次，一名年轻的康复科医生看到一位白发苍苍的老奶奶坐在门诊的候诊椅上哭泣，她旁边的轮椅上坐着年龄相仿的老爷爷，医生赶忙上前询问需要提供什么帮助。经过了解，这对夫妻年过八十，子女不在广州，老爷爷中风后在家里躺着，老奶奶每天都要推着他到医院做康复。但是年纪大了，行动缓慢，老奶奶每次到康复科排队，挤不过其他人，老爷爷的康复总是安排不上。

医生安抚了老人的情绪，把他们送回家，然后致电康复器具的厂家上门量尺寸，对老爷爷的床进行了简单的改造，安装了一些康复训练的装置。他对老奶奶说：“以后您不用去医院排队了，我上门来帮您老伴儿做康复。”老奶奶听后，感激不尽，泪流满面。

还有一次，一名老人在门诊做治疗，和护士聊天中提起自己的妻子常年卧床不起，近期长了褥疮。他询问护士要怎样给妻子换药，护士的回答让老人意外：“阿叔，您别担心。您把家里地址给我，我去您家帮您爱人换药。”那位护士每天利用下班时间前往老人家里为其妻子换药，直至褥疮全部消除。老人为此写了一封长长的感谢信给医院。

医院还开展了“服务之星”的评选活动，只要医务人员做出令患者感动的事，就会被奖励。他们的故事会被汇编成册，在医院里流传下去。

为了更好推进服务管理，2007年，医院成立了病人服务中心。这是医院独立的行政职能部门，为提高服务质量提供了组织保证。

病人服务中心在汇总梳理医院投诉问题后发现，医院投诉率虽较以往有大幅度下降，可仍存在一些服务难点。

于是，医院组织了“金点子”活动，围绕服务难点征集集体智慧。分析投诉可以发现，有80%的问题出在医患沟通不畅上，为此，在2008年，《医患沟通指导意见》正式出台。这份指南对医生与患者谈话的流程和注意事项给出了详细的指导，当中包括了许多谈话的技巧，以及医患沟通出现问题时的解决办法。一直到现在，病人服务中心每年定期调研继续完善沟通制度。

这些在广东省中医院看来还不够。

2012年开展的“满意工程”就是一次激励医务人员推动服务创新的新历程。把让患者感到放心、贴心、顺心、动心作为各项工作的出发点和落脚点，把患者满意度作为科室评价的主要指标，要求每个科室在三个月的改善期内把患者满意度提高两个百分点，最终达到满意度不低于96%。不达标的科室，要开座谈会，主管院领导和病人服务中心专门针对该科室的不足共同分析并提出建议，还请满意度较高的科室前往介绍经验。

芳村医院乳腺科就是“满意工程”中由服务后进科室蜕变为服务先锋的典型。2010年科室刚成立两年，由于缺乏经验，病人投诉接连不断，患者满意度几乎总在倒数五名以内。为了解患者不满意的地方，护士长叶淑华印了几大沓患者满意度调查表，递给每位即将出院的患者，真诚请他们提出宝贵意见。时间长了，慢慢总结出了患者满意度低的主要原因：一是患者对自身状况缺乏清晰认识，很容易产生焦虑情绪；二是医护人员没能及时疏导，进而产生不良情绪。

针对这些情况，科室展开了系列改进，如：在检查治疗前，就事先向病人解释说明；为病人建立情绪量表做一对一沟通跟进；建立多个患者微信群，专门答疑；对出院患者，持续跟踪随访；根据不同病种，设计不同的疾病管理手册等。用护士长叶淑华的话说：“我们科室主打‘爱情文化’——一见钟情式的入院服务，两情相悦式的住院服务，出院后是情深意长式的延续性服务。”

经过努力，2015年，芳村医院乳腺科的患者满意度由最糟的93.96%提高到98.07%，成为当年进步最大的科室。目前，科室有一半以上的住院患者都是从外地慕名而来。

医院之本，救死扶伤；医生之本，德术并举。随着“满意工程”的深入，为继续提高服务质量，各分院从每季度中表扬信数较多、患者满意度较高、当季度“零投诉”“零纠纷”“零缺陷”的科室中推选出1—2个科室，由院领导亲自授予优质服务“流动红旗”，同时给予一定奖励；每年年终全院科室中评选出5个服务质量最好的科室进行表彰，颁发“服务质量杯”，推动提升医院服务水平。

有一个科室被誉为传奇——连续八次将优质服务“流动红旗”挂在科室的墙上，被院内人戏称为“流不动的红旗”。这就是芳村医院中医经典科。

红旗并不是一开始就“流不动”。最初，科室总有意无意向患者传达希望评高分的愿望，但这反而容易引起患者的不满。科主任颜芳就想，如何让团队发自内心对病人好？颜芳认为，传统文化中提到“天人合一”，中医治疗讲究阴阳调和，扶正即祛邪；人与人之间相处就要以和为贵，这是医患和谐的共处之道。于是，他逐步打造了科室的“和文化”。为让“和文化”深入渗透，科室想出了很多具体办法，比如利用微信群培养“经典粉丝”，群名叫“快乐学中医”，如今，这样的患者微信沟通群已达70多个。还开设了“经典有爱大讲堂”，围绕群众最关心的话题，实行线上线下相结合的教学模式，受到群众的热捧。

处理好每一个关键时刻

患者对医院印象的产生，就在于与医务人员接触的那一瞬间，广东省中医院称之为“关键时刻”。

这需要每名员工在为患者提供服务时，努力让病人有良好的就医体验，这样才能有好的服务质量。如果失败了，就要不断找出原因去改进。比如门诊患者计划到院，从进门挂号到分诊，到医生接诊再到检查治疗、计价收费取药，这就形成了一个个关键时刻连续的服务链。每个接触都非常重要，对于每个关键时刻的管理，找出令患者觉得不满意的地方，不断加以改进，才能从根本上保证服务质量。为此，医院组织力量，对一个个关键时刻进行分析。

当时有种说法，医院的服务叫“三长两短”，就是排队挂号、等候就诊、交费取药时间长，看病诊疗时间、检查时间短。对于患者来说，他们所期待的核心服务是与医务人员多沟通多交流，现实得到的往往相反，核心服务时间过于短，大量的时间都浪费在无关的等待中。

如何破解这问题？20世纪90年代初，挂号是非常困难的，特别是有名的专家，一号难求。为能挂上号、看上病，患者或家属往往需要前一天晚上赶来医院，用砖头或板凳占位，甚至就睡在医院门口。天没亮，医院门前就排起了长龙，甚至绕着医院大楼排出一个大圈。浪费了时间不说，长时间的等待还导致场面拥堵混乱，甚至会由于争地盘发生争吵，很容易引起患者的不满情绪。患者说，排队不要紧，最怕是排了一个上午，终于轮到自己，却被告知想挂的某个医生的号早已挂满。这种瞬间失落，真让人难受。

如何转变这种状况？一开始，医院安排门口保安按照先来后到的顺序给前来排队的人发放号码牌，正式挂号时，凭号码牌挂号，就为了让患者放心，不用这么紧张。

没多久，就发现“黄牛党”开始出现，“黄牛党”一个人取好几个号，通过炒号从中赚取差价。这可严重损害病人的切身利益。医院又规定，每个人凭身份证限挂一个号。

为解决“黄牛党”的问题，医院甚至联系了公安机关，请警察出面帮忙维持秩序。其间，虽然抓了一些“黄牛党”，但由于法律没有明文规定，公安机关只能对其进行教育，问题依然存在。

如何彻底解决这问题？1999年，医院开始推行预约挂号，通过电话提前一星期就可预约医生。还与114查号台、就医160网合作扩展预约途径，逐步解决了挂号难的问题，让患者足不出户就能挂号。

随着移动通信设备的不断普及，医院紧跟科技浪潮，推出了手机微信公众号预约挂号服务，患者动动手指就可以挂号。

但院领导看到，挂号大厅排队挂号的患者依然很多，后来仔细观察发现，大多是上了年纪的患者，因为不会操作智能手机，或者语言不通、听力障碍等问题，难以电话预约。发现这一情况后，医院不断创新预约挂号的方法，强调保证原有线下挂号的服务质量的同时，针对老年患者的实际情况，改善和提升电话预约挂号的服务流程。

这种线上加线下、多渠道、有保障的预约挂号服务，使挂号难的问题逐步得到了有效解决。

病人挂上号，就想早点把病看了，但往往等很久才能看上病。有时，病人早上7时来到医院，等到12时才能看上病。能否预先把时间段设置好，让病人排号时就能预知自己的就诊时间段？这样能大大缩短病人候诊的时间，减少在医院的无效时间，也让医院窄小的空间内能容纳更多的病人。

随着信息化建设，医院的梦想实现了。2000年，医院开始了分时段预约，把患者预约就医时间设定为1小时。这在当时全国同行里面是首创。如今，医院预约时段缩短到半小时，患者只要提前15分钟直接到诊室外报到即可，大大缩短了患者的等待时间。此外，还开设了针对外地患者的就医窗口，为他们提供便捷的就医渠道。

住院服务也有全面的改善。过去病人住院，无论病情轻重，都要先在入院处办理手续，领盆，量体重，最后才入院。整个入院处非常拥挤，堆满了人和生活用品，既影响了病人的病情，也影响了他们的心情。医院提出要改变服务流程，病人先入院，放好行李后再办理手续，病情重的可以躺在病床上，由家属代为办理。如此一来，病人都觉得来这里治病特别顺心。

1993年，香港电视台的工作人员在广东省中医院看到门诊二楼的计价收费处很多人在排队，他们觉得这是一个奇观，在广州竟然有这么多人去看中医，便拍了这个镜头在香港播放。可医院领导却看到了另一个问题：“病人太难了！能否缩短患者计价、收费、取药的排队等候时间？”

医院药学部主任林华说，刚到药房工作时，医院的计价和收费是分开的，药房负责计价，财务负责收费，患者分别排完计价和收费两条队后，再回到药房排队取药，三个流程三条队！

当时医院就想，能否有所改变？起码减少一条队也好。可计价、收费的都是财务人员，他们不懂药品种类、处方的合理性等技术问题，“合龙”有困难。到底如何“合龙”，院内争论很多，领导班子力排众议，让药学部担负起计价、收费的工作。一开始，大家心里或多或少有抵触，但通过耐心说服，最终解决了大家的思想顾虑。通过药房、信息和财务三个科室的努力，开展起计价、收费“一条龙”的服务。一时间，在社会上产生广泛影响，大家都觉得这是缩短等待时间的好办法。

每一次流程大改革，员工都经历一次阵痛。回想“合龙”，让两拨人融在一起，药学部董玉珍仍记忆犹新。药剂科的人不懂收费，不了解各项收费标准；财务科的人看不懂处方，记不了药物名称。为破解难题，只能发挥群体智慧，有员工拿出了自家手抄版“武功秘籍”，他们每天下班集体学习到晚上10时；科室内部还举办了打算盘、记药名、背代码等各种比赛。原信息科科长李小华说，1995年，医院购入了一批电脑放在计价收费处。很多老员工无从下手，只好拿着自制的代码纸围在一起讨论学习。如今广东省中医院日均门诊量逾万，但在挂号、计价、取药的窗口前，已看不到往日的“长龙”。

可仍有部分患者居然反对“合龙”。为摸透病人的心，院领导“混”在排队的人群中收集意见。原来这部分病人希望在处方计价后，拿着处方到社会药店比价，再来医院交费取药。

考虑到这需求，医院进一步完善计价、收费“一条龙”的流程设计，始终留有窗口让病人只计价不收费。这一经历，也让院领导得到深刻的启示：仅仅改善疗效和服务还不能满足病人的需求，病人在选择医院时，不仅考虑疗效、服务，还考虑信誉。

于是，医院率先开展“放心药房”创建，紧紧把好进药渠道、药品质量和药品价格三道大关。在保证药品质量的情况下，把中药的价格控制在低于市场价格的范围内。此举真灵，不少患者拿着计了价的处方到别的医院和社会药店“货比三家”，最后还是回到医院来配药。

每天，从医院开出10多吨中药饮片，要排队拿药暂且不说，回家还得煲药，想想都非常麻烦。药学部主任林华说，若医院帮忙代煎，由于空间有限，医院的煎药室仅能满足住院病人吃上中药，若把门诊病人的代煎中药也承担，估计做不到。而且，院内提供的中药代煎服务，通常要等到第二天才能取到药。

是否能让第三方加入？广东省中医院开始寻求与企业合作。一开始，医院连着找了几家药企都没落实。原因是国内没有这样的服务模式，这要有很大的场地面积，还要构建网络平台方便双方互通，购置大量的配药机煎煮药材，雇请足够的人力、运输车辆做配送等，这都需要大量的财力以及执行人的魄力。

后来，有企业对此非常感兴趣。该企业负责人发现食用中药饮片的年轻人越来越少了，主要是年轻人觉得煲药很麻烦，代煎药恰好能解决这问题。为此，两家一拍即合，在广东省中医院建起了智慧药房。“中央药库”放在广州番禺，通过互联网与医院门诊系统对接，实时接收医院发送的电子处方，由专业药师完成调剂、煎煮、分包，并交付专业的配送团队送货上门。

林华主任回忆说，为了保证智慧药房的煎药质量和医院的质量要求保持一致，而且对用药用法是否合理、是否有违反药物配伍禁忌建立标准的质量管理体系，医院专门派出专业的药师到智慧药房负责审方、配方。药物代煎、配送实行一码到底，实现可回溯、可检查、可监控。

2015年6月，我国首个智慧药房投入试运行，为广东省中医院患者提供药品调剂、中药饮片代煎、膏方制作、个性化加工炮制、送药上门

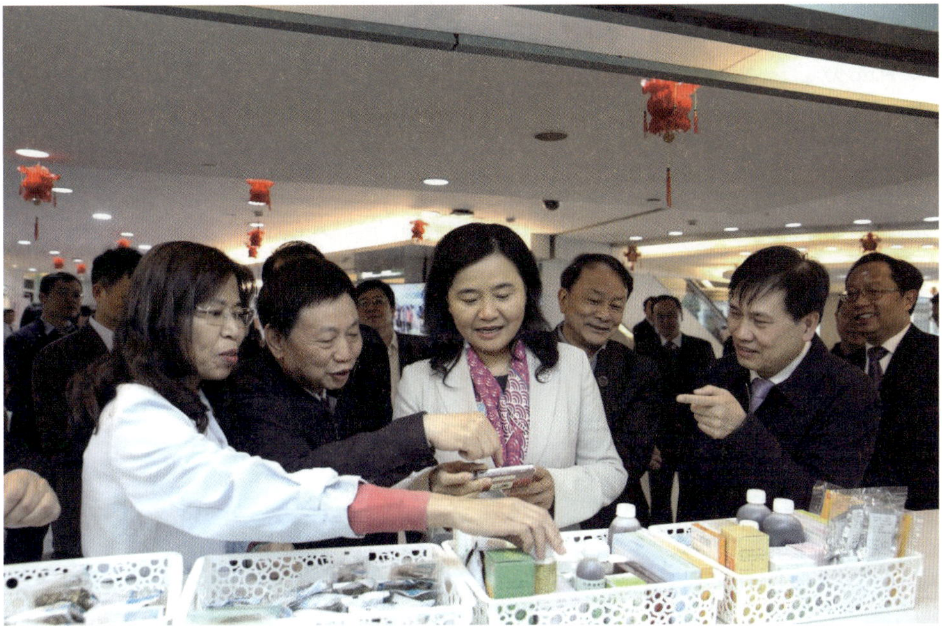

□ 时任广东省副省长余艳红（现国家中医药管理局党组书记）到医院调研

等服务。这极大缩短了患者等待取药的时间，解决了患者不会煎药及煎药质量的问题，减少了代煎患者折返医院拿药的麻烦。在广州市内可实现上午处方当日送达，下午处方次日内送达，且免费送到家，深受患者欢迎。

当时广东省政府分管卫生的领导到医院调研智慧药房后啧啧惊叹，没等听完介绍就问：“这个做法太方便患者了！你们怎么不报科技进步奖？”

为能享受智慧药房的便捷，不少年近花甲的患者还学会了使用智能手机。除了方便，他们还看重智慧药房的安全。煎好送来的药汤用全新的塑料袋装着，贴着条码标签，写着名字、诊疗卡号，连里面配了哪几味药都写得清清楚楚。

后来，膏丹丸散等个性化服务创新体系也逐步完善，初步形成了较为完善的智慧药房服务架构，医院牵头制定了全国首个智慧药房服务标准。

智慧医疗带来的巨大影响力，让领导班子看到了“互联网+”的前景和优势。广东省中医院未来的发展目标是建设成为智慧型医院，把智慧医疗渗透到方方面面。目前，医院上线的掌上智慧医疗App中，具有症状自查、就医指南、精准预约、报告查询、门诊交费、消息提醒、医院导航、药品配送、健康资讯、就诊评价等十大功能。特别是院内导航功能，定位精度可达2米。有了院内导航，对病人来说就像有了一位专业的医院向导，在医院行走不再像掉进了“迷宫”。

广东省中医院正是抓住了一个个关键时刻，针对一个个问题不断改善，从根本上促进了医院服务质量的持续提高。

“三首”负责制

为把患者与医院接触的每个关键时刻都处理好，医院要求医务人员做到首诊负责、首问负责、首遇负责，即“三首”负责制。

一名年轻的患者让芳村医院乳腺科主任刘晓雁印象深刻。2013年初，一名来自清远山区的14岁女生患了巨乳症，由于家里经济状况很差，一直没接受治疗，耽误了病情，术后出现了很多并发症。刘晓雁对其精心治疗，其他医护人员对她也特别关爱，年轻的医生护士们下了夜班还主动带她出去看电影、逛花街，这让小女孩非常感动。此后，她逢年过节都会回芳村医院乳腺科看望医护人员。

当问起如何让医护人员主动关爱患者时，刘晓雁说：“‘三首’负责制实施以来，‘患者至上’的服务文化逐渐潜移默化，深入到我们每个医务人员的骨髓。”

“三首”负责制不仅体现在医务人员言行中，也体现在后勤工作中：司机主动搀扶病人上下车；下雨时，保洁工人一直守在门口和广场上，随时把雨水拖干，以免患者滑倒；电梯员为患者指引楼层；配餐员每天到床边为患者配餐，餐食直接送到患者床头，既有常规饭菜，也提供药膳服务……每一个细节都饱含对患者的人性关爱。

细节决定成败。如果每个细节都做到了极致，就能让病人处处感到贴心，这家医院才有可能成功蜕变。

把患者的投诉当成礼物

有一种特殊的医患接触，就是患者投诉，这是患者极端不满的反应。面对这种“特殊”的接触，医院教导员工，要把“投诉当作患者送给我们的礼物”。

医院曾对患者投诉的心理做了细致分析——一般情况下，患者如小有不满是不会投诉的，想投诉并且真的投诉仅占5%左右，只有极端不满意的病人才会投诉。

在医院看来，病人到院是为了“求医”，没有谁是为了“求气”。从病人的角度，也是希望医务人员善待自己，一般情况是不可能跟医务人员吵架的。发生争吵，说明医院的服务还有改善的空间。

广东省中医院率先提出：把患者的投诉当作给予医院的礼物。首先，病人的投诉能够真实反映医院存在的问题，指明工作中的短板和不足。从这个意义上讲，病人成了医院的义务监察员。其次，有些投诉不能简单归因于医务人员的问题，更多可能是医院流程设计不合理，造成了病人的不满。这就会提示医院从流程改造入手，明确下一步改进方向和重点，不断提升服务水平。再者，投诉还给了医院一个把“不满意的患者”转变为“满意的患者”的机会。

投诉管理应运而生——“不管有没有道理，谁和病人争吵就处罚谁”“如果一个医生在一年之内被病人投诉三次及以上，那他就要自谋出路”。

为了改变大家对投诉的认识，早年医院颁布了“谁和病人争吵就处罚谁”的规定，有人因此被扣了奖金，还要向病人道歉。有些员工理解，有些不理解，认为别的医院医生与病人吵架，院长都会站在医务人员这边，帮着和病人吵，自己医院的院领导反而还要处理医务人员。

一次，一名医生被患者投诉诊治态度很差。在医院组织的投诉处理经验分享会上，该医生解释："是，我态度确实很不好。但是没办法啊，又有那么多病人围着我，所以我心里很烦。"时任副院长刘茂才对他说："你觉得很多病人来找你很烦，但如果没有病人找，是不是更烦？"

有医务人员提出："病人投诉是他对我的误解，是他错了，不是我错了。"医院领导反问道："你是对的，他是错的，他误解你，但你为什么不想办法让他别误解你？这说明我们还有改进的机会和提高的空间。"

"把'对'让给病人"，正是在这种背景下提出来的。

医院领导常常用打比方的方式教导员工：夫妻在一起生活，难免有磕磕碰碰的时候。如果丈夫非要和妻子争对错，就会越吵越凶，如果丈夫把"对"让给妻子，这架就吵不起来了。同理，在医院也是如此，病人对疾病的认知较为匮乏，从某种意义上说是弱势群体，医患双方一旦发生冲突，医护人员具有主动权，理应礼让弱势群体。因此，医院提出了一个服务理念——"当与病人发生矛盾的时候，要把'对'让给病人。"一个"让"字既说明并没有确定医务人员错了，只是代表对患者的尊重，也代表了化解矛盾的艺术手段和高尚的医德要求。

一次，一位老太太发现挂号单不见了，就去指责挂号员："刚刚为什么不把挂号单给我？害得我跑来跑去。"那名工作人员也没做什么解释，自己掏钱为老人又挂了一次号。老人看完病，在交费时发现挂号单就夹在钱包里，特别不好意思，走回挂号处对该名工作人员道歉并表示感谢。

妥善处理好投诉，使得医院改进了服务。过去住院病人配餐需要买饭菜票，出院时需要亲自退饭菜票，相当麻烦，为此医院特别做了流程改造。又如收费标准，过去被许多医院当作商业机密，不愿意全面公开，病人交完费后，对费用明细总是一头雾水，误解也相继而来。广东省中医院就公开物价，实行一日清单制，相关经验推广到全省全国。

医院还专门开发了一套患者投诉管理系统，把投诉分为红色、黄色、灰色三个等级。红色投诉是指情节严重、影响重大的投诉，须紧急处理。黄色投诉是指一般投诉。医疗纠纷从投诉管理中区别出来，设定为灰色投诉——由于复杂的社会因素导致医患关系紧张，造成了许多医疗纠纷。医院认为，这些纠纷已超越了医患关系，变成法律关系，要依法律程序解决。

处理投诉不是处理人，而是为了促进服务意识的提高，促进医院服务水平的上升，是不断满足社会进步所带来的新的医疗需求。

无论是患者送来的或是科室收到的表扬信、投诉信，当时作为主管服务的院领导黄慧玲副书记必定一一过目，批阅处理意见，要求办公室做好分类归档。她说，只有把病人的意见收集好、整理好，才能真正听到群众对医院的喜恶盼怨，才能在后续工作中找到改进的突破口和方向。处理投诉从来都不是以事论事，而是要举一反三，触类旁通。

随着投诉管理的改进，医院提出，把投诉管理由以处罚为主转向以经验分享为主，达到个体纠偏和系统纠偏的目标，每月汇总摘录当月所有病人的表扬、投诉、意见和建议，印制成册，转发全院各科学习；每个季度召开投诉处理经验分享会，把个人教训变为团队经验。

医院对患者投诉管理工作日益系统规范化，建立完善了投诉管理系统，从分类、流程、处置等方面层层抽丝剥茧，找准理出令患者厌烦、不满、投诉的症结所在。

“服务没有最好，只有更好。服务改进永远在路上。”

正是有了一套完善的投诉管理体系，广东省中医院医疗纠纷的发生率逐年下降，患者满意度不断上升，连续多年成为广东省第三方关于服务行业满意度调查的“状元”。

能成为行业满意度极高的医院，秘诀就是“及时响应”。这就是在处理病人的投诉上，广东省中医院提出的三个“第一时间”：

第一时间回应，立即对患者的抱怨做出反应，明确告知医院的态度，并且使问题立即进入解决程序；第一时间解决问题，医院具备合理有效解决患者问题的工作程序，在尽可能短的时间内解决患者不满意的问题；第一时间改善提高，要尽快找出导致问题出现的原因，及时采取措施进行改善和提升服务，从根本上防止同类问题的再次发生。

广东省中医院的“安静运动”，就是来自患者的投诉。20世纪90年代初，一名患者投诉，医院手推车的轮子太响，影响休息。于是，医院用一个周末的时间把全院的治疗车收集起来，轮子全部换成塑胶的。没多久，护士的鞋也都换成软胶底的，医院地板上铺了一层胶，车轮不再“硬碰硬”，声音更小。这一系列改进措施对于当时的医院来说，是一笔不小的开支。

“为了让患者满意，我们可真是下了血本。”当时主管后勤的副院长黄少英说。自此，后勤系统引申出变被动为主动的服务，每天去各个科室“巡逻”，渐渐地大家发现很多隐患都得到了及时消除，节省了很多开支，回报比投入大得多。

直到如今，“安静运动”还在发挥着积极作用。大德路总院ICU护士长张晓璇发现，科室里的噪声分贝值高于国家标准，患者对环境安静满意度仅为58%。为此，他们采取一系列的干预措施，找出噪声最大的时间段，分析其主要来源并及时处理。患者的环境满意度逐渐上升至80.9%，科室被同行视为“安静ICU”的榜样科室。

投诉管理还逐步促进了科室的自觉改善。如透析中心发现有病人在治疗中晕厥，原来是饿肚子引起低血糖。肾病科主任刘旭生和护士长邓丽丽商议，决定给所有到院做透析治疗的病人都送上一份免费食物。

把投诉作为礼物，让员工理解接受，并不意味着纵容那些破坏医疗环境和伤害医务人员的行为。如遇到患方动手打医务人员，就不再是简单的医患关系处理，而是要严肃地诉诸法律。这点医院领导班子非常坚定：“我们的员工做错了，病人可以投诉，但动手就不行了，那性质就变了。如果患方动手打人，我们会坚决维护员工权益不动摇。”

一次，患者对收费的问题不理解，主管的医护人员做了很久的解释也不能平息他的怒火，便请护士长来沟通。护士长一句话还没说完，患者就打了她一拳。这名护士长觉得很委屈，说要投诉患者。这件事很快就被吕玉波知道，他请该护士长到他办公室，护士长起初还担心要挨批评，没想到吕玉波第一句话就说：“为什么不报警?！”医院领导明确表态，一定要维护她的权益，让患者向她赔礼道歉。

医院对保安公司提了一个硬要求：一旦发生突发事件，第一要保护医务人员不受伤害，第二才是保护医院财产不受损失。也给医务人员定了一个处理流程：第一时间报医院保安，第二时间报警，第三时间报院领导。一旦有突发事件，医院必须倾尽全力保护医务人员免受伤害。

安全得到了保障，员工才能安心地工作，尽心地为病人服务。

用优质服务向社会输出正能量

给患者不一样的惊喜

广东省中医院意识到：当你提供的服务低于患者的需求时，患者肯定不会满意，转头就走，以后不会再来。当你提供的服务恰好等于患者的需求时，患者就会觉得满意，但如果他觉得哪家医院服务更好，他下次可能会选择去那家医院。只有你提供的服务超出他的需求，让他感到意外和惊喜，在情感上产生强烈的共鸣，他才会真正信赖你。

通过换位思考，预见病人在某时、某地、某种情况下的真实需求，或是通过各种渠道搜集了解病人的期盼需求，让病人感动，从而促进和谐的医患关系。慢慢地，员工开始追求更高的境界，在主动满足患者需求的基础上，向所提供的服务超过患者期望转变，用真诚的服务去感动病人，从而赢得病人，提高病人的忠诚度。

一次医生查房，一个腰椎骨折的病人大便不通畅，医生提出可以让病人吃大蕉，帮助通便。病人是外地人，对周围的环境不熟悉，在与他妻子商量去哪里买大蕉的时候，正好让路过的护士听到了。那位护士利用下班的时间帮助病人把大蕉买回来送去病房。小小的善举让病人十分感动，大家口耳相传，一时间成为医院佳话。

一回，一名穿着高跟鞋的女士预约了MRI（磁共振成像）检查。在去医院的路上，一只鞋跟不经意断了，耽误了一点时间。女士一瘸一拐地走到医院，向报到处的护士解释了自己迟到的原因，急忙换下衣服去做检查。当她做完MRI走出检查室时，发现自己断掉的鞋跟被粘好了。原来报到处的护士为了让那名女士回程不再那么困难，找来502胶水，帮她把鞋跟接上了。她没想到护士不但没有怪她迟到，还热心帮忙，让她除了感到惊喜，更有感动。

还有一回，艾力彼管理顾问公司人员来医院调研。当时下着滂沱大雨，调研人员准备离开医院时看到，有位医生已经在门前等了很久出租车，好不容易等到一辆正准备上车，看到有个病人没带伞准备打出租车，这位医生马上把自己的出租车让给了病人，以免他受到风寒，自己则继续等下一辆车。病人非常感激，调研人员也非常感动。

过了几天，他们又看到一个实习生遇到一位年龄比较大的病人问路，那位病人好像听力不太好，且只会方言，但那个实习生并没有躲避开，而是耐心地问老人想去哪儿，然后护送老人到指定科室。能让医院内所有医务工作人员都做到“以病人为中心”实属不易，广东省中医院连实习生也被“患者至上”的精神感染，调研人员赞叹不已，并告诉了吕玉波。这让吕玉波体会到，一个细小的行为，影响却是非常巨大的。

像这样的小故事，在广东省中医院经常发生，就如春雨润物细无声般，温暖着每一位患者。

医院党委强调："在当今社会上普遍存在过分强调物质利益的时候，或者说'物欲横流'的时候，我们一定要保证在医院这里形成风清气正的小环境。通过我们的行为方式，去影响社会，对社会产生积极的影响，这是我们该做的事情。"

医生是一个神圣的职业，大部分的患者都很尊重医生。但从2001年开始，社会上陆陆续续出现一些伤医、杀医事件，患者对医生缺乏信任，医生这个职业顿时变得危险起来，甚至其他地方出现了医务人员戴着钢盔上班的现象，紧张的医患关系成为人们普遍关注的焦点。

面对这种情况，应该怎样化解医患矛盾？广东省中医院组织全院职工开展"构建和谐医患关系大讨论"活动，请病人讲述自己的就医过程和体验感受，让医务人员真实了解到医患真情。活动获得了社会的认可和赞许，同时也得到了医务工作者的支持，消除了医务工作者对病人的顾虑。大家意识到，原来绝大多数的病人是信任和理解医务人员的，而且懂得感恩，医患关系也就自然和谐了。

无论是日常服务，还是生死抉择的关头，医务人员都是这样做的。

"非典"时期，患者不仅承受着身体上的病痛，也承受着心理上的孤独、无助甚至绝望情绪的折磨。善解人意的护士长林毓霞知道这种情况，每天查房除了检查病情外，还会特地花更多时间与病人交谈、唠家常，就像邻家大姐。同事看在眼里，疼在心里，提醒她要小心别被感染，但她只是淡淡地说："哎呀，看到他们太孤独了，不忍心离开。"

医生、护士是这样，进入感染区的后勤服务人员也是充满爱心。配餐员冯妙嫦，经常贴近"非典"患者询问他们对饮食的要求。同事提醒她不要靠得太近，注意保护好自己，她说："病人都戴着口罩，气又喘，不靠近听不清楚呀，我们都希望他们能吃上可口的饭菜。"不幸的是冯妙嫦被感染了，经全力抢救也挽回不了她的生命。医院深深地怀念她，每年逢年过节都会到她家慰问、祭拜，十多年从没间断过。

重症"非典"患者生活不能自理，这大大增加了ICU护士的工作量。曾影红护士长坚守在护理重病患者的第一线，为患者倒水、喂饭、抹身、拍背，帮患者重新点燃生存的希望。超负荷的紧张工作，严重的体力透支，让她不幸感染，成为ICU第一个倒下的医务人员。ICU护士黄秋萍分管了一名重症非典型肺炎患者，就是所谓的“毒王”。一天她发现病人大小便失禁，在护理员罗姨的协助下，她将病人的全身擦了两遍，换上洁净的衣服，并处置好污物。整个过程做完，她仿佛听到那位深昏迷的病人在说：“谢谢你，我现在好舒服。”“不用谢，这是我应该做的。”她在心里默念，并由衷地笑了。当天下班，她感觉自己好累，全身酸痛，一量体温，38.9 ℃，马上拍胸片，结果显示感染了“非典”，她住进了隔离区。

来势汹汹的疾病也许能暂时隔断人和人的亲密接触，但它永远也不能阻隔人类的情感。1998年抗洪抢险，2003年“非典”，2008年汶川抗震救灾，2020年抗击新冠肺炎疫情，每一次的危难，都见证了广东省中医院人的真情付出。

广东省中医院医护人员用实际行动创造了一个又一个感动患者、感动社会的故事，被患者称赞为社会的“一片精神绿洲”和“净土”。

服务好患者，就是成就了自我

“创业难，守业更难”，要守住这片“绿洲”“净土”，靠的是医院员工的知行合一、贯彻始终。

员工的日常行为是医院递给患者的一张名片。在患者心目中，医院的形象是经历多次反复验证和承诺兑现的结果，因此要让这种行为固化下来，就要从员工心中建立起导航系统，从而铸造文化认同。

医院着重强调，让员工意识到医院所倡导的这种文化与他们的利益密切相关。员工只有接受了医院的理念，才能产生一种归属感，把自己视为医院的主人，把医院作为发掘潜能、施展抱负的舞台。

患者是医务人员提高医术最好的老师，是患者给了医务人员学习与实践的机会；是患者让医务人员体现了人生价值，患者选择你，是因为他认可你，信任你；是患者成就了医务人员的事业，没有那么多患者的信赖，就不可能成就广东省中医院今天的辉煌；每个有所成就的医务工作者，都离不开信赖他的患者。

作为患者口中的骨科“神手”，广东省名中医林定坤教授在谈及自己的专业成长时，就非常感恩于患者的信任，因为患者的一个个真实诉求，激发起他医学专业上源源不断的求索之路。

林定坤师从全国著名中医邓晋丰和国医大师石仰山教授，2018年被评为“广东好医生”。有一次，一位神经根型颈椎病患者，由于疼痛十分剧烈，检查发现突出的椎间盘不仅压迫了神经根，还存在一定程度脊髓压迫，很多大医院的专家都建议手术治疗，他怀着最后的希望找到了林定坤。林主任跟患者沟通后，了解到患者不愿做手术，在跟患者深入沟通交流，并对患者做了全面细致的体格检查后，发现患者虽然存在一定的脊髓压迫，但临床上并没有相应的症状或体征表现，仍属于“神经型”的颈椎病范畴。于是他决定使用前屈位的大角度牵引为主，配合汤药内服、功能锻炼等综合干预。果然，牵引当晚患者就能安然入睡。

正是因为这类病人的出现，让林定坤在专业上做了更深层次的思考：以后再有类似病人出现，是否都必须做手术？以此为契机，林主任经过数年研究得出，手术已不是治疗这类伴有“无症状脊髓压迫”的神经根型颈椎病患者的首选。一牵引、一拉伸，就明显缓解了症状，他的妙方为很多病人免除了手术之苦。

这些例子还很多，林主任说，正是因为一个个患者对他的信任，才激发起他医学专业上的一个个突破性思考，实现层层飞跃。是“怎样才能让患者好点出院”、帮患者解决临床实际问题的初心，激励他走到现今，成为名医，所以他曾激动地手捧鲜花送给患者以表达自己的感激。

患者源源不断的坚定信任，使医院涌现出一批又一批的名医，创造出一个又一个独特疗法，如外科大科主任谭志健教授在腹腔镜胰十二指肠切除术中提出了序贯优化动脉入路的“谭氏三步法”，乳腺外科学术带头人林毅教授在乳腺增生病中提出的“中医药周期疗法”，骨科大科主任林定坤教授提出的“强筋健骨功法”，针灸科大科主任符文彬教授提出的“符氏精灸技术”，妇科学术带头人李丽芸主任提出的“李丽芸嗣育八要诀”。

这一套套以名医命名的诊疗方案，都是在患者信任的基础上，从患者那里不断获得的激励和动力，不断实践、总结、提升所凝结而成的智慧结晶。

质与量

质量是一切工作的基石。“质”是优先的，没有“质”的“量”，是没有意义的；“量”也很重要，“量变”会引发“质变”。

广东省中医院以落实核心医疗制度为基础，以高水平专科建设为抓手，不断强化精益理念、持续改进理念、零风险理念，推进全面质量管理，着力构建起医疗安全保障体系和医疗质量保证体系。

1993年，吕玉波刚担任广东省中医院党委书记、院长，就收到一份来自省领导的批示。医院儿科一名病人不幸死亡，家长一纸投诉状告到主管副省长那里，他当即批示，“这种草菅人命的医院，应该严肃处理”。

这段刺目锥心的话语，深深刻在吕玉波的心头。事隔多年，每每谈到安全与质量问题，他仍然想起这件事。从那刻起，医院痛下决心，要把医疗安全与质量管理当作头等大事来抓，常抓不懈，抓紧抓好。

“基础不牢，地动山摇！”广东省中医院强调质与量的辩证关系，强调安全与质量是医院的生命线，是一切工作的基础，是维护患者生命权的基本要求，是医院管理水平的具体体现，是医院、科室、医务人员可持续发展的必要条件。

医院把建立医疗安全保障体系和医疗质量保证体系作为两大核心制度，在安全保障的基础之上，通过学科建设推动，实现医疗质量持续稳定提升。2017年“全国质量奖”第一次把医疗质量纳入评选范围，广东省中医院荣获提名奖。

质量是基石

三个转变，科学管理

要建立医疗质量保证体系，首先就得把质量意识深深植入各级管理者的内心。

对于医疗缺陷，医院设立分级标准，做好分级管理。具体分为轻度、中度、重度缺陷和事故四个档次，设定相应的处置措施，建立原因分析和责任追究制度。可这些属于事后管理，还远远不够。必须以科学全面的质量管理，给医院编织一张“安全网”。

变革涉及认识转变、部门职能转换、管理手段创新以及责任权限重新分配，包含了文化再造、组织变革、管理创新。医院总结为“三个转变”——

管理阶段的转变：从终末管理为主向过程管理为主的全程管理转变。

管理着力点的转变：从缺陷管理为主向风险管理为主转变，把管理关口前移，落实预防为主的方针。

管理对象的转变：从管事为主向管人为主转变。

只有把管理关口前移，深入到一线，真心实意帮助他们，及时发现和解决问题，才能使医疗质量安全管理变得有温度起来，才能让临床一线高度关注医疗质量和安全。

医教处制定了一个个深入一线的质控SOP（标准作业程序），每个星期怎么去，谁去，去多少次，挑哪个科，查什么和怎么查，都一一明确。由此开始，管理医疗安全与质量，就不再是简简单单守在病案室里复核病历。与一线接触沟通多了，就能及时发现风险并反馈给科室。“科室不再像看到瘟神那样躲避我们，而是主动找我们，请我们帮助辅导。”医教处的同志说。

“人们更多关注落实的，是要监督检查的事。只布置不检查，所布置的事情就很可能不到位”，这是广东省中医院的管理秘诀。

围绕医疗安全与质量有一系列核心制度，“每一条都是用活生生的生命换来的”，吕玉波说，医疗安全不存在99.9%的说法，哪怕只差0.1%，对于患者来说都是不可挽回的损伤，甚至是生命的代价。所以必须追求“零缺陷”。

狠抓核心制度的落实，是重中之重。首诊负责制度、三级查房制度、会诊制度、疑难病例讨论制度、手术分级管理制度、术前讨论制度、新技术和新项目准入制度、临床用血审核制度、抗菌药物分级管理制度、查对制度、手术安全核查制度、分级护理制度、危急值报告制度、急危患者抢救制度、死亡病例讨论制度、值班和交班制度、病历管理制度、信息安全管理制度，这是公认的医疗安全保障和医疗质量管理的18项核心制度。光说不行，必须不折不扣地执行才有用。

为此，医院强调“三查三对①”：把问题查出来，把解决问题的思路找出来；把教训查出来，把经验找出来；把不负责的人员查出来，把优秀的人员找出来。“四要”，即缺陷原因要水落石出、吸取教训要刻骨铭心、缺陷处理要痛之切肤、缺陷整改要举一反三。“五不放过”，即未找出缺陷原因不放过、未受到深刻教育不放过、未吸取经验教训不放过、未落实整改措施不放过、未分享防范规律不放过。又相继完善了三个会议制度——医疗纠纷听证会、医疗质量分析会、医疗质量质询会。

破除“公共绿地”，实现“全程管理”

医疗安全与质量管理仅靠医教处是远远不够的，必须运用系统思维，建立起一张覆盖全院的“责任网”，这样才能打破部门与科室间、科室与科室间的“公共绿地”，形成覆盖全过程的管理网络。

医疗风险往往就发生在衔接环节上。比如，早晨护士查房，发现患者血压高，于是汇报给医生，医生开了一片“心痛定”的医嘱，患者吃完后血压正常。可随后，患者被送进了手术室。麻醉科医生仍然按照一般麻醉的剂量为患者用药，这就极有可能造成患者休克。这是因为“心痛定”使用后，患者血管扩张，血容量就会相对不足，这时，麻醉药物的使用就应当适当减量。可由于衔接环节无人负责跟进沟通，就会造成麻醉科医生的不知情。虽然医疗工作是分科分岗位，但对于患者来说并不是这样的。任何衔接的“空白”，都会造成不可估量的风险后果。

什么是全程管理？就是围绕患者从走入医院开始直到患者离开，建

① 查、对，粤语俗语，意为对照检查。

立起一个医疗安全与质量的闭环管理制度体系，做到事前管风险、事中抓环节、事后做改进。

医院建立医疗安全与质量专家委员会、医疗质量管理委员会、科级医疗质量管理小组三级管理机构，完善了院级质控、职能部门质控与交叉质控以及科级质控、科室质控员自查互控的医疗质量控制体系，构建网格化管理架构，确保落实院、科两级的医疗质量管理的主体责任。这一措施在2016年国家卫生计生委组织的全国医疗质量检查中，获得专家组的肯定。

医院提出事前、事中、事后重点抓的关键工作，如事前管理重在抓制度，围绕尚未进入诊治流程的患者，完善基本制度体系和预警流程，提前关注，消除隐患。除了狠抓各项基本医疗制度，还结合本院实际进行细化，形成可操作的具体流程和制度。在国内，医院较早开通绿色通道，形成绿色通道保障制度，保证急危重症病人的救治；利用信息化建立了重大疾病早期预警评分、血栓出血事件预警系统等，提高早期发现医疗风险和隐患的能力；建立手术室准入制度，对于高风险性复杂医疗操作，必须通过考核，才赋予资格。

医教处王伟荣说："过去手术准入没有系统支持，手术室就不能及时掌握手术医生的权限，甚至有些科主任也不清楚自己科室的医生到底哪个可以做哪一级的手术。这样手术分级管理就很难落实到位。可医院信息系统上线后，就特别强调要把手术通知单、手术医嘱的权限和医生个人的资质关联起来，这就大大解决了问题。"

疑难病例的讨论，也有了新的办法。医院建立起全院的疑难病例讨论制度，高度重视检查科室的疑难病例讨论，特别有价值的疑难病例，对主动提出解决方案的科室和个人还给予相应奖励，从而促进全院的学术水平和对疑难危重疾病的处理能力的提高。

事中管理重在抓环节，建立环节管理制度。特别针对关键患者、关键科室、关键人员、关键时间、关键制度、关键操作环节等完善监控制度，把诊疗中的每个过程都监控起来，针对每个关键环节可能出现的问题都做出了处置预案；定期召开不同部门间的内部沟通会，促进整个过程中不同环节之间的沟通与衔接；并通过多途径反馈，包括第三方检查等，完善全面监控网络，避免风险监控盲点。

外科大科主任谭志健一直在科内坚持手术前查房和手术后查房，哪怕节假日也高度重视。他说，从医院管理上看，这些时间节点最容易出问题。医院还利用信息系统对危重病人梳理出评价维度，系统自动识别，只要一打开电脑，就能很清楚地看到谁是危重病人。医院还把这一职责交给了总住院医师，若哪个科室有红色急危重病人，就必须去查房交班，要把关键病人管起来。

事后管理重在做改进。对于已经结束的诊疗流程，事后要及时总结，完善奖惩改进。进行缺陷根因分析，明确事件性质，注重流程再造与改进；运用BI系统（智能辅助决策支持系统）提取相关数据，做分析反馈；制定合理奖惩方案，平衡激励与惩罚；鼓励不良事件主动上报，完善上报机制。

如急诊收治病人，若需要专科处理，往往会临时呼叫专科医生。医院很快意识到，解决的唯一途径就是建立起多学科的协作组，形成绿色通道。如消化道出血患者，只要病人一到急诊，10分钟内，急救小组就立马到位。目前，医院还建立起了多发伤（复合外伤）、急腹痛、急性冠脉综合征、急性脑卒中、异位妊娠共六个绿色通道。随着急危重症的收治，绿色通道还在不断增加，被医务人员亲切称为“生命的保障之路”。后来，还整合成卒中中心、胸痛中心、创伤中心、腹痛中心，以汇聚多学科力量，形成以病人为中心救治急危重症的绿色通道。

安全事关生命

“事故”缘何会发生?

一次科主任会议上，吕玉波一针见血地说，“安全第一”不是一句口号，而是国际公认的公理——“安全第一”公理。马斯洛的需求层次理论提到，人有五个层次的需要。前两个生理和安全需求是基本层次的，人只有平安活下来，才有可能追求高层次的。吕玉波问：“你真把安全当第一了吗？‘说起来重要，做起来次要，忙起来不要’，是否存在这样的现象？”

从事多年医疗质量管理工作的医教处前处长程兰深有感触地说：“一开始，的确有不少科室不重视安全管理。比如，术前评估检查就发现，一个即将上台的手术，居然患者术前检查报告还没回来，检查时没看到术前的讨论记录。即便此时手术室已准备妥当，二话不说，必须叫停手术。”事后，程兰找到该科主任谈话，对个别科室做蹲点督促。

王伟荣说，提高认识，就是从严抓病历质控开始的。当时扣罚较重的一次，当数二沙岛医院某科室因一个月内出现两份乙级病历，受到严重扣罚。此后，医院专门聘请专家对每份病历把关，逐字审核，包括辨证是否前后一致、舌脉记录与病情分析是否符合、用药用方思路与辨证是否一致等，缺少一项，就纠正一项。

一开始，有些科主任不太理解。程兰反复跟临床一线沟通，做思想工作。她说，医院秉持“以病人为中心”的理念，严格要求临床高度重视医疗安全与质量，不是没事找事，而是对病人的高度负责。想想，病人把生命都交给医院，医院难道就不能从方方面面承担起这个责任？不管是一张处方，还是一味药或者是一个治疗，都应该做到准确无误，确保生命安全。“医院让我们医教处严格管理，其实是帮您，也是帮您手下的医生。”

长期一线的工作经历和务实的管理作风，使吕玉波习惯了追问真相。医疗安全与质量出现问题的每个案例，他都要求主管该工作的医教部门随时报给他。有时一个案例他会反复琢磨，从中寻找各种可能导致问题产生的因素。其中，一例输血案例令人刻骨铭心：

患者手术需要配血，负责检测的医务人员在写报告时，一时疏忽，竟把结果写在另一患者的报告上。就这样，患者的血型从A型变成了AB型，复核人员在复核时，明明看到患者是A型的结果，却不假思索按照前份报告者的书写结果，填入AB型。血库工作人员再次复核时，明明看到了患者是A型血，却分了神、走了眼，把报告中的AB型看成了A型，就在申请单上签下了名。直到第二天，术前交叉配血时，才发现血型不合，立即复查和纠正。尽管很庆幸，这连番的操作最终没有酿成事故，但一个显而易见的错误却鬼使神差般地穿越了层层关卡，直到最后一个环节才被发现，还是让人惊出一身冷汗。

为什么会这样？制度明明就有，问题仍然发生。除了当事人，这里面究竟还蕴含着怎样的道理？

医院领导和分管医疗安全与质量的同志都在不断学习思考，其中最为经典的就是“海因法则”：一个死亡伤害的背后，有29起轻伤害事故；29起轻伤害事故背后，有300起无伤害虚惊事件，以及大量的不安全行为和不安全状态存在。

这就揭示了事故背后，通常存在着一个“事故链”，事故是一系列事件发生的结果。大量事实证明，任何事故都逃不过五个因素——人、机、料、法、环，就如五个圆盘贯穿在一个轴上旋转。他们把这一结构类比成中国古代思想五行学说，称之为“五行轮”。在运行中，每个轮都可能存在或正在出现漏洞，不安全因素就像一个不间断光源，当这束光源穿透人或其他四个因素中的任何一个，事故的风险就被启动，当这束光源恰好同时穿过五个漏洞，事故就发生。

事故貌似偶然，其实背后藏着必然性。那事故就不可避免了吗？

答案是否定的。从完整的事故链来看，只有制止这一连串不安全因素或漏洞中的任何一个的形成，而不仅仅是最后一个导致事故的行为，才能从根本上截断事故链。从这个角度上讲，事故是可以预防的。这就如同中医治未病，在疾病的初起阶段或未发生的苗头阶段就下手。管理医疗安全与质量就如同“治未病”，预防是主要工作。

找到事故发生的原理，也就看到了改进方向。广东省中医院迫切需要建立一个完善的医疗安全保障体系和医疗质量保证体系，这需要一次围绕医院质与量全面管理的科学变革。

追求“零风险”，实现“三全”管理

零风险，首先要“零盲点”，建立“三全”，即全面、全程、全员的医疗质量和安全的保障体系。让每一个人都参与进来，成为质量与安全的守门员，才能做到零缺陷。

2009年护理部设立主管护士岗位，这为护理安全质量管理提供了组织保障。开展了“我的病人我做主”的活动，主体与责任统一，使得护理质量与安全责任落到了实处。同时，护理与医疗紧密配合，建立起“医护一体化”责任体系。医生、护士形成相对固定的诊疗团队，以医护小组形式为病人提供治疗、护理、康复一体化责任制整体医疗服务。比如，肝胆胰外科把患者按肝胆肿瘤、肝胆结石、胰腺疾病三个亚专科分组，医护亚专科小组共同交班，共同查房，共同讨论病例、制定诊疗方案，共同承担责任。医生结合护士评估观察病情后反馈信息下达医嘱；护士跟随专科医生确定护理主攻方向，深入学习掌握亚专科专业知识，“知其然，知其所以然”，正确执行医嘱落实护理措施，治疗方案规范安全落实，护士能力也得以迅速提高；同时，加上床边护理站的支持，医护、医患、护患沟通得到充分加强，显著提高患者护理成效及服务质量，其实施结果实现患者、医生、护士、医院的“四满意”。患者从入院开始至出院居家延续护理，全程由一名护理组长、一名责任护士负责。在有限的人力资源条件下，让病人更好地体验连续专业护理，感受无缝优质服务；每位护士按照规定必须负责一定数量患者，职责清晰，服务到位，通过医护一体化学习培训不断积累专科知识，建立临床护理思维，提高判断决策能力，有效保障病人安全、医疗护理安全，真正体现“我的病人我负责”。医护患一体化，责任共担，关系融洽，集中体现小组责任制、安全高效管床责任制的优质细致特点，使护理程序化、服务个性化，让医院“三全”管理得以实现。

药师不再仅仅是抓药，临床药师是病人用药的好顾问，医生对症下药的好帮手，医院合理用药的技术后援，为病人守护着安全用药的重要关口。

2021年6月，广州市荔湾区因疫情封控，其间送诊的病人普遍有急、危、重的特点。其中有一名38岁的年轻女性，因爆发性心肌炎继发重症肺炎、脓毒症，患者高热、感染性多器官功能障碍综合征，须行ECMO、CRRT抢救技术等。ECMO技术，是一种人工心肺支持技术，是指用一个特定的仪器替代心脏和肺的功能。CRRT技术，即连续肾脏替代疗法，实际上就是利用特殊装置替代受损的肾脏，每天24小时或接近24小时长时间在床旁做血液滤过。ECMO、CRRT技术是各种危重病救治中最重要的支持措施。然而，当病人行ECMO、CRRT疗法技术时，机体是处于特殊病理生理状态，此时抗感染方案该如何做，品种如何选择，剂量该如何制定等，就特别考验临床药师的专业功底。面对病毒性心肌炎合并细菌感染，由于感染病原菌未明，病情重，若予以亚胺培南西司他丁钠抗感染的话，ECMO对药物是否有影响，影响多大？CRRT是否会加速药物的清除、降低药物的血药浓度影响疗效？剂量该如何确定，用药频次如何把握？这些都是药师和临床医师关注的重点。

有资料显示，ECMO可增加药物的表观分布容积（Vd）、管路对药物的吸附及降低药物的清除率（CL），从而影响其药代动力学（PK）的过程；而且对高蛋白结合率的抗菌药物以及亲脂性药物在ECMO回路中很可能大量丢失。亚胺培南属于亲水性，蛋白结合率低，仅有20%，是时间依赖性抗生素，主要经肾脏清除。大多数关于亚胺培南的研究提示，ECMO患者需要加大药物剂量。再加上患者须行CRRT治疗，药师和医生严谨分析，最终确定了大剂量给药的抗感染方案。

可这并不代表就“OK”了，药师的关注点更往前延伸一步。要考虑到大剂量使用抗菌药物，是很有可能产生CRE风险。CRE是指对碳青霉烯类（亚胺培南属碳青霉烯类药物）耐药的肠杆菌科细菌，通常发生在医疗机构的患者中。肠杆菌科细菌原本大多存在于人体的消化道中，是无害的，但若扩散到肠道以外的地方，如血液、膀胱、肺部、皮肤等，就会导致细菌感染。使用碳青霉烯等广谱抗菌药物是用作杀死肠杆菌科细菌的有力手段。但若过度使用就有可能使这些细菌产生抗药性，简单来说，就让原本正常的细菌变成所谓的“超级细菌”，并传播给其他健康细菌分享其耐药性。若这一连串连锁反应发生的话，对于病人来说，就会出现感染难以控制的状况。

这位38岁女性患者救治过程中，药师专业预判，提前介入，当病人病情发生反复时，提前警惕CRE风险，更换抗感染方案治疗，最终成功挽救患者。后面NGS基因测序也验证致病菌为CRE。恰是药师与临床提前做好联手配合，密切沟通，从用药特点、药代动力学（PK）和药效学（PD）等方面给予临床用药的专业参考意见，最终为临床合理用药、病人生命安全把好重要的关口防线。

医技科室也不断提升工作质量和优化服务流程，保障了临床诊断的准确率和及时性；后勤为患者提供更为优质高效的服务，也开始研究流程优化，提高效率。

营造“安全文化”，培养“本质安全人”

要把安全零风险的追求落到实处，需要从管事为主向管人为主转变，通过“安全文化”的建设，把每一位医务人员培养成为“想安全，会安全，能安全”的“本质安全人”，最终实现“要我安全”到“我要安全”的转变。

“想安全”，首先就要从深化“以患者为中心”的核心价值观入手，使全员对安全文化观念达成共识，用以指导行动，从而真正意义上拥有防范风险的“金钟罩、铁布衫”。医院实施了“知信行控”管理模式，采取一系列措施监督并促进临床安全从而达到“知信行”，同时通过机制构建落实安全质量的“把控”。

围绕“知信”，医院根据《中国医院协会患者安全目标》，结合医疗质量和安全的实际情况，制定广东省中医院安全目标。为了让广大医务人员知道该目标，了解实现该目标的路径，医院开展了系列专题讲座，对细则措施等进行了详细解读，并紧密围绕患者十大安全目标从认知领域、技能领域、情感领域三大维度打造大型安全系列课程。在培训形式上，结合临床工作特点，充分利用医务人员的碎片化时间，以线上学习为主、线下工作坊为辅的形式开展系统、持续的安全培训：邀请质量管理专家开展现场培训及线上课程，提升安全认知；注重共情教育，通过老年人、偏瘫等角色体验，从情感上学会换位思考。

2019年9月17日是首个世界患者安全日，医院紧密围绕“患者安全”这一主题，举办“患者安全之我见”辩论赛等系列活动。“口若悬河妙语出，辩而明智惊四座”，通过辩论赛，引发医护人员对尖锐问题的思考，更加关注患者安全。参与患者安全日活动，让患者安全的意识更加深入医护人员的内心。医院每个月都组织医疗安全与质量点评，以案说法，通过正反教育，让大家知安全重要，信安全第一，明不安全危害。

围绕“行”字，医院通过狠抓安全与质量管理制度，结合信息化建设，建立规范化、精细化、可溯源、可测量、闭环运行的医疗安全管理体系。通过制定安全示范病房评价标准，使安全行有所依；通过实施持续改进活动，制定各项流程规范，使安全基础更加牢靠；设立医疗“质量杯”评比激发大家追求安全的激情，树立起医院安全质量的标杆。

围绕“控”字，医院采取系列措施监督促进临床医务人员对安全的“知信行”。以结果为导向，重点优化培训后考核反馈，通过线下实践及季度巡查结果反馈，落实培训后临床实施应用，把安全理念融入日常工作。

护理部林美珍特别珍惜每次安全示范病房评选，她带领团队建立起了“护理安全示范病房”评价指标及评选方式。安全示范病房创建围绕患者十大安全目标，涵盖患者就诊或住院全过程，具体内容包括基础安全、安全管理、静疗管理、伤口管理、管道管理、药物管理、医护人员职业安全等，年终全面考核评价，通过终期考核科室，授予“护理安全示范病房”称号。

营造主动报告风险氛围，是营造安全文化的重要一环。医院从20世纪90年代就采取措施，鼓励主动上报不良事件。护理部开展“隐患在眼，安全在心——护理安全精明眼”活动，搭建让员工表达的平台。护士发现问题可随时随地上报，后台将上报的安全问题分类汇总后转至相关专业小组，再由专业小组处理反馈，有效建立了从发现问题到解决问题的闭环。为了全面调动护士主动上报的积极性，医院推出“护理安全卫士”评比、护理安全分享例会等活动，鼓励护士积极主动发现问题、上报问题。从清洁工拖地地面过湿到病房输液架摆放影响患者通行等，事无巨细，任何一件细微的小事都可能引发不良后果。

对管理者来说，“护理安全精明眼”犹如密布“天眼”，无数只眼睛紧盯医院任何一个角落，极大保障了患者安全。对一线护士来说，“护理安全精明眼”从一定程度上锻炼了其风险防范的能力，强化了护士的安全意识，形成双赢局面。医院每年发现护理风险事件2000余例，且自主上报的风险事件逐年增加。运用科学方法进行风险改善项目年均200余项。其中22个护理质量改善项目入选“中国患者安全典型案例库”，2个项目被评为优秀案例，并在中国医院大会患者安全论坛上汇报；10个护理风险质量改善项目被第三届中国护理质量大会护理质量改善项目录用，1个护理风险质量改善项目获第三届全国精益医疗大赛一等奖。

想安全，还要会安全。“安全工作坊”就是一种培养安全能力的实践场所。通过安全评估、防护技巧的实操培训，提高医务人员识别及防范风险的技能。

跌倒，是护理安全管理中常见的风险事件。患者跌倒发生率是衡量基础护理质量标准的指标之一。为切身体验导致跌倒的高危因素，护理安全小组专门组织多场“预防跌倒安全工作坊”。工作坊设立三个区域：平衡功能评估区、起立行走评估区、“当你老了”体验区。通过体验培训，正确筛选出跌倒的高危患者，充分认识到疾病因素、药物因素、年龄因素、环境因素等对跌倒的影响，从而提高护士对预防跌倒的风险意识。

塑造“能安全”的心态，也是安全文化培育的重要一环。医院强调对生命要有敬畏之心，要克服“差不多”心态。吕玉波曾把胡适的文章《差不多先生传》印给大家阅读。

曾有一位冠心病伴陈旧性心肌梗死的病人已三天未解大便。护士询问时，保姆回答“今天已解了一次”，但病人此时流露出否认表情。该护士穷追不舍，经过详细询问，确认病人未解大便的事实，并建议医生给予通便措施。正是因为护士不接受“差不多”的数据，才避免了患者排便用力再次诱发心梗的风险。

医疗设备过多使用后都会出现磨损、松动、折旧的情况，这是正常现象。假如能定期给予医疗设备维护保养，及时发现设备状况，并给予处理，就能有效避免可能因为设备故障给医疗带来的风险。如备用心电监护仪的保养监测，护士发现测量血氧饱和度总在90%左右，是差不多就行了，还是选择寻找原因，寻求更专业人士排查？答案显而易见。日常检查要见微知著，处理隐患要及时彻底，事故分析要寻根究底，安全护理要以预防为主。只有养成这样的工作习惯，才能让“差不多”无机可乘，才能保障患者安全。

要塑造本质安全人，必须引导他们培养正确的心态。一是医生为病人做诊断治疗时，要有如临深渊、如履薄冰的感觉，心怀谨慎，心存畏惧，是保证医疗安全的良好心态；二是保持积极的进取心，新员工要尽快熟悉业务，老员工要克服疲倦感，避免麻木松懈情绪；三是要有“空杯心态”，不能自负，不能不自量；四是不能有侥幸的心理，“不怕一万，只怕万一”，要付出“一万”的努力，防止“万一”的发生；五是要养成良好习惯，这是医疗安全的重要保证，不良习惯是医疗安全的大敌；六是要从思想上到行为习惯上克服“差不多”，一丝不苟地严守标准和规范；七是要有制度至上意识，在制度面前少发挥一点主观能动性，不能搞变通；八是要有责任意识，病人把生命托付给医院，医院要用高度负责的精神回报这份信任。

止于至善，量变到质变

精益求精，使质量不断上台阶

广东省中医院追求“服务没有最好，只有更好”。这不仅仅适用于服务的改善，也同样适用于医疗安全和质量的管理，持续改善，特别是激励一线自觉查找问题不断改善，是解决医疗安全、质量问题的动力源。

医院引入了基于发现问题、解决问题的“PDCA（计划、执行、检查、处理）循环”、组织质量问题讨论改善圈的品管圈（QC活动小组），推动围绕患者价值而开展的流程再造以及精益求精的改善活动，这些活动都逐步融入医院管理的血脉中，成为吸引各层次和跨专科的群众性持续改善实践。

比如吞咽管理，临床患者出现误吸导致肺炎，常规的处置是需要留置胃管。这会增加病人的痛苦，影响病人的生活质量。护理团队就做了改善，首先是尽早通过规范评估，找到高危因素，建立风险防范机制，及早落实干预措施。医院的护理团队与吞咽言语诊疗中心联合建立吞咽护理管理团队，培养吞咽管理护理导师，打造一支技术过硬的吞咽障碍管理专家团队。2015年起，历时三年，顺利完成吞咽障碍的筛查评估、吞咽障碍分级护理干预、吞咽安全有效性应用、吞咽障碍的摄食训练、胃管间歇置管技术等各阶段的培训和考核。临床实践中，吞咽护理管理团队在全院逐步推动吞咽障碍规范化管理，为患者提供有针对性、个性化的康复计划，降低误吸风险，保障患者安全。

口服发药错误调查发现，护士发错药的相关因素以“被其他事务打扰”的概率最高，“加床标识不清”第二。通过“金点子”收集，一种印有“正在发药，请勿打扰”字样的黄色背心，穿在发药护士身上，这“看得见的安全进行时”营造出安全氛围，让医护患三方都有满满的参与感。

改善，常常需要跨学科、跨部门支持。如就输液室给药错误风险隐患，医院集结了医教、护理、药学、人事、信息、财务、科研、统计、设备、后勤等部门共同组建改善团队，用最精锐的力量、最先进的技术、最科学的方法、最短暂的时间开展风险分析，有针对性地从给药流程、人力配置、信息平台、警示标识、职业培训等方面挖掘风险的根本原因，对症改进。

改善需要学习科学的分析方法，方能从纷繁复杂的问题表象背后找到真因，找到解决问题的方法。如ICU医嘱种类多，要求多，内容杂，不仅有药品类，还有治疗类、材料类、检验检查类等，每一种类医嘱都有不同的开具要求。这个过程中，医生开具医嘱常出现医嘱名称、类别、用法等不规范的现象。不规范医嘱不仅增加了医生和护士核对、折返处理的时间，造成人力和物力的浪费，还严重威胁着医疗质量与患者安全。改善小组采用根本原因分析法的理论及方法，从数十个原因中不断排除，最终找出根本原因。

经过RCA（根本原因）分析法，医嘱合格率大幅提升，由改善前95.49%提升到99.49%。同时医护满意度也提高了，由改善前63.6%提升到93.3%。

2001年妇科、骨科等护理单元率先开展QC小组活动，对全院护士进行活动培训。2002年，护理部成立QC活动专业委员会，制定QC项目申报流程，规范活动实施细则，鼓励全院各科室根据各自临床护理中的疑难、热点问题，集思广益。QC活动小组如雨后春笋般涌现，各活动小组围绕如何提升护理质量的主题，按照质量管理的“八项原则”及QC小组的“四个阶段、八个步骤”，有条不紊地开展活动。护理部将QC活动常态化，每年举办QC成果发布会，展示评选优秀项目，推广质量改善亮点，将QC活动评比成果列入护理单元等级评比条件。

2006年，医院引入精益理念，在小范围内进行了培训和试点，对门诊挂号、门诊取药流程等单体精益流程进行改善，取得满意效果。2013年，医院从单体精益流程改善转向精益科室系统改善，对门诊折返、手术准点、输液安全三大项目进行改善，逐渐形成了精益医疗服务管理的雏形。2014年，精益改善形成良性循环，相继开展了药品调配流程、静脉输液备药流程、妇科B超就诊流程优化等28个项目，之后项目每年递增，员工积极性和参与度也不断提升。目前，全院开展的精益改善项目涵盖了患者安全、服务流程、运营效率、后勤保障等各类问题。

多年来，精益改善实践之路帮助医院优化了一系列服务流程，提升了员工分析问题、解决问题的能力，改善了患者的就医体验，保障了患者的医疗护理安全和质量。

专科建设助力，产生质的飞跃

保障了安全，还需要不断提升技术能力，使医疗质量和水平不断提高，这就要运用目前人类对疾病认识的全部成果诊治病人。

吕玉波在科主任工作会上说："无论中医、西医都是人们战胜疾病、维护健康的成果。如果在临床实践中，医生不能运用这些最新的成果诊治病人，让病人增加痛苦，甚至丧失生命，无异于'伤人害命'。"要提升质量，首先应与专科建设紧密结合起来，归根结底是要立足于高水平专科建设。

建设高水平专科，首先要聚焦于理念更新，推动树立与"高水平"相适应的观念。为此，医院一直致力推动"八个转变"。

第一个转变，医院发展模式从着力于"规模扩张"向更注重"内涵提升"转变。21世纪的第一个十年，医院在积累了多年口碑和品牌影响力的基础上，实现规模迅速扩张，发展为多个分院后，却多次拒绝很多希望与广东省中医院合作，甚至完全将自己医院交给省中医院管理的橄榄枝。医院清醒认识到，医院规模扩张与医院管理能力、专科发展、人才队伍建设密不可分。没有充分的人才梯队储备和专科建设的支撑，盲目扩张规模只会损害医院品牌。由此医院不能只管规模扩张，更要致力于内涵提升。医院将之定义为：取得一般医院不能达到的疗效，能看一般医院看不了的病，解决一般医院解决不了的问题，出一般医院不能出的成果，培养一般医院成就不了的人才。

这种观念转变带来了分配制度和人事制度的第二阶段改革，建立起按劳分配与按生产要素分配相结合的分配制度，生产要素包括了技术、学术、管理等要素，此外还要向关键岗位、关键人才倾斜。

第二个转变，推动临床从"应用常规"向"制定常规"转变。这一转变，意味着给全院学科专科提出了新的目标，即不能仅仅是医学前沿的跟踪者，而要成为新规范的制定者和引领者，从"跟跑"到"并跑"，甚至"领跑"。

“高水平的专科不仅要成为现有最先进的规范、最前沿技术、最新医学知识流动和传播的枢纽，而且更应在促进医学知识和临床技术的产生，在医学新理念和新模式的探索和实践，在更高疗效的中医诊疗方法探索上做出贡献，形成新的中医药治疗方案、新的医疗常规、新的医疗技术和新的医学知识的摇篮。”

吕玉波说：“过去医院非常强调在临床实践中，严格按照常规做，在这层面，仅仅是‘应用常规’，这是必需的。但也要看到，这是基础层次，达到了保证基本医疗质量和安全的目的。但要成为国家级重点学科，仅仅达到这目的，显然是不够的。”

广东省中医院在竞争国家中医临床研究基地方面的曲折经历，正说明了这点。这是新中国成立以来国家投入最大的中医药发展项目，遴选时有很多硬规定，其中一个核心条件，使广东省中医院感到“很难”。遴选条件明确要求，申报学科必须是国家重大病种的中医药诊治方案制定协作组的组长单位。可在国家首先确定的十大病种中，医院没有一个病种是协作组的组长单位。随后，考虑到慢性肾病在社会中影响较大，医疗成本高，影响患者生存质量程度较大，且中医药治疗具有现代医学不具备的优势，经过讨论，国家中医药管理局再把慢性肾病纳入遴选范围，刚好医院是慢性肾病的协作组组长单位，这才使得医院有了参选的可能，并最终让国家中医临床研究基地在广东省中医院落户。回顾这段历史，广东省中医院领导班子深切体会到：“医院不实现向规范制定者转变能行吗？医院要实现内涵化发展，不去努力从跟随者向领头羊转变能行吗？”

第三个转变，推动临床诊治重点从“一般疾病”向“疑难病症”转变。“要从常规收治普通病人到着重收治急危重复杂疑难病人转变，探索优化治疗方案，力争在临床，特别是运用中医药诊治急危重复杂疑难病症上有重大突破。”吕玉波说，“当年急诊不掌握呼吸道插管，不懂得呼吸机管理，一旦患者有病情需要，就不得不转院。后来引进了麻醉科谢福生主任，急诊一遇到这类病人，就要找谢主任会诊协助，可长久这样不是办法。所以医院要求每个医生都要掌握‘五衰’抢救，纳入个人考核晋升，这才改变了局面。到‘非典’来临，才有能力独立收治危重症‘非典’患者，才使中医药能够在治疗全过程中发挥作用。当时新华社记者听外界传闻说，纯中医药可以治疗‘非典’，询问我的看法，我说，应当中西医结合。对急危重病人，没有现代医学技术支持，中医药的疗效也很难发挥。国医大师任继学在医院会诊‘非典’患者时，我就和他说了这看法，他表示支持，并提出‘留人治病’，肯定了现代医学在危重患者急救措施中的作用。”

“充分发挥中医药在急危重疑难复杂疾病救治中的作用，是我们提高救治成功率的重要路径，形成特色优势的必由之路。这是医院下决心建立中医经典科的原因。就是把中医药在治疗这类疾病的所有智慧和方法，挖掘和整理出来，集中应用到临床中去，寻找出中医药在治疗这类疾病中的作用。多年实践，证明这条路是对的。对于这类疾病的救治，并非现代医学能够包揽一切问题，相反中医药有非常大的潜力。我们要有信心推动各个专科往这一方向转型。”

第四个转变，推动临床诊疗模式从“单一诊治”向“综合诊治”转变。要不断研究探索疾病综合治疗模式，坚持走中西医结合、针药联用、内外兼施的路径，充分发挥各种治法的特色优势，形成有机组合的综合治疗方案，力争为每个患者制定出个体化的最佳诊疗方案，打好“组合拳”。

第五个转变，推动多学科协作，从“单兵作战”向“团队攻关”转变。中西医、辅助科室、名医工作室、流派工作室、方法学团队、药学、护理等领域，相互配合，取长补短，提高诊断水平和治疗效果。科研上产生各专业组合的创新团队，临床上推动MDT（多学科诊疗模式）会诊制度，建立MDT门诊。几年前，在美国麻省总医院交流时，当地专家就问，中国是否接受这种诊疗模式，吕玉波自豪地介绍了医院经验，他们非常认同。该院分管肿瘤专科的副院长说：“我们提了关于肿瘤诊治的20个问题，你的回答非常令人满意，加强了我们双方合作的信心。”事实上，全国消化肿瘤的MDT规范，就是由消化外科的万进主任牵头制定的。执行保健任务时，很多领导肯定医院，说在别的地方都是单个医生诊治，这里是团队诊治，疗效特别显著。

第六个转变，推动临床科研“两张皮”向一体化转变，要使临床科研并举转变为临床科研融合，把临床工作当作研究工作来做，把科研工作当作临床工作的一部分。

“研究要问临床意义，立项要问临床价值，结果评价要问临床效果的依据。”这“三问”，一直是指导广东省中医院科研工作的方向标。

早在十多年前，信息化技术还远未达到今天的程度时，广东省中医院打造了全国医院第一个临床科研一体化信息系统，把每个临床数据都作为科研信息进行标定和语义化分析，从而使临床诊疗信息成为可供科研利用分析的“活数据”。很多科室、医务人员从中获益，当他们做科研时，这些数据为他们提供了有力支撑。

第七个转变，推动以疾病治疗为主向关注人的健康转变，实现预测、预防、干预、养生、保健、诊断、治疗、康复一体化，让医疗服务涵盖生命全周期、健康全过程。

广东省中医院从探索落实“治未病”理念开始，这一思路和临床布局不断明晰，在医院制定的“十三五”规划里，明确提上了任务栏。

“‘治未病’要专科化，不只是体质辨识，还要将‘治未病’的理念引入病前预防、慢病管理、病后康复和防复发中，逐步探索构建围绕人体生命全周期的诊疗及预防方案。”医院清晰表述这一工作愿景和思路，使“治未病”不再是专科发展之外的另立科室，而是每个专科发展目标之一。“难道中风患者不需要康复和预防？关节病、心脏病、乳腺癌、慢阻肺等专科，不需要康复和预防？只有把它与专科化结合在一起，才能使专科全面发展，而不只是管疾病的某一个阶段。”

要实现以上探索，认识转变起着重要作用。医院明确提出，第八个转变，就是要推动从“自我满足”向“再立新功”转变，不能满足于已有成绩，要有百尺竿头更进一步的雄心和壮志，要有干事争先的激情，以高度的历史责任感、宽广的胸怀和长远的战略眼光，带领专科持续发展，走向本领域的巅峰，为中医药事业的发展做出应有的贡献。

科学谋划，让学科展翅高飞

科学谋划，就要做好顶层设计，明确愿景目标、发展定位，明晰方法步骤、建设路径。医院强调坚持“五大原则”，不断完善规划方案，切实增强规划执行力，以科学规划指导建设，引领发展。这五个原则是：

一是坚持中医水平站在前沿，现代医学跟踪得上；

二是坚持临床、科研、教学并举；

三是坚持总体战略规划与专题项目规划、阶段性规划与长远规划相结合；

四是坚持专科建设规划与人才队伍建设规划同步进行；

五是坚持锁定一流标准，高起点谋划，高标准落实。

这些原则下，医院科学谋划的第一个着力点，是逐步建立学科交叉融合与深化细化两大趋势，集群化和精细化并举。

精细化是什么？重点是亚专科分化。设置亚专科或亚专科专业组，是专业技术向精深发展的必由之路，是形成特色优势的有效途径。这就有利于培养和储备一批高水平的医疗人才，形成专科品牌。

心脏中心学科带头人阮新民主任曾建议，心脏中心从顶层可以分为诊断中心、心脏内科、心脏外科、心脏康复、中医药治疗。在这层次下，又可再分，心脏外科可分为心脏血管外科、心脏换瓣、心脏移植，心脏内科又可分为冠心病、心衰、心律失常，内科从治疗手段来分，可分为专门做介入、射频消融、药物治疗、中医药治疗等。这样，就可向专、深、精方向发展，水平越来越高。

林定坤主任谈起骨科开展亚专科建设时说：“当时骨科分为脊柱、关节、创伤三个亚专科，让医生发挥专长，在某一擅长的疾病领域继续深耕。”

“这并不是一件容易的事。骨科有五个病区，每个病区主任都担心只收治一个病种的患者，会减少病人源。”骨科大科主任、学术带头人林定坤自己就是从骨一科成长起来的，为了推动亚专科的发展，他决定主动“吃亏”，让骨一科不再接收关节病的患者，专注于脊柱疾病，瞬间科室的病人就少了三分之一。但随着专科方向明晰，科室不仅不缺病人，年轻人的积极性也迅速调动起来，由骨一科成长起来的陈博来、李永津等年轻骨干，现在都成了行业领域的佼佼者。三个亚专科方向再进一步细分出颈椎病、脊柱微创、脊柱矫形、运动创伤、小儿骨科、四肢矫形、老年髋部骨折、足踝专科、肩肘专科、显微外科软组织修复等十余个专业方向团队。各科都表现出良好的发展势头，在腰椎间盘突出症、神经根型颈椎病、腰椎管狭窄症、股骨头坏死、骨关节疾病、创伤救治等各方面均达国内先进水平，建立了各病种的中医诊疗方案、疗效评价标准和护理规范，提高了中医临床诊治水平。

术业有专攻，细化各亚专科都朝着更加高、精、尖的方向发展，加快实现“人无我有，人有我精，人精我新”的学科建设格局。

全面建设专科里，往往某些方向有优势的、处于行业领先地位的，就将其深化成亚专科，逐步地集中资源，建设亚专科优势就成为专科发展的新动力。实施集群化，找准整合切入点是建设优势专科群的关键，建设或以重点优势专科为领头，或以疾病、以专项技术、以重大项目为纽带的研究型专科群。

科学谋划的第二个着力点，是选择好主攻病种。要选准病种，形成优势病种，成为区域患者寻求诊治的目的地。要从本专业的中医优势病种、重大疑难疾病、多发病中选择主攻病种。要形成优化的诊疗方案，为患者提供最佳的诊疗方案。

要达到优势病种建设的目标，关键是要突显中医药的临床疗效，并且能够融合现代医学的前沿技术。开始时，要求每一个优势病种的治疗方案，都需要有至少一个中医或西医行内公认治疗这种病的权威签名。比如脑病中心，把中风病作为优势病种，就要求制定诊治方案时，中医药要得到国医大师任继学签名认可，西医诊治方案必须得到凌锋教授的签名认可。但这种方法还不够科学，也不够严谨。后来，在国家中医药管理局的行业专项支持下，形成了一套在中医思维指导下，借鉴循证医学的原则和方法，产生了一套科学、严谨的方法，获得了“广东省科技进步一等奖”。

最佳的诊疗方案，应该是汇聚人类文明所有有用的成果。除了病种的古文献、全国名中医经验、民间特色治疗方法、本专科多年的实践体会，还要对现代研究前沿有充分把握，全面掌握现代医学诊断治疗方法，不断探索优化治疗方案，这样的治疗效果才能使本专科在本专业里处于领头羊位置，成为治疗规范的制定者，或者是主要制定者。这些主攻病种后来成了本专科的特色标志，代表着本专科的水平。

“医院遴选具备发展潜力的优势亚专科病种进行重点建设，首批启动了15个院内优势病种突破专项，努力将优势病种打造成医院品牌，使医院成为患者诊疗该病种的首选医院。”陈达灿院长说，全院各专科共形成162个病种的诊疗方案及“临床路径”185个，其中30个病种成为国家中医药管理局优势病种牵头单位。

科学谋划的第三个着力点，是人才培养。“专科建设要倾注更多精力在人才队伍建设上，要紧紧抓住‘培养、吸引、用好’人才三个环节，投入更多资源，培育出基础扎实、各有特长的人才，培养造就一批名家、名师、名医队伍，建成高水平的人才团队、梯队，为专科发展提供坚实的人才智力保证。”

广东省中医院有很多专科，都是靠引进人才发展起来的。比如，引进了林毅教授建立了乳腺科，引进了阮新民、陈秋雄教授建立了心血管中心，等等。当然，自身培养也非常重要，比如骨科、脑病科、肝胆外科等都是得益于多年的培养。如果没有人才梯队，学科很快就会出现断层。为保证专科建设的延续性，医院领导常常问专科带头人：“你这个带头人如果不在，下一个会是谁？”

科学谋划的第四个着力点，是用科技创新推动专科发展。高水平专科要贯彻“以医疗为基础，以科研为主导”的建设思路，使临床与科研交融。把科研工作寓于临床实践中，科研课题的提出来源于临床，科研水平的评价来自临床，科研成果的转化应用于临床。自觉把临床工作植根于科学研究之中，充分利用医院病例多、病种复杂的优势，将诊疗过程当作积累科研资料、形成科研思路、提出科学问题、获得科研成果的过程。

用科技创新驱动专科发展，走协同创新的道路，这是捷径。医院认

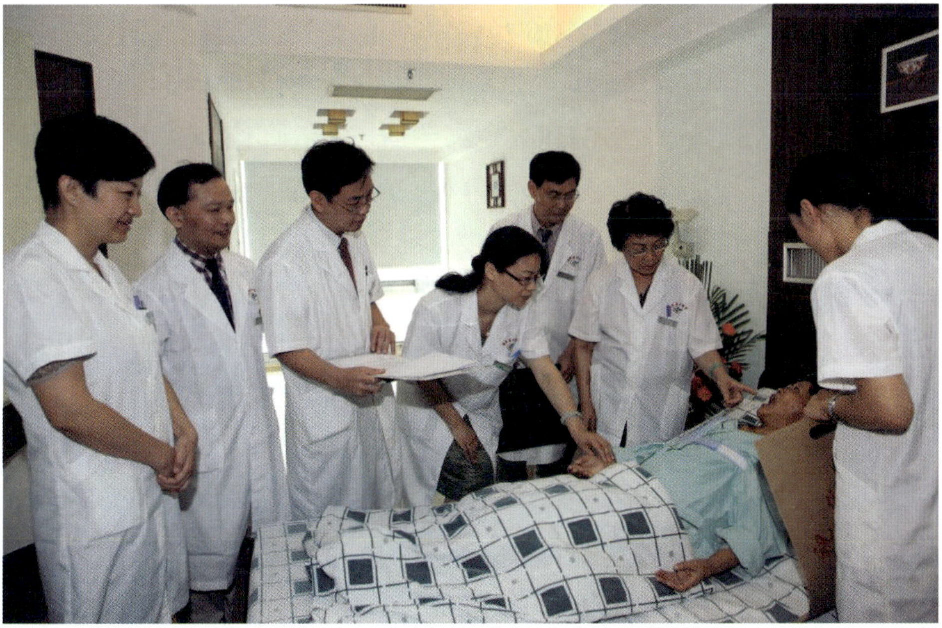

□ 国医大师林毅教授带领团队查房

为：“自我发展和借力发展是促进高水平专科建设发展的两种重要方式。以临床需求为牵引，以课题项目为纽带，构建科技创新联盟，探索医药结合、医工结合、临床与基础结合、传统医药与现代科技结合的科技创新模式，建立灵活高效的协作新机制，达到‘优势互补、合作共赢’。”

协同创新为医院专科带来快速发展。医院与北京协和医学院组织工程研究中心合作开展干细胞研究，成为全国首批干细胞临床研究机构中唯一一家中医医院；与华大基因共建联合实验室，组建生物信息团队，利用基因组学、肠道菌群等技术手段，开展中医药研究；与国家蛋白质科学中心共建中医药蛋白质组学研究中心，开展中医体质、证候和中医药作用机制研究；与上海生物工程中心合作，建成全国中医药第一个生物资源库。医院还与澳大利亚皇家墨尔本理工大学（Royal Melbourne Institute of Technology，RMIT）、瑞典卡罗林斯卡医学院（Karolinska Institute，KI）、瑞典乌普萨拉大学（Uppsala University，UU）等国内外知名机构合作开展研究，都取得了丰硕成就。

科学谋划的第五个着力点，是不断提升解决急危重疾病的救治能力。对于急危重疾病，医院建立“绿色通道”，如组织急诊科、心脏科、重症医学科、检验科、介入室等科室建立胸痛中心，为急性心肌梗死患者提供及时的院前急救、院内快速检测与治疗。对于肿瘤等重大疾病，医院以胃肠道肿瘤为试点，组织胃肠外科、消化科、肿瘤科、传统疗法科等专科组建多学科协作团队，整合优势资源，共同为患者提供最佳的综合诊疗服务。对于疑难疾病，医院建立疑难病门诊，组建疑难病专家库，采用预约制为疑难病患者提供全方位诊疗服务。

2019年12月3日，腹痛中心率先成立，这是全国中医医院首个多学科合作模式救治腹痛的医学诊疗中心。该中心致力于中西医并重救治急性腹痛症病，专业涵盖急诊科、胰腺中心、肝胆外科、胃肠外科、结直肠外科、肛肠外科、泌尿外科、血管外科、妇科、麻醉科、介入科、内科等有关专业，以中西互补与先进微创技术为特色，积极发挥中医特色与优势。

“名科工程”让广东省中医院逐步走到全国前列，实现一个个“零的突破”：

建设全国范围内第一个“中西医结合、内外科整合”医教研一体化的心脏中心；是全国最早开展冠脉介入手术、心脏起搏器植入术、体外循环下冠脉搭桥术、心脏瓣膜置换术、埋藏式心律转复除颤器（ICD）植入术、心脏再同步化治疗（CRT-D）术、左室双部位起搏心脏再同步化治疗（CRT-D）术的中医医院。

是全国中医系统最早开展心脏介入手术的医院；成立全国中医系统首个综合性的重症医学科；曾为104岁急性心肌梗死患者心脏植入支架，创医学世界纪录；制定并发布全国第一部《急性心肌梗死中西医结合诊疗专家共识》和《急性心肌梗死中西医结合诊疗指南》。

拥有当时全国中医医院系统唯一通过验收的“脑死亡评估中心”。

是全国第一家通过呼吸与危重症医学科规范化建设的中医医院。

是全国最早建成具有“院前急救、院内急诊、留观病区、急症病房、EICU（急诊重症监护室）全套急救体系”急诊科的中医医院。

创立全国首个胰腺微创中心；完成全球首例全内脏反位的腹腔镜胰十二指肠切除术、联合同种异体血管移植重建腹腔镜胰十二指肠切除术；首创“谭氏三步法动脉入路”腹腔镜胰十二指肠切除术，载入人民卫生出版社《腹腔镜胰腺外科手术学》；建设全国中医医院第一个胃肠肿瘤MDT示范推广单位；全国医院中最早开展胸腔单孔辅助腹腔镜下食管贲门连接处胃癌根治术；全国范围内最先提出动脉入路腹腔镜右半结肠癌根治术；全国医院中最先提出尾侧入路腹腔镜右半结肠癌根治术的入路及规范，并写入中国腹腔镜结肠癌手术专家共识（2016年）；全国中医系统最先开展全腹腔镜胃癌联合网膜囊切除手术；全国医院首创脾脏罪恶韧带临床理念，提出腹部损伤避免脾损伤的新策略及建议；全国医院首次使用刮吸解剖技术行“囊外左侧入路完全腹腔镜下根治性全胃切除术”。

是中医界第一个获得中华医学会泌尿外科结石领域最高奖——钻石奖的医院。

是中医系统最早开展内镜逆行胰胆管造影术和食管静脉曲张套扎术；中医系统最早开展超声内镜下治疗技术；第一个开展消化道早癌内镜下诊治；最早开展小肠镜诊治技术；第一个开展结直肠癌急性肠梗阻支架置入，是中医界开展该技术治疗数量最多的医院。

开创性提出“动—定序贯范氏八法”理论体系，指导内分泌代谢性疾病中医诊治；建立全国中医系统首个胰岛素泵中心。

全国中医系统第一家“国家骨科手术机器人应用中心”建设单位。

在全国中医医院儿科中第一家开展儿童特异性免疫治疗，并通过国际特异性免疫治疗中心认证。

是中医系统内规模最大的乳腺中心；制定全国第一部《早期乳腺癌中医内治专家共识》。

…………

就这样，一张覆盖全院的安全保障网，一场围绕安全与质量的变革，一场不断优化、不断提升、永远在路上的质量之旅，推动着广东省中医院不断发展进步。

承与启

没有传承，就失去了根和魂；不去创新，就没有了活力和未来。解决好传承与创新的问题，是一切事业特别是中医药事业持续发展的根本。

广东省中医院坚持守正创新，既把中医药的临床疗效发挥到淋漓尽致作为目标，围绕着临床关键问题，从多个维度挖掘整理祖国医学伟大宝库中的精华；又不断构建完善创新体系，用现代科技探究中医药的作用机制，向世界展示中医药的价值与优势。

历史贡献对中医药而言，只意味着光鲜的过往。但若停留在过去，埋藏在故纸堆，一切终将毫无意义。

20世纪90年代，中医药发展经历过一段青黄不接的低潮时期。国医大师邓铁涛忧心如焚，登高一呼：成败关键在人才，要在广东率先培养一批信中医、有本事的“铁杆中医”。

2001年，在广东省中医院发生的这一幕，被浓墨重彩载入中医药发展历史：邓铁涛、任继学、焦树德、路志正、干祖望、颜德馨、朱良春、陆广莘、张琪、唐由之、吉良晨、周仲瑛、石仰山、罗金官、张学文15位国宝级中医大家，打破门户之见，从全国各地赶来，接受广东省中医院30名中青年骨干的拜师，集体带徒，传薪岭南。

现场颇有“中医武林大会”的味道，来的都是顶尖高手，而且没有一个人要报酬，只为一份传承的责任。时任卫生部部长张文康、时任国家中医药管理局局长佘靖还与老中医们一起种下“名医树”，播下希望的火种。

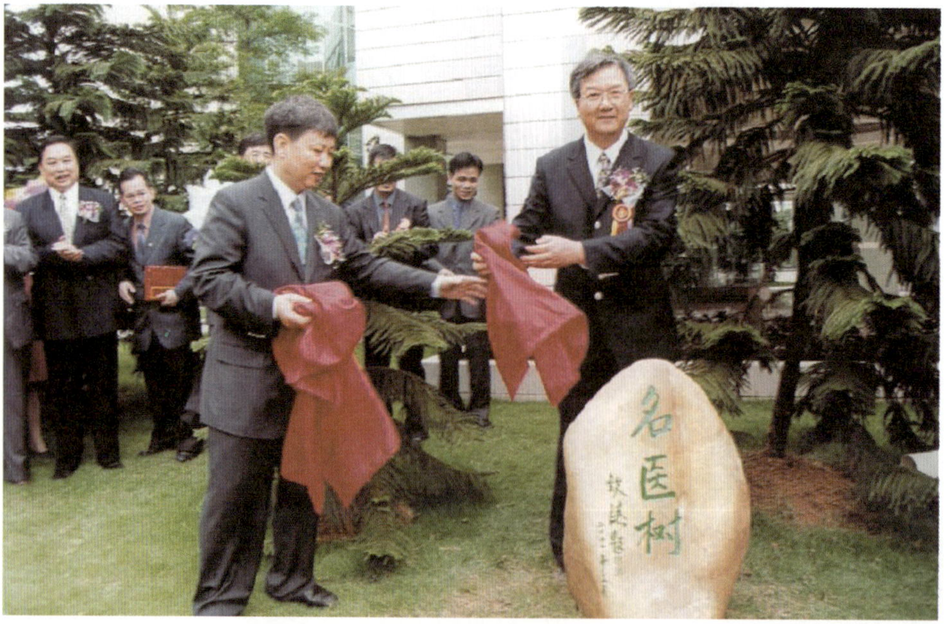

□ 2001年，时任卫生部部长张文康为广东省中医院“名医树”碑揭幕

多年过去，与名医树一起茁壮成长的，还有广东省中医院以及一批“铁杆中医”。他们以实际行动传承五千年中华文明的宝贵财富，并不断注入创新发展的新能量，让中医药在临床救治中大显身手，在科研领域大有可为，在世界舞台大放异彩。

就像时任卫生部部长陈敏章在广东省中医院建院60周年给医院的题词，“继承不泥古，创新不离宗”，广东省中医院的实践证明，传承就是中医药发展的深厚根基，创新则是中医药发展的不竭动力。

把中医药的临床疗效发挥得淋漓尽致

中医院的历史责任

30年来，随着西医压倒性优势的不断强化，“中医院西化”成为行业趋势。“中医博士不读《黄帝内经》”“西药来治病，中药当摆设”的现象并不罕见。坚持“姓中”传统，还是顺应“西化”潮流，一道严酷的生存选择题，摆在广东省中医院面前。

他们做出了自己的选择：中医院一定要姓“中”，中医特色不仅不是负担，反而是立院之本，是医院的核心竞争力。

习惯了经常抽空去临床看看的吕玉波，有一天晚上在收费处看到一位刚看完急诊的病人在与人争吵。当时他以为医院的工作人员服务不好，便上去了解情况，结果却与他想的不一样。原来这位病人由家属带过来看病，医生看到已经深夜12时了，觉得太晚了，就没有给病人开汤药，只是给他开了一些中成药和西药，这位病人意见很大，当着医生的面不敢说，就在收费处那里发牢骚：“我来你这里看中医的，但你们连汤药都没有开给我。”

这件事对吕玉波触动很大，他理解到患者选择中医院来就医，很多时候就是冲着中医药来的。几天后，他在全院的科主任会议上讲了这个故事，并由此提出："着力提高中医药的临床疗效，既是履行我们的历史责任，也是医院发展战略的必然选择。"

数千年来，中医药为中华民族的繁荣昌盛做出过不可磨灭的历史贡献。在现代科技高速发展的今天，传统的中医药之所以能够存续，没有被放入历史博物馆，就是因为它有着无可替代的临床疗效。而能够展示和发挥其疗效的平台，就是中医医院。因此办好中医医院，在临床实践中发挥好中医药特色与优势，构建好用中医药维护人类健康的坚强阵地，就是在为中医药事业发展做贡献。

竞争中的策略，常见的有三种。一种是低成本战略；第二种是集中战略；第三种是差异化战略，就是人无我有，人有我优。

作为一家中医医院，无论是人才队伍，还是资源结构，都以中医为主，这决定了医院必须集中精力去把中医药特色与优势发展好，走差异化战略的道路。同时，中医药是中华民族文化的重要组成部分，广大人民群众对中医药有着深厚的文化认同。患者是出于对中医药服务的信赖和需要才会选择中医医院。丧失了中医药特色和优势，或中医药的临床疗效不够好，也就失去了病人的认可和信赖。

以提高临床疗效为核心，挖掘传承中医药精华

如何才能提高中医药临床疗效？如何才能让中医药的特色和优势突显出来？

广东省中医院提出围绕病、证和临床的关键问题展开"六个挖掘"：挖掘和整理历代经典文献和古今的研究成果；挖掘和继承全国名老中医的学术思想和临证经验；挖掘和继承不同流派的学术思想和治则治法；挖掘和继承本院医疗实践的临床经验；挖掘和整理中医特色疗法和适宜技术；挖掘和整理安全、有效的民间单方、验方。

“六个挖掘”成为广东省中医院传承精髓的核心要素，为配合挖掘、传承、创新，医院建设了“六个平台”，包括中医药知识库（中医临床辅助决策系统）、名医挖掘传承平台、流派梳理传承平台、中医临床思维研究平台、传统疗法中心、临床研究平台。这“六个挖掘”和“六个平台”最后全部要落脚在提高中医药临床疗效上，否则便是空中楼阁。广东省中医院的梦想是“把中医药的临床疗效发挥得淋漓尽致”。

全国名医岭南传薪，培养“铁杆中医”

21世纪初，广东省中医院的发展已逐渐步入正轨。医院领导班子都为着一个问题苦恼：怎么提高中医药的临床疗效？他们心里很清楚：若中医疗效无法彰显，即使全世界公认中医在历史上做过贡献，它也只能被遗弃在故纸堆里。

吕玉波把自己的困惑向广州中医药大学终身教授邓铁涛倾诉。邓铁涛既是德高望重的中医泰斗，也是吕玉波多年来的“忘年之交”“高参”。邓铁涛一语点破：关键在人才，要培养一批信中医、有本事的“铁杆中医”。

如何培养“铁杆中医”？广东省中医院把目光投向了中医传统的培养模式——师带徒。几千年来的传统中医，素以师徒传承的方式传授诊疗理论和经验，无数中医大师都是长年跟着师父侍诊、抓药、采草药，耳濡目染，手脑并用，在实践中成长起来的。

现今中医药院校教育，培养了中医药人才的基本素质。但要成为一名优秀的中医药人才，还须在临床实践中不断学习、不断打磨。优秀中医药人才成长有着自身独特的规律，在拜访了众多全国名老中医后，“读经典、跟名师、做临床”这些众多名老中医自身成长的共性规律，使得医院在培养中医药人才的政策上，有了清晰的认知。

院校教育还必须和师承教育结合起来。名师是活的中医药知识库，其中还隐藏着大量难以言传的“隐性知识”，是多年来名师在临床实践里逐步领悟的宝贵财富。很多老中医的经验，往往难以言传，只能意会。“师带徒”是通过面对面、手把手教学，学生在跟师的过程中，逐步跟老师产生了默契，建立起了类似的思维模式，从而就能够比较好地去领会掌握老师的“言外之意”。假若没有名师点拨，这些关键节点就悟不到，宝贵的经验财富就会遗失，中医人才的成长周期也很有可能会延长。

广东省中医院很早就开始组织院内名医的“师带徒”，但这种方式仍然满足不了医院人才培养的需要：第一，尽管广东省中医院有几十年历史，但毕竟名师、老中医还是有限；第二，医院的这些名医主要是在岭南地域环境下成长起来，基本属于岭南医派，思路、治疗方法、原则往往类似，既具有特色和优势，也存在着一定的局限性。

思来想去，广东省中医院有了一个大胆的想法：要把全国的名中医请到广东省中医院带徒！一方面可壮大医院的名医老师队伍；另一方面，全国各地不同的学术流派有可能在广东省中医院落地生根、开花结果，不同流派的碰撞，形成百家争鸣、百花齐放的学术局面，对促进学术发扬，全面继承中医药特色优势，提高人才培养的效果，提高中医药的临床疗效都非常有意义。

当时，中医发展正处于低潮，行内不少人不重视“师带徒”，传承青黄不接，很多中医医院中医特色与优势不突出，西化明显。老中医对中医的传承很担忧，许多名老中医心急如焚，大声疾呼：“我们不能成为中医药的一代‘完人’！”正在此时，广东省中医院四处寻访，邀请他们出山带徒，就令他们兴奋不已、感动不已。

医院的这些想法得到了全国名老中医邓铁涛的支持。邓铁涛和其他几位全国名老中医曾经专门上书中央，提出要开展“师带徒”的中医传承工作，得到了人事部、卫生部门的同意，由此在全国开展了老中医药专家学术经验继承工作。这次又在邓铁涛的倡议下，与全国名老中医任继学、路志正、朱良春一起向全国名老中医们发出了号召。

邓铁涛运用毛泽东同志的战略思想“伤其十指，不如断其一指”，请全国名老中医到广东省中医院集中带徒，打造出一个样板中医医院。

到广东传递岐黄薪火，得到了热烈回应。2000年，邓铁涛、任继学、焦树德、路志正、干祖望、颜德馨、朱良春、陆广莘、张琪、唐由之、吉良晨、周仲瑛、石仰山、罗金官、张学文15位八九十岁的国宝级中医大家打破门户之见，确定了集体带徒的事宜，并于次年不顾年迈千里来粤，在医院举行拜师大礼。90多岁的江苏名老中医干祖望当场留下“但使中医有传人，岭南裹尸亦不悔”的感人誓言。

大师们肯花时间不远千里不辞辛劳前来带徒，广东省中医院的领导班子一方面心存感激，另一方面发愁：怎么给他们待遇？

按惯常，老中医看病收的是诊金，那现在带徒呢？医院想来想去，设计了许多方案，也没想好给多少“诊金”合适：给少了，对不起老中医，自己心里面不舒服；给多了，又怕老中医们不收。

自己纠结也不是个办法，他们干脆就找老中医们商量。没想到，老中医们听了哈哈大笑，摆摆手：“不需要！有人愿意跟我学，就是对我最大的肯定。有人传承中医，就是实现了我最高的心愿。”

没有一个人索要报酬。多年后提起，吕玉波仍十分动情：“现在想起来都很感动。之前思来想去考虑了那么多，结果人家一分钱也不要，根本不用你去想。”

事实上，对于这些名老中医来说，广东省中医院组织带徒也让他们感到激动。

颜德馨生前回忆，中医学校教育重“西”轻“中”，中医毕业生不会“望、闻、问、切”，不懂“八纲、八法”，不懂辨证施治，有的甚至连“四君子汤”这样最基本的方子也写不出。中医西化现象严重，全国上下许多中医医院虽称中医，但治疗病人用的还是以西医为主的治疗方法，也不重视中医的传承。现在老中医被许多人当成宝，但当时他们不受重视，一些人年事已高，正着急如何把自己毕生所学传授给后人。对他们而言，钱是身外之物，来到广东省中医院，更多是中医传承的责任。

老中医一出手，点燃信中医之火

为了传承中医，老中医们重燃热血，不计报酬来到广东省中医院，可有些中青年业务骨干却对跟师没有多大的积极性。“不就那么回事嘛。我们在学校早就学过，可临床上用起来不灵验。”很多人都抱着这种想法，所以，报名跟师热情不高，甚至连一位老师带一个徒弟都凑不齐人数。

为了充分利用好这一宝贵的资源，广东省中医院不得不采用行政手段要求50岁以下、中医背景的科主任必须跟师，不跟师的人当不了科主任，不跟师就得辞职。选择抓科主任，是考虑到科主任中医水平提高了，那整个科室队伍的中医水平就能提高。

一时的积极性不高，很快就被著名老中医的魅力化解了。内科有一个病人头痛了24年，到全国很多医院西医和中医都看过，问题还是解决不了，在广东省中医院也住了两个多月，一直找不到更好的办法。病人疼痛一发作就只能依靠镇痛药哌替啶来解决，而且止痛效果越来越不好。

名师带徒，会通过查房形式请老中医来诊治难治之病。上海的老中医颜德馨被请去会诊这个疑难病人。颜老用自创的“衡法”给他诊断、治疗、开药，令人惊奇的是，服药仅三天，折磨了病人24年的头痛就缓解了。

消息不胫而走，如平地惊雷，在中青年业务骨干队伍里产生了强烈的反响。老中医的医术让这批人深深折服。每个人都感叹：这，就是高手！大家得出一个结论：“不是中医不行，是我们自己不行啊。”

就这样，广东省中医院的中青年医师们从刚开始的被用行政手段逼着跟师，逐渐转变为主动跟师、争着跟师。发展到后来，一位名医到医院带徒，就可能有五六十人抢着报名。

“他们还需要公平竞争，像高考一样，网上报名、考试，谁考第一，谁就有机会让老中医面试，就有可能去跟师。”师父们见到徒弟们那么主动地学中医，热情高涨，带徒也更有积极性。

其实，这些老中医都是一等一的高手，如任继学擅长治疗中风，焦树德擅长治疗痹症，朱良春擅长用虫药治包括肿瘤在内的多种难治病，张琪擅长治肾病，颜德馨对杂病很有一手……年轻的学生们在大师们的点拨下都快速成长。

为了促进人才培养，每位老师都竭尽全力。他们为弟子开出书目，要求弟子写阅读心得和实践医案，然后逐字逐句批改。现在这些宝贵的文献，都保存在广东省中医院名医工作室。这不仅是一段历史记忆，更是给后学点亮明灯，光照前行的方向。

“读经典”是高水平中医药人才成长的另一个关键要素。广东省中医院提出了“温书工程”。问题是温什么书，怎么温书？吕玉波亲自登门向邓铁涛求教。邓铁涛听了这个设想后，非常高兴，称赞广东省中医院抓到了点子上。他很快列出了一串长长的读书清单，并建议一年读一本，把每一本书读深读透，坚持五到十年，必见成效。吕玉波高高兴兴地领着邓铁涛的建议，拿着这份读书清单马上启动了“温书工程”。医院首先把学校的学经典从选修课变成必修课，并作为职称晋升时的必考科目，还每年指定一本中医经典，邀请全国公认解读得好的老师前来上课。过去不少学术讲座冷冷清清，甚至需要用行政手段去推动，才有人参加听课；而读经典的课程，却是场场爆满，要适当控制听课人数。重要的是，几年下来，临床医生感到受益匪浅，中医的功底不断积累加厚。很多科室也建立了“温书制度”，每天留一些时间集中科室人员学习经典条文，分享学习心得。

名师带徒的制度在广东省中医院就这样沿袭下来。二十多年来，一

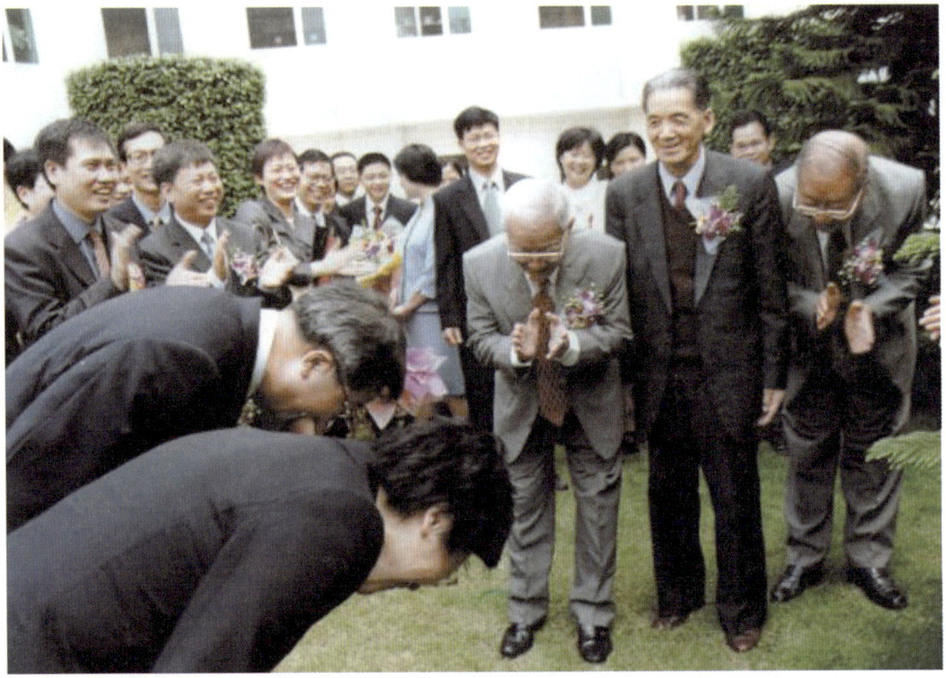

□ 时任卫生部部长张文康、时任国家中医药管理局局长佘靖向到广东省中医院带徒的名老中医鞠躬

批又一批的广东省中医院人得到全国各地名中医的手把手亲授教导。医院考虑到很多老中医年事已高，就选派青年医生脱产上门跟师。

“集体带，带集体”，打破门户之别

在历史上，中医特别讲究门派。不同的门派有不同的学术观点，有不同的临床经验。这些对推动中医发展起到了很大作用。然而并生的门派之见也让中医的发展与传承趋向保守，形成了一个人学了这一流派就不能再学另一流派的“规矩”。

如此多中医大师、中医流派汇聚到广东省中医院，能融洽相处吗？

幸运的是，这些老中医心里一早就有了答案。他们主动对弟子提出：你不仅要跟我，还要跟其他老师。

15位老中医坐在一起，商量出了“集体带，带集体”的全新的师承

理念。这意味着，每位名师不光带两个徒弟，还必须打破门户之见，把这批徒弟看成一个整体；对于学生，则要求他们博采众长。如邓铁涛所说，“学我者必超我”。同时，这些学生、徒弟还要带七年制的研究生，带他们的“下一代”。通过这样一代带一代的方式，把整个中医“带起来”。

广东省中医院至今仍感念这批老中医的大医风范。有一年，吕玉波到南通看望朱良春，朱良春请他吃饭。其间，朱良春谈到一个病例：一个江苏病人患肝癌腹水，用了很多办法也解决不了。后来，他亲自打电话给广东省中医院的两个徒弟请教治疗肝癌腹水有什么好办法。

“还有师父请教徒弟的？”吕玉波听了颇觉意外，更被这些大师的高风亮节折服。

在徒弟的协助下，朱良春治愈了病人，皆大欢喜。他更加叮嘱弟子，不仅要学他，也要学其他优秀的中医大师，博采众长。

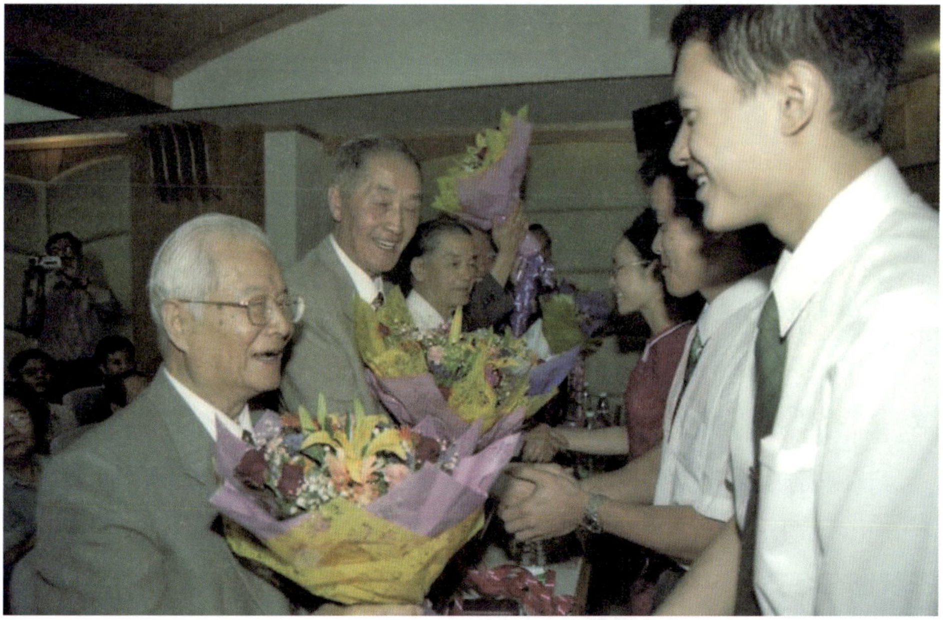

□ “一代带二代”——让中西医结合七年制学生拜师名老中医的弟子，形成一代带二代的师徒关系

古人曰：圣人无常师。三人行，则必有我师。当时，那么多中医名家汇聚广东省中医院，大家惺惺相惜，众人皆可为师。

广邀全国名老中医岭南传薪还不够。广东省中医院领导班子认为，中医药临床疗效要发挥到极致就一定要汇聚中医所有的精华。必须整合全国名老中医的经验！毕竟，能到广东带徒的老中医还是有限。

广东省中医院很快联想到，国家中医药管理局曾公布700多名全国老中医药专家学术经验继承工作指导老师。这700多名指导老师都有真才实学。这，可是一个中医大宝库啊！广东省中医院领导班子立即决定，要向这全国700多名指导老师学习，吸收他们的经验，将其融汇到治疗方案里，帮助提高中医临床疗效。

汇集700多名老中医的经验，看似艰巨，但若把700多人分到具体每个专科，就不一定了。于是，医院启动了另一项人才工程——给各专科布置一项硬任务，跟所有这些专家建立持续的学术联系；确有特长的，就动身拜师。

随后，广东省中医院进一步出台了脱产跟师制度，选拔中医功底良好的中青年苗子，由医院出资，奔赴全国各地，在国医大师身边全脱产学习。

广东省中医院的青年医生高燕翔介绍了她脱产跟师的故事。高燕翔硕士毕业后一直在肾内科工作，十年间，她见到不少患者即使好转出院，但过段时间，又因为同样的问题收治入院。中医出身的她深信只有从整体观出发去调理患者身体，才能有效阻止疾病恶化，继而防止复发。但这时她开出来的方子并不能达到预期的效果，为此她买了大量的书，一有空就钻研，连坐月子期间也不忘苦读经典。

书读得越多，高燕翔发现，开方时反而越迷茫，不知该用哪个方子好。正巧，医院开始了第二批脱产跟师培训，首届国医大师、肾病专家张琪也在老师名单之中。

张琪，出身中医世家，不到40岁就成为“黑龙江省四大名医”之一，是著名的中医理论家、临床家、教育家，肾病治疗大家。他与广东有着深厚的情缘——2001年，他响应邓铁涛的号召，与其他14位国医大师一起不远千里来到广东省中医院带徒，帮助肾内科提升为国家中医临床研究基地。

肾内科大科主任刘旭生早已留意到高燕翔的努力，便建议她报名跟师张琪。当时，高燕翔的女儿才刚上幼儿园，在家人的支持下，她咬牙决定把女儿带到黑龙江上幼儿园。经过一番刻苦复习，高燕翔顺利通过考核，踏上了两年的跟师之路。

张琪在与吕玉波的每次接触中，都向他历数黑龙江各个专家的特长与绝活，让年轻弟子向他们学，这种大医胸怀令人钦佩。张琪90岁生日，吕玉波飞到长春与任继学会合，一起从长春驱车前往哈尔滨为张琪祝寿。任继学怕冷着吕玉波，出发前特地带着他到商店买了一对方便在雪地行走的棉鞋让他穿上。到了哈尔滨见到张琪后，当问起他是否愿意在哈尔滨带徒培养年轻医生时，张琪不顾年事已高，欣然应允。

2012年，高燕翔来到哈尔滨跟随张琪学习。吕玉波搭乘最早的班机赶往哈尔滨，举办拜师仪式。仪式上，张琪特别指出中医的生命就在于临床疗效。他在《张琪临证经验荟要》自序中这样写道："书中所录，皆源于实践，确有疗效者，方敢书于笔端，医乃活人之道，予不自欺亦不欺人也。"

一开始，高燕翔发现来找张琪的病人所患疾病五花八门，并不全是肾病患者。这让她十分苦恼，她着急想多看看肾病的病例。张琪似乎看出了高燕翔的心思，对她说："中医讲究辨证论治，思维练出来了，你什么病都能治。"原来，张琪以诊治肾病闻名，但实际上他对内科杂病也造诣颇深，专攻疑难重症是其临证一大强项。他常在古方基础上加减化裁，创制出许多行之有效的新方剂，被他治愈和挽救的重症患者不计其数。

一位半月板严重损伤的病人前来就诊，西医建议手术。高燕翔看完病人的病史资料，也觉得没有什么好办法。但张琪用复元活血汤治疗一个月后，病人就恢复了正常工作，经影像检查，损伤大幅减弱。张琪独到的中医思维方式带给她极大的震撼。“以中医基础理论为根据，对疾病进行判断并采取相应措施，这是张老治好很多疑难杂症的关键。”

侍诊、跟师的同时，高燕翔也面临一个困惑：“先生的思路从何而来？面对同样的临床问题，先生能想到的方法为什么我想不到？”张琪看出弟子的困惑，给了高燕翔一份书单，要其按序来读。多年后，高燕翔回忆跟师经历时感慨道：“先生是让我先充实知识库，如果知识储备不充足，谈什么中医临床思维应用呢？”

思路慢慢跟得上先生后，周末，张琪就逐渐跟高燕翔讲中医历史、学习方法与思路以及临证思维是如何形成的。2014年7月，跟师期满出师答辩，张琪就指导高燕翔从中医思维的角度立题，去总结他的学术，给予她学术视野的立足点，让她学会从根本上去辨识学术的层次与价值，面对纷纭的各家学说，心中自有定见。

回归医院后，高燕翔治疗的患者，临床疗效非常显著。2016年，广东省中医院专门成立中医临床思维研究室，高燕翔被任命为研究室主任。

设立中医临床思维研究室

为什么医院要成立这样一个科室？高燕翔还清晰记得吕玉波在科室成立之初的讲话。他说，中医临床思维研究室成立在医院，而不是成立在学校，这就要搞清楚自己的职责，这不是为了去做理论而理论，而是要着重临床，扎扎实实立足临床需要，用中医思维解决临床问题，提高临床疗效。

大家一讨论，都提道：“张琪把出师答辩定为中医思维，正是这个原因启发了我们要成立这样的研究室。当时我们在寻寻觅觅想尽办法提高中医药的临床疗效，张琪老的思路指点让我们抓到了关键。”

发展至今，中医药学形成了完整的理论体系、丰富有效的治疗方法、独特的思维方式三大支柱。中医思维的方式方法，不仅是中医药学的重要组成部分，更是中医理论体系和治疗手段的基础，对后两者起到导向作用，可以说是中医药学的灵魂。离开了中医思维的发展与指导，中医药的理论体系就难以突破与发展，中医药的治疗效果也难以有质的飞跃。

研究室成立后，面临的第一个问题是：到底什么是中医思维？为了解答好这个问题，高燕翔带领团队做了两件事：第一件事，对中医思维进行全面调研，以求探寻中医思维的历史源流、形成过程、要素、基本类型等重要学术问题。寻觅了国内的所有相关文献，得出中医思维研究得从三个类别，即基础研究、应用研究、创新研究入手，学习相关内容。明确科室的研究定位及对象：中医临床思维，科室的所有工作就要扎扎实实立足临床需要，思考用中医思维解决、提高临床疗效的问题。第二件事，在医院的大力支持下，邀请了国内研究中国古代哲学、中医方法论、中医临证思维等相关领域的名家学者，开展中医临床思维系列讲座。各位专家或基于临床实践，或基于文献思考，畅谈中医思维。专题内容翔实，精彩纷呈，给人无限启发。讲座至今开展20余次，深受广大医务工作者与中医爱好者的欢迎好评，增加线上平台直播后，每次皆有数万人次观看学习。

第二个问题是，如何把中医临床思维真正落实在临床一线医师的工作中？高燕翔发现，每次参加院长查房，只要看看科室的病历、医嘱，病人的用药过程、病历记录就能看出主管医师的中医功底，以及是否真正具备用中医药解决临床问题的能力和信心，对于中药和特色疗法的使用，究竟是为了完成任务，还是说真的懂得用来解决问题。

探索中医思维规律，是为临床诊疗提供支撑和成长的空间。由于中医原创思想脱胎于古代诸子百家智慧，医院还特别邀请了中山大学等综合性大学对于传统思想有甚深造诣的学者到医院讲课，并随之发展到邀请既有中医学识又有古代思想修养的通才来授课。

随着中医思维研究的深入，院内用临床实践研究这个问题的兴趣越来越浓厚，关注度越来越高。例如，内分泌专科的学科带头人范冠杰教授融合中国古代哲学和西方哲学思想，逐步形成了“源于临床—用于临床—高于临床”中医顶层辨证思维指导临床实践的系统理论，构建了“哲学中医”的临床思维体系，提出了“脉证—象思维—证素—核心病机—治法—药串一体化”，总结了治疗糖尿病的“动—定序贯范氏八法”，为提升中医临床疗效提供了新的策略和方法，在糖尿病、痛风、代谢综合征等慢性病临床实践中取得了显著疗效。广州中医药大学还专门成立哲学中医研究中心，建立哲学与中医互参共进的平台。

从个体继承到流派继承

中医学术流派是中医学在长期历史发展过程中形成的具有独特学术思想或学术主张及独到的临床诊疗技艺，有清晰的学术传承脉络和一定历史影响与公认度的学术派别。学术流派是中医药学术实践积累和相互争鸣促进的重要载体。我国幅员辽阔，由于地理环境差异和历史时期不同，各地区的情况千差万别，医学发展也呈现出明显的地域特色。地域性医学流派如孟河医学、新安医学、海派中医、岭南医学的出现，促进了中医学术的进步、繁荣和发展。不同地域医学流派的崛起、争鸣与交融，构成当代中医学术研究可持续发展不可缺少的重要一环。

随着“师带徒”的培养模式在广东省中医院逐渐成熟，医院领导班子意识到中医学术流派的建设和发展，对于提升中医整体学术与临床水平，推动中医传承发展，发挥中医特色与优势，提高中医药临床疗效，具有积极的现实意义。于是，医院开始从名老中医个体继承逐渐扩展到不同学术流派的全面继承。在精心筹备下，根据人体的体质特点以及疾病谱，医院聚焦建立了三个研究型学术流派，遴选学术带头人，建立团队，分别是扶阳学术流派、补土学术流派和岭南学术流派。

以杨志敏为学术带头人的扶阳流派，源于对《伤寒论》的经典研究，在临床用药、思路方式方法上独具特色。医院通过建立工作室，派人跟师李可老中医，建立中医经典科（中医临床研究病房），运用中医经典理论，解决临床问题。

以卢传坚为学术带头人的补土流派，源自对金元四大家之一的李东垣所倡导的学术思想传承，以中医脾胃学说为核心建立涵盖临床多学科的学术体系。医院通过建立工作室，对包括国医大师邓铁涛在内的50多名擅长补土名家的学术思想进行系统挖掘，使补土学术体系不断得到传承弘扬，在中医学术中独树一帜。

立足岭南，医院着力挖掘、整理、传承发展岭南学术流派。岭南医学重视南方炎热多湿，地处卑下，植物繁茂，瘴疠虫蛇侵袭等环境因素，着眼于南方多发、特有疾病的防治，勇于吸取民间经验和医学新知，充分利用本地药材资源，逐渐形成以岭南地区常见多发病为主要研究对象的岭南医学。它既有传统医药学的共性，又有地方医疗保健药物方式的特性，为保障岭南地区人民群众健康做出了重要的贡献。

改革开放后，国医大师邓铁涛就从学术层面开始研究岭南医学。1982年，他点注的岭南名医何梦瑶《医碥》出版，其后又点校出版清代程康圃、民国杨鹤龄《岭南儿科双璧》，这些是研究岭南医学不可缺少的珍贵读本。在他的指导下，一批学者对岭南医学展开了深入研究。

受邓铁涛影响，广东省中医院非常重视岭南医学的研究，吕玉波曾在全国中医医院院长论坛的发言中提道："中医医院在发挥中医药特色优势的过程中，若能融入地方中医药流派特色，将地方流派的学术特色和临床特色融合到医院中医药特色中去发挥、弘扬，则可获得区别于一般中医医院的临床疗效和品牌竞争力。"说起吕玉波对岭南医学的贡献，邓铁涛的亲传弟子刘小斌曾这样评价："邓老是这个学术领域研究的开拓者，吕院长是积极倡导者。"

2007年，广东省中医院着手开展中医学术流派研究，在国内知名医史文献研究专家的指导下，系统整理、挖掘岭南医学精髓，收集整理了新中国成立以来获得全国和广东省名中医称号的岭南名医生平事迹、主要学术思想和学术贡献，绘制了《岭南名医图》，系统梳理了以“十大名医”（罗元恺、梁乃津、黄耀燊、何竹林、岑鹤龄、林夏泉、文子源、甄梦初、张阶平、司徒铃）为主的岭南名医传承脉络及弟子信息；绘制了《岭南医学脉络图》，初步理清了岭南医学流派的学术渊源和传承概况，概括岭南医学从古至今的发展进程、代表医家、代表著作、主要医学贡献等，并在《中国中医药报》发表系统介绍岭南医学的连载文章40余篇。上述工作为组建院内岭南中医学术流派研究室奠定了基础。

医院还请了岭南医派带头人之一、广州中医药大学原校长徐志伟牵头，研究梳理了数十个有三代传承的岭南中医流派。说起岭南医学，徐志伟总是滔滔不绝：“受古代养生思想的影响，‘治未病’理念很早就传播到广东。由于气候、地域和人群‘多湿热’的特点，各科临证治法常合以清热、祛湿、利湿、化湿和渗湿等法。在全球气候变暖，疾病谱变化的今天，岭南医家独特的认识和丰富的医疗经验，有助于新环境、新时期下疾病的治疗。我们有这个责任去研究它、继承它、发展它！”

在广东省委、省政府关于建设中医药强省的政策支持下，邓铁涛作为总顾问、徐志伟和彭炜（时任广东省中医药局局长）作为总主编、刘小斌和吕玉波等人作为主编，带领团队共同编写了《岭南中医药文库》，陆续出版了共72册图书。邓铁涛亲自为其写序：“相信《文库》能以海纳百川的气魄，汇集新知，刊布精义，成为21世纪岭南中医药腾飞的基石！”广东省中医院主要参与编著了《岭南医学史》和《岭南中医药名家》。

为了更好地深入研究，医院多次前往北京争取获得国家中医药管理局的支持。终于在2012年，“岭南中医学术流派传承”获批为国家中医药管理局重点研究室建设项目，项目负责人为徐志伟和吕玉波。一开始没有配套的资金支持，加上验收考核的其中一个指标是需要承担两个或以上省部级的项目，让徐志伟和刘小斌颇为焦虑。医院对他们说：“放心，你们只管建设和研究，我们去筹备资金。”经过医院四处奔走努力，广东省中医药局、广东省财政厅等单位都给予了强大财政支持。医院也与广东省科技厅、广东省中医药科学院联合开展专项研究，制定指南，给出政策指向，引导大家申报岭南中医学术流派传承的相关项目。至今，省部级以上的项目已立项超过五个，形成多个更细的分支流派进行学术的研究和传承。

同年，国家中医药管理局正式启动了首批全国学术流派传承工作室遴选工作，确定了64个中医学术流派传承工作室，其中广东省中医院的“岭南皮肤病流派传承工作室”获得立项。

岭南皮肤病学术流派奠基于秦汉明清时期，萌芽于近现代时期，鼎盛于以禤国维为首的学术团队时期，上承岭南名医黄耀燊，下传陈达灿、卢传坚、范瑞强、李红毅等。流派的核心学术思想为“平调阴阳，治病之宗”“解毒祛邪，以和为贵”。禤国维在临床实践中很注重中医基础理论的应用和中医传统治疗方法的使用，但尊古而不泥于古，他认为对一些疾病病因病机的认识，不能长期停留在前人的认识上，而应在前人认识的基础上结合当代的因素有所发挥和发展。他自创的皮肤解毒汤、清热解毒狼疮方、截根疗法、划痕疗法等多种验方及特色技术，在临床上均起到了良好的疗效。

岭南邓氏内科流派是岭南医学代表性流派之一，起源于岭南名医邓梦觉（邓铁涛之父），发展于国医大师邓铁涛，至今已传承四代。岭南邓氏内科流派注重岭南地域疾病特点，擅长诊治心血管、神经肌肉、消化、呼吸等内科系统疾病。广东省中医院在院内以心血管大科为依托，成立了岭南邓氏内科流派传承工作室。通过“师带徒”培养了吴焕林、邹旭、张敏州等临床专家，在以往心病医家总结出的活血化瘀治则基础上，多了岭南地区心病多气虚痰瘀的认识，提出了痰瘀同治、益气除痰的治法，形成了温胆汤加减的经验方，疗效显著，影响辐射全国。

岭南甄氏杂病流派是岭南医学代表性流派之一，至今已传承五代，绵延近百年，以擅长治疗岭南温热时病及各种疑难杂症而闻名于世。广东省中医院副院长张忠德则是岭南甄氏杂病流派的第四代传人，善治呼吸杂病，待人和善幽默，被病人亲切地称为“德叔”。他大学毕业后到广东省中医院工作，跟随杂病高手甄梦初先生，后来成了他的孙女婿。甄梦初逝世后留下了一批亲笔遗作，张忠德反复学习研究，将甄梦初“通瘀”理论广泛应用于临床，善用岭南本草，用药配伍严谨，药味少，剂量轻，用药不求名贵，常以寻常之药救治疑难沉疴。这也在抗击“非典”和“新冠”中发挥了重要作用。

流派的梳理与总结工作使得很多参与其中的医生诊疗技术有了显著的提升，医院学术流派工作的稳步推进也引起了国家的重视。2010年，由广东省中医院承办的首届国家中医药发展论坛（珠江论坛）以“中医学术流派的传承与发展”为主题，中国中医科学院陈可冀教授、天津中医药大学张伯礼教授、中国中医科学院曹洪欣教授、广州中医药大学徐志伟教授与来自高等院校、科研院所、医疗机构以及中医药管理部门的47名学术流派研究专家、学术流派传人、国医大师及交叉学科的专家学者对学术流派的传承和发展进行了热烈的探讨。

借助国家中医药管理局对学术流派的重视和推动，也凭借在岭南中医学术流派传承重点研究室建设过程中的经验和探索，2013年11月，在前期工作的基础上，医院正式启动院内学术流派遴选工作，并给予配备专职人员、经费支持等激励措施。经遴选，共成立了17个院内中医学术流派传承工作室，这些流派工作室中，既有罗元恺、梁乃津、黄耀燊、何竹林、岑鹤龄、林夏泉、文子源、甄梦初、张阶平、司徒铃岭南十大名医的脉络，也有诸如邓梦觉、杜明昭、夏祥麟、林应强等名中医，结合已经引入了江浙一带的“补土派”、川蜀之地的“扶阳派”，以及“五运六气流派”等，力争开创中医学术百家争鸣、百花齐放的良好氛围。

2014年3月，广东省中医院率先开设“流派门诊”。目前共开设流派门诊35个，年诊治患者超过50万人次。

中医的很多流派面临着逐渐萎缩的危机，申请非物质文化遗产项目无疑为流派的保护和发展开启了一个新思路。而岭南医学之所以能成为地域色彩浓郁的中医流派之一，离不开针灸学的贡献。

由于古代针具做工较为粗糙，针法不易掌握，而艾草随处可得，对穴位的精准程度要求不高，易于普及，故重灸轻针为古代岭南针灸学的特点。然而随着时间的推移，针法逐渐取代灸法。如今，灸法使用率严重降低。

天灸疗法，又称药物灸、发泡灸，是在特定的时间，将辛热刺激性药物敷贴于穴位或患处，通过局部皮肤自然充血、潮红或起泡来治疗疾病的一种中医外治法。

葛洪和鲍姑夫妇是岭南天灸的第一代奠基者，由于年代久远，文献记载较少，传统天灸疗法中的一些珍贵资料已经失传。直到20世纪上半叶，岭南著名针灸大家司徒铃继承了周仲房的学术思想，在不断总结前人经验的基础上，对天灸进行了深入的探索和继承，并将其宝贵的经验传授给了徒弟。广东省中医院刘炳权教授从20世纪80年代开始整理中医针灸、子午流注等与时间医学的关系，使广东省中医院天灸疗法进一步得到了传承和发展。司徒铃教授的弟子符文彬教授更是主持了天灸的临床研究，从而探索出了一套天灸疗法的优化治疗方案，不断促进天灸疗法的应用和推广。现任针灸科大科主任符文彬是天灸的第三代传人，如今天灸的传承接力棒已经交到了第五代的“徒子徒孙”手上，他们是80后的年轻医师。

自1984年开始，广东省中医院就大规模地开展岭南传统天灸疗法，每年三伏天天灸人次达20万，并逐渐蔓延到全省，乃至影响到全国。现在每到三伏天，几乎每家中医医院，包括一些综合性医院、专科医院都开展天灸疗法。2009年研制出新型的天灸浓缩膏剂，形成散剂、膏剂等一系列剂型，方便了患者治疗，其后又进一步优化方案，增加“三九贴药”巩固疗效，深受广大患者欢迎，促进了天灸疗法的传承和发展，对灸法的保留和推广做出了一定的贡献。

天灸疗法是中国传统医学智慧的结晶，历史悠久，群众基础广泛。但由于受到西方医学体系的冲击等诸多因素影响，岭南传统天灸疗法的一些珍贵资料多散佚失传，加之近年来天灸传承面临青黄不接、后继乏人的困境，亟待采取有效措施加以保护。中山大学中国非物质文化遗产研究中心主任宋俊华曾表示：“天灸疗法作为中华民族一项非物质文化遗产，它代表了优秀的传统文化，是中华传统思想文化的重要载体之一，保护传承好这项非物质文化遗产对保存和传承传统文化，增进民族认同感和凝聚力，守护我们共同的精神家园具有重要的价值。长期以来，人们只是将天灸作为一种治病手段来接受，并没有将其上升为中华民族优秀的非物质文化遗产，没有真正理解其文化内涵。通过申遗，就能更好地引起民众关注这项凝结了我国古代劳动人民智慧的非物质文化遗产。”

作为岭南传统天灸疗法最早的传承者和发扬者，广东省中医院在不断总结前人经验的基础上，对其进行了深入的探索和继承。经过一批又一批传承人的努力，“岭南传统天灸疗法”分别于2011年、2012年入选广州市、广东省非物质文化遗产名录，医院也被评为“广东省省级非物质文化遗产传承基地”。

“岭南陈氏针法”是广州中医世家陈氏家族独创的特色针法，集多种针法特点于一体，历经陈宝珊、陈锦昌、陈全新、陈秀华等五代人的继承、创新和发展，是岭南中医针灸最具代表性的学术流派之一。该针法临证以“阴阳互济、通调和畅”为学术思想，首创“岭南陈氏针法”体系，包含飞针法、分级补泻法和导气法。

现任大德路总院传统疗法科主任陈秀华是全国名老中医陈全新的亲传弟子，她介绍，从20世纪50年代开始，每天与针灸打交道的陈全新注意到针法存在两个问题：一是进针之法，若医师进针不够熟练，导致进针强烈刺痛，就会增加病人的痛苦；二是无菌操作，若医师手持针体进针，可能会因消毒不严而引起炎症。

于是，陈全新便开始致力于“无痛进针法”的研究。在对古今进针法详尽分析比较后，特别在苏联“无痛分娩法”和我国梁洁莲医家所创“无痛注射法”的启发下，经过长时间的临床探索，创造出了“牵压捻点法”和“压入捻点法”两种无痛进针法。但陈全新并不满足于此，在“无痛进针法”的基础上，做出进一步的创新，并在何若愚《流注指微赋》中“针入贵速，既入徐进”理论的影响下，在20世纪70年代独创了“快速旋转进针法”，后称为“岭南陈氏飞针”，是我国“无痛针学技术”的一座里程碑。

除了“岭南陈氏飞针”，陈全新还提出了“岭南陈氏分级补泻法”和“岭南陈氏导气手法”，三者共同构建了“岭南陈氏针法”体系，极大地提高了临床疗效。

“岭南陈氏针法”在失眠、颈椎病、面瘫、多囊卵巢综合征和特应性皮炎五个常见病上开展临床研究，疗效较显著，吸引了来自英、美、法、日等36个国家和地区的留学生、进修医师前来求学，也被国内外多家医院推广应用。依托世中联学术平台，多次亮相国际学术舞台。2012年世界中医药学会联合会首届中非中医药国际合作与发展论坛上，南非开普敦大学校长看到陈秀华的针法展示，将其现场演示的《岭南陈氏针法干预治疗睡眠障碍》升格为主题演讲。

2015年，“岭南陈氏针法”被列入广东省第六批省级非物质文化遗产名录。为了更好更快地传承与发展，团队还积极组织申报国家级非物质文化遗产保护，终于在2021年获批。

名医工作室：组织研究型继承与挖掘

历史上中医知识的载体，主要集中在三个领域：一是经（各类以经典为核心形成的医学典籍）；二是师，名师是活的中医知识载体；三是案，即大量的古今医案，是保留医学实践成果的重要载体。但对于这些知识的挖掘和整理仍受困于传统的模式，效率低不说，就是将这些内容全部粗粗阅读，也需要大量的时间，所谓皓首穷经，说的就是这个问题。要提高继承的效率，就必须借助现代知识管理的方法，运用人工智能的技术和信息化的成果，以改变这一继承的局面，也就是传承本身也需要创新。

在医院的推动下，医院开始组建名医工作室，并不断与时俱进，运用前沿的科学技术手段帮助实现智慧传承。

其一，建立名医工作站，用视频、音像等记录手段对名老中医诊病全过程进行完整的记录，包括患者的舌象、面色、体态，医者提问的先后问题以及患者的回答，医者分析病情的原声，以及在医案中先处哪味药、后处哪味药，都清晰地保留下来，并归档永久流传。

其二，建立起知识管理系统，纳入名医知识库，并在中国中医科学院文献研究所的支持下，建立历代古籍书目信息，并全部实现标引，以利于系统分析和比较。

其三，建立针对临床需求的决策辅助体系，将恰当的知识及时推送给需要的人。

其四，建立虚拟社区，让临床医生学习的新体会和发现都汇聚到知识库，相互启迪，相互学习。

其五，以临床科室主攻病种为核心，建立古今文献价值的评估系统，让古今文献资料以病种为纲进行汇聚，为临床应用和方案形成提供支撑，使每一个临床医生的背后都站着古今历代名医的身影。

其六，利用现代计算机大数据分析和深度学习的能力，通过数学建模，重新模拟中医思维体系和决策机制，为临床深度挖掘，特别是对隐性知识显性化提供参考。

这一系列操作为传统中医知识载体提供了第四个运用当代技术实现的载体，即智慧中医。

让“治未病”理念转化为群众可及的服务新模式

“上工治未病”最早出自《黄帝内经》。2007年，国务院副总理吴仪从历史和时代发展的战略高度，提出开展中医治未病工作的要求，国家中医药管理局随即启动了治未病试点工作。

在时任卫生部副部长、国家中医药管理局局长王国强的推动下，广东省中医院治未病中心于2007年成立，是我国最早的治未病中心。吴仪副总理亲自授予其为广东省中医“治未病”健康工程示范单位。

广东省中医院是摸着石头过河。在中心刚建立时，中医治未病的理念尚未为人熟知，很多误会让人啼笑皆非。有人把“治未病”读成了“治末病”，还有人疑惑不解，为什么要给“胃病”专门建立中心呢？

《黄帝内经》里面说“上工治未病”。这是说，医生的最高境界，是能够帮助人防患于未然，从而不患病。

“大家都觉得这话非常有道理。可是，我们查阅文献后发现，尽管许多经典著作里都有这样的说法，但如何‘治未病’却涉及很少。”医院感到犯难，该如何把“上工治未病”的理念转变为可以为人类健康服务和实践的模式呢？

他们深知做这件事意义重大，可谁去承担这项重任呢？大家都觉得杨志敏最合适。她既师承上海颜德馨，又主动跟师邓铁涛，对中医特色优势有独到见解。从此，这位女郎中，就开始了中医治未病的探索。

这时，一个理论进入了他们的视野：体质学说。

北京中医药大学王琦教授提出体质学说，将人的体质分成九种：平和质、气虚质、阳虚质、阴虚质、痰湿质、湿热质、血瘀质、气郁质、特禀质。经过体质辨识与健康评估后，可进行生活行为指导、养生保健、医疗干预和个体化顺势健康管理服务，从而更有效地防治疾病的发生。

“中医体质学说是受到行业大多数专家认同的。”吕玉波思索，能否从体质辨认、调理入手去预防疾病？如果可以，则治未病的对象又是谁？要提供什么服务？

几经思量，根据体质学说，体质偏颇状态的人群成为目标群体。所谓体质偏颇，指的是人体的中医健康状态失去平衡；而指标逐步朝异常方向发展，但尚未达到疾病诊断标准被称作疾病前状态。

如何锁定体质偏颇状态的人群？首先从一些日常症状入手。比如，有些人没病，却怕冷，空调一吹就不行，冷水也不能喝，腿也是老寒腿，等等。这种情况在临床上多见，但西医诊断会说没有任何毛病，没有任何指标不正常。他们，恰恰就是治未病的服务对象。

其次是从体检指标趋势变化来判断。比如，一些人在常规体检中发现血糖一年比一年高，但尚未达到糖尿病的“红线”，这种情况也需要警惕，也是治未病的服务对象。

第三，西医上所称的“亚健康状态”。一些人老是感到很疲劳，不是腰痛就是背痛，或者睡眠不好。拍X光，照CT（计算机层析成像），做各种各样的检查，显示无异常，但其实隐藏着健康风险。他们也应该是治未病的服务对象。

对这样的人群，治未病中心会进行体质辨识、经络检测、功能状态测试等检查，除了生理方面，还特别重视精神状态。之后，根据检查结果，运用中医药手段纠正偏颇状态。

明晰了体质偏颇状态人群的“锁定”思路，治未病中心的工作就有了强有力的抓手。十多年过去，越来越多的患者经过广东省中医院治未病中心的调理，有的渐渐消去了湿疹，有的鼻炎不再复发，还有多年不孕的怀上了孩子。起初，连医生都感到意外；如今，中医治未病的魅力和实力被越来越多的患者熟知。

2016年全国卫生与健康大会上，习近平总书记强调，把以治病为中心转变为以人民健康为中心，努力为人民群众提供全生命周期的卫生与健康服务。关注生命全周期和健康全过程，中医药正好大显身手。

中医治未病包括了“未病”“欲病”“已病”三个层次。特别是慢性病的病人，治疗方案已经很明确，因此，他们的重点在“管”。规范化用药的管理、健康生活方式的管理显得尤为重要，而且整个管理过程充分发挥中医药特色和优势，可以让病人减轻对药物的依赖，减少药物的副作用，预防并发症的发生，阻断或延后病程向严重方向发展。从医院发展的角度来看，这样会增加病人的黏性。基于这一认识，成立治未病中心之后，广东省中医院在全国率先成立慢病管理中心，开设医养结合门诊，通过“未病”“已病”及“慢病”三个层次的中医健康管理体系，形成预测、预防、干预、养生、治疗、康复、养老的生命全周期健康维护链。

杨志敏分管治未病中心和慢病管理中心。她认为，发挥中医药在疾病康复中的核心作用，不能把目光局限于某项或某几项康复技术，而要建立完整的中医慢病管理体系。

医院最早开展慢病管理的病种是肾病。肾病科大科主任刘旭生总是强调，对病人的治疗不能止于出院那一刻。医生们经常讲既病防变，这是个长期过程，仅在医院是完成不了的。因此，肾病科的护士会持续对患者追踪随访，定期评估患者的健康状况，提醒他们坚持健康的生活方式，注意定期复诊，开展健康教育。假如有病人三个月没来，护士就会打电话叫病人回来复诊，复诊的过程中如果发现病人肌酐高了、蛋白多了，护士就会安排病人马上住院，保障病人的身体健康。

通过持续追踪病人，医生就会明白自己的诊疗方案对病人到底有没有效果，如果没有效果医生就会反思到底哪里出了问题，哪个并发症没有处理好。不断反思，不断改进，不断总结，这不仅对医生有利，对病人康复更为有利。

广东省中医院慢病管理中心已对20余个病种开展慢病管理，初步建立起糖尿病、高血压、慢性肾病、慢性阻塞性肺病、类风湿等疾病的规范化、标准化管理方案，有数以万计的患者建档立卡。

有的人认为在三甲医院开展治未病，是大医院做了社区医院的工作。但是，杨志敏在实践中深深感到，只有在人才力量雄厚的大型医院，才能为治未病研究提供基本思路和方法，真正做到关注人群的健康全周期，关注患者的疾病全过程。从“治未病”理念出发，广东省中医院还针对患者的健康偏颇状态做出预测、预防、干预，在完整链条上形成“服务包”。未来，这些“服务包”将应用于两个方向：一是通过国家层面推动应用到县区级，进入社区成为社会保险项目；二是服务于高端人群，与社会化的健康产业结合，提供高端的养生保健服务。

经过多年的不懈努力，广东省中医院建立了“未病”“已病”“慢病”三个层次的中医健康管理体系，有效提供了全生命周期的卫生与健康服务，积极关注生命全周期、健康全过程，为推进健康中国建设做出了重要贡献。

中医不是“慢郎中”，要在急危重症中显身手

吕玉波在汤药中放了200克生附子！《神农本草经》上说：“附子，味辛温有毒。”现代药典规定，附子用量不得超过15克。

“没事！”说起亲身试药，吕玉波云淡风轻。可要不是他如此服用“猛药”，便没有如今全国闻名的中医经典病房。许多人因此对中医的认识发生了转变，看到“慢郎中”变为了“急先锋”。

这件事的缘起，是广东省中医院人在临床实践中发现，在治疗急危重症时，有些病人细菌感染，使用最强的抗生素，甚至两三种联用，仍然没有控制感染。特别是感染病毒后效果更差，或者有些患者长期使用激素导致机体失衡，重大手术使用大量西药带来副作用、不利于康复等短板。此外，有些病人也拒绝使用西药。纯中医药能有所作为吗？

吕玉波想到，当年广东省中医院请全国名老中医前来带徒时，国医大师颜德馨曾反复向他提起一个问题：能不能办一个纯中医的病房？颜德馨甚至提出，这个病区办起来后，他愿意来查房，帮助解决疑难病的诊治。

其实，此前国家中医药管理局已经在全国范围内鼓励中医医院办纯中医病房，一些医院也确实办起来了。然而这些纯中医病房存在两方面的不足：第一，收治的多数是慢性病人，这些慢性病在门诊就可以解决，严格说来不符合入院条件；第二，有少部分纯中医病房收治的是危重病人，但却只属于临终关怀一类，对于推动中医药疗效提高并无多大意义。

看起来在众人的观念中，中医药始终是“慢郎中”，要治疗急危重症，西医仍是首选。中医在救治急危重症上真的只能“望洋兴叹”吗？

广东省中医院不信这个邪：“在中华民族的繁衍昌盛历程中，中医药发挥了不可磨灭的历史作用。西医引入中国才200多年的历史。数千年来，一定有无数急危重的病人需要医家救治，大量的临床实践一定让我们的先辈积累了丰富的经验。因此，在急危重症的救治领域，有太多的宝贵经验亟待我们去重新挖掘和传承。”医院领导班子很清楚，要办纯中医病房，决不能浅尝辄止、小试牛刀，而应让中医药成为“急先锋”，在急危重症中让中医药显出神威，这才有意义。

这种想法一经提出，马上激起了一阵波澜，有表示赞成的，有表示质疑的。质疑的声音主要来自三个方面：一是中医药抢救急危重患者往往使用超药典规定剂量的有毒中药，这样，医疗安全能保证吗？一旦出现医疗纠纷，谁来负责？二是现代医学对急危重患者都有一套救治常规，这套常规你却不用而用中医药，合乎医学伦理吗？三是用西医常规救治病人，治好了固然是好，治不好也没有人会诘问，现在用中医药治疗，一旦出医疗纠纷怎么办？值得冒这么大的风险吗？

做还是不做？面对来自各方的质疑，广东省中医院领导班子内心是很不平静的。对于以探索中医院发展之路为己任的他们来说，用中医药治疗常见病、多发病，而且不断提高临床疗效固然重要，但用中医药救治急危重复杂疑难病，这可是一所成功的中医医院必须迈过的坎。他们觉得，大家提出来的问题都很在理，应该在探索实践中一一作答，而目前最关键要回答的是，中医药在救治急危重复杂疑难疾病患者时，谁有本事帮助我们去探索？

巧的是，此时出现的一个病例更加坚定了大家的想法。

有一次，山西老中医李可到广州会诊西医院一位急危重症病人。病人的状况极其危险，医院已经几次发出病危通知，并建议家属放弃治疗了。但家属不甘心，到全国请中、西名医会诊，李可是他们请的一个专家。在征得家属同意后，李可第一时间用了200克附子，并配合以一套辅助治疗方法。大剂量地使用附子，并不符合用药常规，但正是如此大胆的用药，才把濒死的病人抢救了过来，不几天就可以拔管了。

这件事带来很大的触动："可见，中医药不是没有能力，只是我们没有学到这本事。广东省中医院有责任也有义务挖掘整理祖国医学伟大宝库中的精华，探索中医药治疗急危重症的可能性！"

吕玉波把握住这一契机，结识了李可，并向他提出了办纯中医病房的想法。李可非常支持，他说自己不是什么"火神派"，只是遵循东汉"医圣"张仲景的路子，救治病人用的"破格救心汤"，也源自中医四大经典之一的《伤寒论》。

从医院开始有想法，到真正筹备建科，这段时间，医院领导班子请教各地名医专家，每当问起办纯中医病房要怎么做时，几乎所有的专家都告诉他要回归经典。大家灵光一闪：这个纯中医病房，就叫"中医经典科"！

当时，医院党委决定把中医经典科布局在芳村医院，由杨志敏副院长具体负责管理领导，该科科主任由年仅三十几岁的颜芳担任。

说起中医经典科建科，众人都很忐忑。这是一个全新的科室，是全新的探索，在全国范围内没有先例。针对可能出现的医疗纠纷，医院除了强调医疗安全是所有工作的首位，还给颜芳备了"放心丸"："医院已经准备好1000万元作为风险补偿。你们放心干！"颜芳非常感动。

2010年3月，中医经典科在广东省中医院芳村医院正式组建。"能中不西，先中后西，以西辅中"是医院的要求，科室必须坚定走纯中医的治疗道路，决不能“挂羊头卖狗肉”！

“之前在ICU可以插管，可以上呼吸机。突然回归中医药的怀抱，一时间真有点儿发蒙。”尽管颜芳此前听说过李可，但印象只是停留在新闻和网络，学院派出身的他总是觉得民间的东西不可靠。他和同事把市面上名老中医的经验集都买了回来，最后发现只有《李可老中医急危重症疑难病经验专辑》这本书里都是针对急危重症的医案总结。

李可治疗急危重症手法很“重”，用药很“猛”，经常使用到毒性药物，尤以附子常见。吕玉波、杨志敏和颜芳是忐忑的，病人能承受得住吗？如何确保安全、降低风险？

思前想后，吕玉波决定请李可开一个药方，逐步加大剂量，直到含200克附子，以身试药。不仅是吕玉波，杨志敏、呼吸科大科主任林琳，还有颜芳也加入了试药的队伍中，大家的共同目的就是确保病人大剂量服用附子不会出问题。

第一天、第二天，吕玉波感觉没事；一个星期下来，他觉得嘴有点儿麻；再过几天，也就不麻了。“这说明，逐步加大剂量，再加上煎煮得法，200克的附子对于人体而言是可以承受的，安全性有信心了。”吕玉波至今记得，李可向他强调，方子要搭配炙甘草，煎煮一定要超过两个半小时。

这不仅是他们以身试药好做决策而已，更重要的是要建立起医疗安全的保障体系。中医经典科用的是中医药治疗手段，但是对于病人病情变化的监控，就要把最先进的设施都用上；病人对治疗方法有知情同意权；对有毒中药饮片的使用，有毒成分在血液中的浓度要实行监测；要建立从处方管理、药物配伍、煎煮流程、服用方法到观察变化等一系列制度和规范，从而保证病人的安全。中医经典科开办十年，从没有出现过医疗纠纷，更没有因使用有毒中药饮片引起的投诉。

中医经典科医生们把《李可老中医急危重症疑难病经验专辑》的电子版存在电脑里，当作“武功秘籍”。遇到疑难病人，就检索相关症状，找李可治疗类似病人的经验方，依样画葫芦，适当加减。没想到，疗效竟然很好！很多病人没上抗生素、激素，只是服了中药，第二天就能好转，没多久就能脱呼吸机、撤心电监护仪。这不仅让整个科室团队信心大增，也让颜芳对李可的印象彻底颠覆了。

早期，40张床位，能住一半病人，就已经很不错。因为无论是医院同事还是普通大众早就有了特定的思维——什么病就去什么科治疗。中医经典科到底能治什么病？大家都分不清楚。分管芳村医院的副院长杨志敏给急诊科下达了行政命令："你们要给经典科收重病人呀，他们就是干这个的。"同时重症监护室同步给予保障，一旦有患者病情不可控，马上转入重症监护室治疗。

基于疗效显著，中医经典科的名气在院内传开了。随着收治的病人越来越多，病情也越来越复杂，没有好转的案例开始出现。颜芳觉得照抄方子的办法不能长久，必须明白方子为什么这么开，这必须得有人指导，才能提高中医药的临床水平。

恰好李可前来指导查房，将一位非常复杂的疑难病人从死亡边缘救了回来。亲眼所见，加上平日里抄方看到的疗效，颜芳很想拜李可为师，希望能好好学习他的经验，将其学术体系作为科室临床理论的支撑。吕玉波、杨志敏等其他院领导也都表示认可。

一次，李可到广州治疗白内障，吕玉波和杨志敏前往探望，对老人家说起颜芳希望拜他为师的事。李可笑笑没吭声。直到2010年底，在一次李可老中医学术思想传承研讨会上，颜芳代替出差未归的杨志敏上台介绍科室治疗急危重症的成功案例。李可得知原来广东省中医院中医经典科实实在在用了纯中医，而且根据总结的经验取得了很好的疗效，这才答应收颜芳为徒。

自此，中医经典科开始把李可的学术思想作为科室学术领域的重要传承。李可多次到中医经典科病房指导科室建设和病人诊疗，但毕竟年事已高，不方便经常从山西长途跋涉前来广州，也无法系统讲解整个学术体系。颜芳开始思索：“能不能找与师父有关联的人来科室做学术指导老师，带着科室医生们查房，在实践中学习？”

2011年3月，有个腮腺炎合并睾丸炎的患者令颜芳非常头疼，此前患者在外科治疗未果，经全院会诊转入中医经典科后用了很多办法仍高热不退。那几天正值李可的弟子吕英在南方医科大学成立“李可中医药学术流派传承基地”，李可及其弟子悉数参加。其中一位弟子告诉颜芳有位同门师兄叫齐玉茹，深得李可真传，可以找他帮忙。

颜芳马上致电齐玉茹请教，齐玉茹在充分了解病人的病情后，开出处方：当归四逆汤加减。这让颜芳很迷惑，因为患者实热之象非常明显，齐玉茹的方子全是热性药物，且剂量都不小。这，能用吗？该不会火上浇油吧？

经过科室成员的反复讨论，得到患者及其家属的同意后，护士按照齐玉茹的处方煎好药后给病人服下。仅一剂药，患者当晚热退身凉！

这在科室内部引起了不小的轰动，惊叹神奇之余，大家还是没搞明白病人到底是怎么治好的。

第二天一早，颜芳就前往南方医科大学找师父李可，请求师父派齐玉茹来科室指导查房。李可答应了，齐玉茹待了一个星期。“他在的那一周，科室里没有需要抢救，各种各样的病种他都能拿得下，远远超出我们的预期。”颜芳觉得齐玉茹就是他想找的那个人，就算“死缠烂打”也要把他留在科室做长期的指导老师，便向杨志敏汇报了自己的想法。

当时，吕玉波和杨志敏也在思考，颜芳等人都非常努力，但仍需要一位能经常来的老师带领科室往前走，不断提高疗效水平。很多大家都是主攻一个专科，有能力、精力能兼顾各种急危重症的中医医者，还真的不多。院领导商量后，一致认可请齐玉茹来做指导老师。

于是，吕玉波带着颜芳奔赴山西灵石找李可谈，希望能请齐玉茹担任科室的学术指导老师，手把手带领年轻团队回归经典中医。没想到，李可二话没说就拍板答应了。

考虑到齐玉茹的家和诊所都在山西，颜芳内心的预期是若能一个季度来一次广州就够了。齐玉茹坦言自己接触过不少体制内的单位，敢放开既往约束、实实在在做中医的平台就只有广东省中医院。他看到了医院的诚意，也希望能让中医得到更好的传播，承诺每个月来查房一次，每次为期一周。为此，齐玉茹在李可的建议下，还制定了三年发展规划，一定要通过临床让经典落地。

齐玉茹带领中医经典科扎扎实实回到整体，回到阴阳，回到经典，回到天人合一，让大家真正理解他开方的思路，真正树立中医思维。就这样，齐玉茹风雨无阻地每月来广州一次，坚持了四年多，直到因过度劳累病倒了，才被迫中断。如今，他仍不定期飞到广州指导查房。

中医经典科除了传承李可的学术思想和临证经验，根据医院要求，还在全国范围内遍寻名家名医讲学带教、出诊查房，整理宝贵经验，梳理典籍文献，逐步建立急危重症中医救治体系。

科室学术的不断发展，得益于许多中医名家的指导，其中一位就是山东的许家栋。许家栋在传统中医的基础上，创立了一套比较圆融且完整的学术体系，即经典经方体系。

中医经典科医生曾祥珲至今难忘拜师许家栋的收获。2017年6月，许家栋应邀到广东省中医院做了一场中医经方的讲座，课后至中医经典科查房，以一剂竹叶石膏汤退八旬高龄患者一周肺炎脓毒血症之高热，激发了科室医生们学习经典经方的强烈热情。在杨志敏副院长的推荐下，科室派曾祥珲前往山东脱产跟师学习三个月，深入了解经典经方学术体系理法圆融，系统而效显。2018年3月，医院正式成立了“广东省中医院许家栋名医工作室”，许家栋开始每月到医院做讲座，同时在包括中医经典病房在内的多个科室进行查房和教学。在教学中，他以“三观统六经，六经钤百病”“病机解伤寒，方阵衍二旦”指导临证法则，倡立以“表里观”“正邪观”“津液观”之三观学说来贯通六经，以六经病势来统摄诸病，以“里邪出表、阴证转阳”揭示病愈的规律。经典经方体系理法圆融，对表证中表束三个层面进行细腻的分析，使表证的内涵更加丰富；细分了阳明的清热四法，使火证治法得以条分缕析，对治热病的理法更加翔实；阐述了少阳病的四大病机，揭示了半病为半表里、半虚实、半寒热之本质；阐明了太阴中风的病传规律，提出太阴为杂病之薮；指出了真类厥阴之别，使千古“疑案”得以明朗；另外，对《金匮要略》的四饮理法求本溯源，并进行了深入的诠解，使得学习者能看清人体津液输布离合的状态。

在这期间，许家栋系统讲述了经典经方四诊意义、仲景经方六病表之正药解析、经典经方之麻黄方阵、桂枝阳旦方阵、石膏方阵、黄芪方阵、前胡方阵、柴胡方阵、黄芩类方、四逆方阵、太阴正药干姜及四证衍化、少阴正药附子及四阵衍化等课程，为徒弟们打开了经方之门，让年轻医生们充分感受到了经典经方的丰富内涵和缤纷多彩的经方世界，徒弟们每月都对许老师的讲座翘首以盼。徒弟们在学习经典经方体系后，能更加有法有方、更熟练地应用汉唐经方。

在许家栋的指导下，科室医生对急性发热性疾病、急危重症及疑难病等疾病辨治的水平有了进一步的提升。2018年冬季流感盛行，科室医生运用经典经方体系，通过细分疾病的病机，辨机施治，疗效确切，取得了退热快、缩短病程的优势。相应的文章《经典经方辨治今冬流感》发表在2019年1月的《中国中医药报》上。在“登革热”的辨治中，经典经方也呈现出了其辨治急性热病退热快、恢复快、缩短病程等优势。许家栋的付出取得了明显的成效，使众徒弟临证水平有了明显的提升，其中弟子曾祥珲和温姗医生，在实践中悉心整理临床医案及应用心得，编著了《经典经方临证录》，交付中国中医药出版社出版。

十年过去了，中医经典科从死神手里夺回的病人不计其数。这一成功实践在全国中医界引起了轰动。可见，中医药非但不是“慢郎中”，在处理各种急危重症和疑难复杂疾病时反而有着不可取代的作用。

好比治疗心衰，中医经典科以六经辨证体系为主导：阳虚水泛，治以振奋阳气，利水平喘；三阴伏寒，治以温阳散寒，扶正透邪；阴阳两虚，治以滋液救心，阴阳双补。截至2017年11月，中医经典科共收治心衰1372例，治愈好转率达93.73%。纯中医治疗还能缩短心衰病人的住院天数，降低复发再入院频次和住院期间抢救次数。

就一些西医治疗手段，中医经典科也逐渐找到了综合效果更优的替代手法。比如，过去为缓解患者的痛症，中医经典科经常使用止痛药，自从“杏林寻宝”中寻来的脐针技术取代了止痛针，痛症治疗效果好，副作用也小。不仅如此，由于医院允许中医经典科中药剂量适度放宽，大胆探索“毒性”中药的灵活运用，过去不敢逾越的藩篱由此被破除。

不过，这一切的根本仍是把患者安全放在首位。中医经典科病房无异于“中医ICU”，最先进的生命体征监测仪器会用在每一个急危重症病人身上，除颤仪、起搏器、呼吸机等抢救设备“随时待命”，确保急性心梗、脑出血等急症患者的安全。只是，在中医经典科，何时使用西医治疗有明确标准。比如感染患者72小时内若需要使用抗生素，必须经过颜芳同意。

“以前有西医药这个拐杖，你始终觉得拄着拐杖会走得稳一些。现在逼着你把拐杖扔掉了，发现原来不拄拐杖也能健步如飞。”这是颜芳如今的感受。

“都说中医起效慢，但在西医进入中国之前，中医药也是独自面对了大量急危重疾病问题，积累了丰富的理论和临床经验，而且现代大量临床实践证明，中医药治疗急危重症独具优势。因此，挖掘整理这些精髓，用中西医融合的方式闯出一条救治急危重症的新路，是我们的历史使命。”副院长杨志敏欣喜地看到，医护人员对中医越来越有信心，在患者心中，中医已慢慢摘掉“慢郎中”的帽子。

2017年11月，国家发展改革委、国家中医药管理局在广州联合举办了中医药传承创新工程启动暨培训班，向全国推广广东省中医院的经验做法，并计划投入100亿元，以广东省中医院经典病房为蓝本，在全国

100家重点中医医院，打造100个中医经典病房，为全国更多患者提供中医经典服务。

现今，中医经典科与急诊科、重症医学科联动贯通，形成中西医协同救治的“铁三角”，提升了全院救治急危重症的能力。大家都知道，后面这两个科室，以往是运用中医药最少的地方，现在都变了。

这些年，广东省中医院芳村医院重症医学科主任韩云已亲历了太多这样的“奇迹”。“突出中医药在救治中的环节优势和阶段优势，选择关键救治节点介入、关注疾病并发症，是中医药参与重症医学科抢救中的重要一步。”他说。

比如说，呼吸机日均费用约5000元，然而呼吸衰竭患者一旦上机就很难离开。对此，重症医学科、中医经典科的医生们根据国医大师晁恩祥的“调补肺肾”法，结合针灸、汤药，逐渐形成了一套中医疗法，帮助患者在综合治疗时期提早脱离呼吸机，同时能节省大量费用。该疗法推广到各科室，受到了一致好评。

“中医药要发挥优势，但不是包打天下。”急诊科的医生对急救工作有着客观的定位。他们认为，取中西医治疗方法之所长，使急危重症的治疗方式更趋合理，起效更快，疗效更好，才是中西医结合的特色急救方式。

“不论中医、西医，谁效果更好就用谁。我们的责任是把祖国医学伟大宝库中治疗急危重症的精华挖掘、整理、提高，并应用到临床中，把中医药在医疗方面的优势发挥好”已成为急诊科、中医经典科、重症医学科共同遵循的原则。“铁三角”内，没有门户之见，只有共同的目标。

打造中医药特色疗法与技术的“活的博物馆”和“集散地”

广东省中医院提出的“六个挖掘”思路，其中第五个挖掘就是挖掘和整理中医特色疗法和适宜技术。

博大精深的中医药宝库里面蕴藏着丰富的适宜技术和特色疗法，经过几千年漫长的发展，它们有的散落民间，有的流散各地，正是“沧海遗珠”。把这些宝贝从民间搜索出来，发挥它们应有的作用，有助于传统医学治疗手段焕发生机与活力，使它们重新造福于世人，也是一项迫在眉睫的工作。

中央电视台《对话》栏目做过一期专门解读《中华人民共和国中医药法》的专题节目，其中特别提到了一个问题——民间高手能否“转正”、传承“绝活”？这是大众最关注的热点。民间有许多中医“高手”，若“绝活”不可传承，相当于宝贵财富失传，着实可惜。

广东省中医院一直以把中医药的临床疗效发挥到极致为自己的奋斗目标，因此，致力于民间中医疗法的抢救、挖掘和应用，其中一项很重要的工作便是“杏林寻宝”活动。

早在20世纪90年代末，广东省中医院就已经开始“寻宝”工作，到处寻找和挖掘安全有效的特色疗法。

引进特色疗法并不是一帆风顺的。一开始提出这个想法，立即引起了激烈争论，有人说这些来自民间的“土医生”，怎能登正规医院的“大雅之堂”？有人说“雕虫小技”，怎能进入大型三甲医院？更多人在质疑：安全吗？有效吗？吹的吧？他们中间有些人连执业医师证都没有，怎能为病人施以治疗呢？恰恰这时，有人把北京的王文远医生介绍给了吕玉波。

王文远医生是平衡针的发明者，他长期在基层用平衡针为部队战士提供服务，并且经常到内蒙古大草原的边远地方为守卫边疆的解放军服务。尽管吕玉波对王文远医生早有耳闻，但出于医疗安全考虑，仍然像引进其他特色疗法一样，先在自己身上试。

刚巧吕玉波那段时间患有肩周炎，双肩疼痛，举不起来，用了很多办法，改善不大。这次趁机请王文远治疗，也可以验证平时听说的和实际是否相符。王文远医生当即请吕玉波坐下，取出针在穴位足三里附近

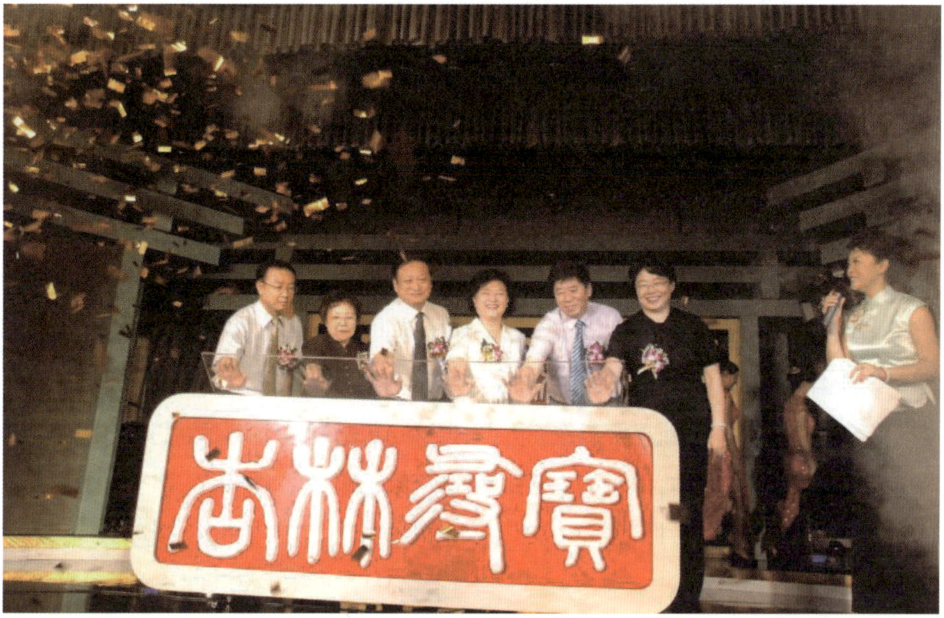

□ 时任卫生部副部长、国家中医药管理局局长王国强，时任广东省人大常委会副主任李兰芳，时任广东省副省长雷于蓝等领导参加首届“杏林寻宝”活动启动仪式

进针，也很快拔针，但是那一下子的强烈刺激，使吕玉波不由自主地从座椅上跳了起来。事后吕玉波说：“我接受过许多次的针灸治疗，还没感受过这么强烈的刺激。不过治疗后，手肩的疼痛马上减轻了，也可以抬起来了。”平衡针不仅止痛效果非常好，对一些炎症效果也明显。比如有一名患者慢性咽喉炎急性发作，咽喉疼痛，声音嘶哑，说不出话，用平衡针治疗后，咽喉就舒服了，话也能说出来了。

这些“一招鲜”的技法马上吸引了许多医生，他们纷纷拜王文远医生为师，邹旭就是其中的一个。一次某个省领导感冒了，邹旭和几个专家给他诊治后，感冒基本好了，但还有些咳嗽。刚巧第二天要开重要会议，省领导以试探性的口吻提出，能不能让咽喉舒服些？邹旭马上用平衡针给他治疗，他马上觉得咽喉顺畅，第二天三个小时报告讲下来，没有咳嗽一声。之后，这位领导多次在公开场合提到这个例子，称赞中医药的奇妙。

在事实面前，人们的认识逐渐清晰起来。中医药学是中华民族在与疾病做斗争的实践中总结出来的，从一开始就来自民间。俗话说“高手在民间”，很多散在民间的“一招鲜”“一针灵”的绝活，广东省中医院有责任把它搜寻出来，为把中医药的临床疗效发挥到极致做贡献。

搜寻特色疗法，首先遇到的问题就是：“宝”在何方？持“宝”人愿意献出来吗？在“寻宝”过程中，还出现了鱼龙混杂的现象，有好的，也有一些是忽悠人的。如何解决好这些问题呢？医院领导班子感到这些问题涉及面广，单靠单间医院是很难解决的。

恰逢这时，时任国家中医药管理局科技开发交流中心主任于文明，正在努力推动适宜技术在中医医院中应用，要寻找一间医院合作，做出示范性效应。吕玉波听说后，马上赶赴北京。在于文明的帮助下，科技开发交流中心站在全国的高度，给广东省中医院推荐了许许多多“一招鲜”的特色疗法，并于2005年授予广东省中医院全国第一个“中医适宜技术推广基地”。从此，这项工作纳入了国家的层面。

薄智云是腹针的发明人，为此，医院特别引入，成立腹针研究所，薄智云担任所长，现任针灸科大科主任符文彬为常务副所长。于是医院起草了一份腹针研究所的五年建设规划和十年建设方案递交给广东省人民政府，省政府特批了600万元的研究经费，从此开启了腹针在医院20余年的推广和发展之路。

抗击“非典”后，很多感染过“非典”的医务人员由于之前大量激素的治疗留下了股骨头坏死的后遗症。为这些医务人员进行腹针治疗，前后用了半年时间。经观察，这些病人均有明显好转，且无副作用，这项结果后来还被刊登在《中国针灸》杂志上。

随后，医院将腹针应用到院内各个重点专科专病中，培养出一批又一批的人才，有妇科学术带头人王小云、骨伤科大科主任林定坤、针灸科大科主任符文彬、心血管科大科主任吴焕林等。

随着引进的技术越来越多，如何发挥好和利用好这些适宜技术呢？

2005年10月，广东省中医院在针灸科、按摩科之外，专门成立了传统疗法中心，承接寻回来的宝，负责接纳、规范、推广这些特色疗法。邓铁涛特意为传统疗法中心题了牌匾。

为了在全国范围内更广泛地去寻找这些适宜技术，2009年，医院与中央电视台《中华医药》栏目合作开展“杏林寻宝”活动，广发英雄帖。活动的宗旨是传岐黄之道，扬中医之术；融百家所长，汇各派精髓。杨志敏、胡延滨负责落实这项工作，中央电视台主持人洪涛竭尽心力精准精彩诠释了每项特色疗法。该栏目与国家中医药管理局科技开发交流中心和中国中医药报合作广发英雄帖，寻找中医散在民间的各种特色疗法和技术。雷火灸、切脉针灸、砭石疗法、额针、刮痧、脐针等都是寻回来的宝贝技术。

海选，从每年新年伊始便开始了。除了走访，民间技术持有者也会纷纷来“献宝”。海选结束进入初选环节时，专家组会首先对特色疗法的临床安全性进行评估，初步评估通过，则进行实地考核。这是“体力活”更是“技术活”。在这个过程中，专家组必须对“宝”进行反复考量。

首先确定其真实性，确定项目确实存在，有确切疗效，不能虚构捏造。为此，探宝组到达当地后会先在群众中打听询问医生和疗法在当地的口碑。名医工作室的吴新明和同事曾用10天走了西线6个省份：“广西、云南、四川、湖南、贵州、山西，像陀螺一样转，坐飞机、换汽车、打摩托车，才能到城乡交界处的献宝人所在地。之前有的同事去青海、西藏探宝，下火车转汽车还要骑马才能到达。”

其次是考核疗法的安全性和操作风险。比如引入刺法时，探宝组都会很慎重。他们曾在某地看到一种特色疗法，又粗又长的针扎进皮肤里，视觉冲击性很强，然而献宝人解释不清楚安全性，就被筛掉了。探宝组也会调查被治愈患者的医院诊断结果，判断技法的可靠性。

最后是考察技法的独特性、新颖性。“杏林寻宝”的专家组成员来自各个科室，阅历丰富，判断新颖性相对比较可靠。

实地探访后，一部分特色疗法进入下一轮考核。医院组织科室主任、专家、院长进行三个级别的评审，以病例为考题，通过现场诊治的疗效评选出最终入选演示会的“宝”。

演示会，是每年“杏林寻宝”活动的重头戏。在位于广东省中医院的演示现场，有中医一技之长、掌握特色疗法的名家能人亮出绝活，让杏林“聚宝盆”熠熠生辉。北京的平衡针疗法、山西的腹针疗法、流传海外的切脉针灸法、台湾的董氏奇穴疗法、四川的雷火灸疗法等，天南海北共聚一堂；平衡推拿火罐疗法、砭石疗法、熏蒸疗法、熨敷疗法，海纳百川……

多年来，“杏林寻宝”吸引了越来越多来自全国各地的中医药专家踊跃“献宝”。截至2021年，活动共举办了13届，累计梳理全国中医药特色技术474项，实地走访254项，共有126项上台展示。形成相关专著62部，相关项目研究102项（其中省部级项目42项，厅局级项目35项），累计获得经费1136万元，发表相关论文151篇。“杏林寻宝”已经成为全国挖掘中医药特色疗法的品牌。

这些宝贝，很多在过去只存在于文献记载中，或流传于民间，很多曾经被人不屑一顾，被视为“雕虫小技”……如今，它们都登上了三甲中医医院的殿堂。不仅如此，广东省中医院还通过跟师的方式，让这些特色疗法落地生根，并加以研究提高，为传统疗法中心及其他临床科室开展特色疗法提供支撑。所以，现在有一批“无证”的师父，带着一批“有证”的徒弟。

广东省中医院医生陈磊参加过三次鉴宝走访活动，考察了十几个项目，拜了三个师父，认识了许多民间高人，认识到“中医的根在民间”。

他回忆说，第一次鉴宝之旅来到江苏盐城，恰逢吴秉峻老先生回国献技。老先生一腔热血，要振兴中医，热情让人感动。后又北上天津，拜访王忠文老师。王老师性格耿直爽朗，研承父辈子午流注之法，为求贤若渴的热情打动，最终南下广州参加大会。在古城开封看周永志打八段锦，在海滨厦门观王铁创点穴疗病……“中原大地，人杰地灵，理法方药藏好手，苏浙一隅，自古兴盛，奇思妙想出高人。杏林寻宝，跨越了时间和空间的维度，让我从一个全新的角度去接触中医，了解中医，认识到中医新的生命力。”

这并非哗众取宠的“奇观”展示，一些特色疗法在临床治疗上发挥了奇效。

香港著名爱国实业家霍英东先生因肿瘤化疗导致造血功能受到了强烈的抑制，需要频繁输血。他遍访世界名医，症状不但没有明显改善，输血的频率还越来越高。霍英东寄希望于中医药，当他找到广东省中医院寻求帮助时，已严重到每隔26天就要输一次血，而且有间隔越来越短的趋势。

吕玉波陪同刘伟胜和罗云坚两位教授亲自到霍英东的家里为他诊治。两位教授认真诊治后，商量好治则治法，请霍英东服用中药一段时间，此后差不多每十天去香港一次，调整治疗方案。

经过一段时间治疗后，霍英东输血周期缩短的问题基本稳住了，但是刘伟胜和罗云坚并没有就此罢休。他们到处寻找资料，听说医院在民间挖掘整理了一个单方可以恢复人体的造血功能，觉得不妨一试。在与院内其他专家讨论会诊后，两位教授将此前制定的治则治法加上在民间挖掘的单方形成综合方案，为霍英东进行治疗，逐渐使霍英东的输血周期延长了，最后甚至不用输血了。

霍英东每年都会到北京某著名医院体检。这一年的体检结果，让这家医院的专家感到惊奇——他的造血功能竟然奇迹般地恢复了！后来，专家特意找广东省中医院，要了治疗方案。不久后，霍英东特别捐资500万港币放入“邓铁涛人才培养奖励基金”中，专门支持广东省中医院用于中医药人才的培养。

正因为有了传统疗法中心，“杏林寻宝”活动寻到的宝贝才有了落脚处。数百项特色疗法应用到临床中，为广大患者提供了更高疗效的中医药服务，并逐步将医院打造成为中医特色疗法“活的博物馆”、适宜技术的“集散地”。

医院各临床科室根据各自专科特长及诊治范围将特色疗法及单方验方全面推广。如针灸科开展的“飞针”疗法，每年超过1000例；骨科开展的“悬吊正脊”“畅气通络法治疗颈肩腰腿痛”等特色手法，每年超过800例。种种举措，使寻来的民间瑰宝能够在广东省中医院大放异彩。

实践证明，传统疗法越来越受到患者的青睐。以广东省非遗“天灸”为例，每年就吸引了逾30万群众到医院贴药，医院“膏方节”已开展10年，数万人次服用过该院的协定膏方。大约每年有超过30%的患者获得了传统疗法服务，中医特色疗法为中医院发展与造福人民群众，发挥着越来越重要的作用。

在第十届“杏林寻宝——全国中医药特色技术演示会”上，国家中

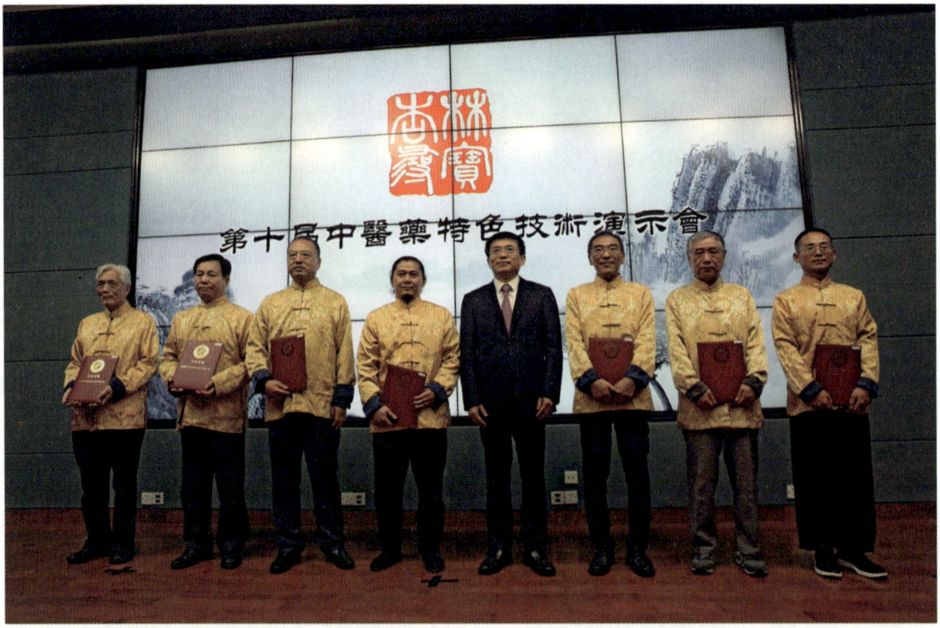

□ 国家中医药管理局局长于文明出席“杏林寻宝”十周年活动，为献宝专家颁发证书

医药管理局局长于文明感慨地说："中医药发展迎来了天时、地利、人和的大好时机。习近平总书记对中医药事业非常关心，做出了一系列指示和批示，要让我们继承好、发展好、应用好中医药，把中医药治未病、治重大疾病的协同作用和康复作用发挥好。改革开放前沿的广东人，走在深化医改前沿。吕院长有超前的眼光，有战略性思维，做了该做的事情。我们应该感谢吕院长，在十年前就超前地把中医药宝库中的瑰宝挖掘出来，使我们的民间特色技术疗法得以传承，让患者得到了享用，为人民群众的健康做出贡献。"

枪法准，子弹也必须精良

人类与疾病做斗争，就像战场对峙，医生就是神枪手，枪法准，子弹也必须精良。优质药品就是战胜疾病的子弹和武器。因此，要提高中医药临床疗效，中药饮片质量是关键要素。

为了培养高水平的中医药临床人才，医院邀请了一批全国名老中医到医院带徒。北京的两位名老中医焦树德和吉良辰，一到医院就要去药房看看。到药房之后，两位老人家逐个拉开百子柜看，用手触摸，最后，对吕玉波说："你们的饮片，看上去很漂亮，但缺乏传统的加工炮制，大大影响了疗效。你要我们来带徒，首先要解决好这个问题。"

广东省中医院的思路一下子豁然开朗：对呀，过去推动传承工作，更多的是关注医的传承，忽略了药的传承。医院开始四处寻找坚持传统加工炮制的中药饮片厂。刚开始和几家中药饮片加工企业谈，他们都不愿承诺恢复传统的加工炮制，毕竟要做好这件事，一要增加投入，二要加大成本。当时只有一家企业愿意做出这种承诺，合作就此开始。

老中医们特别看重中药饮片的传统加工炮制。他们担心数千年实践提炼出来的精华失传，希望在广东先探索做起来，从而影响全国。他们提建议促落实，焦树德老还把好朋友、同仁堂的老药工李恩波介绍给医院，动员他到广东落户传承经验。这位老药工尽心尽力，直到90多岁才离开饮片加工炮制第一线。为了培养更多高水平的中药人才，吕玉波几上北京，用真诚感动了国医大师队伍中唯一一位中药专业的金世元大师，把已经关好的山门开出一扇，接纳了广东省中医院的两个关门弟子。

要提高中药的治疗效果，除了坚持传统的加工炮制之外，保证药材的地道性、配药质量的标准性，也同样重要。

一次，一位住在广东省中医院二沙岛医院的发热病人高热不退，请了省内最著名西医院的顶级专家几次会诊，想了很多办法，都没解决问题。恰逢任继学、路志正在医院带徒，医院就请二人和邓铁涛一起去会诊。他们诊脉后，经过认真讨论，基本达成共识，开出处方后，却为了细辛这味药多1克还是少1克争论了很久。当时已经是晚上10时多了，回到住的地方睡下，可能要到凌晨了。一直在旁陪伴的吕玉波心痛了，他们都是八九十岁高龄的老中医，休息得太晚会影响健康，就打断了他们的讨论，说："老师们讨论这1克、0.5克的差别，你们的精算很可能在药房配药时就被打乱了。"

在送他们回去休息的路上，吕玉波边走边想，高水平的中医，用药都很精细，两两甚至是钱钱计较。一般医生针对就诊病人一次往往开出3—5剂药分次服。药师在配药的时候，因为候药的病人比较多，不可能逐剂去称，往往克数乘以总剂数，用秤称个总重量，再凭自己的经验分配到各剂。这种传统的配药方法，往往是配不准的，有的剂多了，有的剂又少了。如果把中药饮片改成小包装，事先就称准分装好，就不仅保证了饮片重量精准，而且饮片干净，品种、产地、重量、生产厂家、生产日期都标得清清楚楚，都可溯源，从而保证了药品的质量。

很快，中药房百子柜里的散装饮片变成了小包装的饮片，昔日到处灰尘的中药房变得窗明几净了，药师过去穿在身上的工作服总是脏脏的，现在变得干净整齐了，工作效率也提高了。

时任卫生部副部长、国家中医药管理局局长王国强第一次到广东省中医院的中药房视察，见了这种情况非常激动，说这么多年的梦想在这里变成了现实。国家中医药管理局很快召开了现场会，向全国推广广东省中医院的做法。

点燃创新的激情

无法忘怀的起步“家底”

1993年，广东省中医院历经改革阵痛，各项工作开始有了起色。这一年，恰逢广东省中医院60周年院庆，医院获得“全国示范中医院”荣誉，可谓“双喜临门”。

来参加活动的时任卫生部副部长、国家中医药管理局局长张文康向医院提出了“把省中医院建设成为全国一流的、现代化的、综合性的中医院”的目标，要把广东省中医院建设成为“中医系统的协和”。

可是理想很丰满，现实很骨感。随之而来的国家中医药管理局医院等级评审，给了医院一记重锤。

当时的广东省卫生厅副厅长、广东省中医药管理局局长张孝娟向国家中医药管理局建议，在广东试点中医医院三甲评审，选中了广东省中医院。这对医院的成长与发展而言，是一个绝好的机遇。领导班子欢欣鼓舞，希望成为全国第一家三级甲等中医医院，专门成立“创三甲”办公室，全力以赴迎接评审。

可一看到评审条件，大伙儿都傻眼了。其他还好说，但科研条件差距太大，评审要求必须有5个以上政府资助的科研项目，国家、省或市一级的都行，还要求近十年来在全国杂志发表至少10篇论文。这可谓非常基本的条件，但这两条，医院都达不到。

回忆起当时医院的科研情况，黄春林教授说可以用“三个大零蛋”

来形容，国家级的项目为零，省市级的为零，甚至校院级的都为零。全院找不到一个像样的科研项目。文章呢？当时还没有核心期刊的要求，只要在全国杂志发表均可，然而医院医教处将图书馆翻了个底朝天，好不容易才凑到了6篇。

最后评审时，医院的总分是过了，但科研项却重重失分。广东省中医院的班子感到很惭愧，这么低的要求都达不到，感觉“真丢人，真窝囊！”。

这可愁坏了当时分管教学科研的副院长禤国维。他听说国内某个大医院正在开展博士生培养，便想和他们联合设立博士点。可对方一听是广东省中医院，不假思索地拒绝了，认为“实力不够”。若自己无法独立主持项目，能否参与其他医院的项目，比如通过提供病例配合他人研究，从而提升医院的科研水平？可一对接，统统碰钉子。

“用今天的话来说，就是人家不跟你一起玩，嫌你水平太低，不值得合作。”大家至今记得，年近花甲的副院长禤国维说起这些窘况，当场泪洒班子会。为此他建议成立科研科，推动医院的科研工作。

可不行的不光是科研。班子成员们聚在一起算了一下家底：没有一个省级以上临床重点专科；没有任何级别的重点实验室、研究基地；没有一项自己主持的省部级项目；研究生寥寥无几，仅有一个博士生，更不要说博士生导师。

1993年的门诊量和收治病人数也不好看，从1984年改革以来，广东省中医院业务量逐年增长，可1993年与1992年相比不仅没有增长，还有下降的趋势。有人说，是医院业务空间太小，可位于大德路的老院区内，1986年建了1万多平方米的门诊大楼，1992年又建了5000多平方米的第二栋住院大楼，能盖的地方都盖了。而1988年和1990年，医院还先后开设了下塘门诊部和天河门诊部。

根本原因还是内涵建设没跟上。只有形成医院的人才群、专科群，才会有患者群。医院要发展，必须以内涵建设为核心，走质与量协调发展的道路。医院将学科建设的思路总结为三句话：“凝练学科方向，汇聚创新人才，构筑研究平台。”

当时医院多个学科（专科）都缺乏明晰的主攻方向，脚踩西瓜皮，滑到哪里算哪里，因而学科（专科）缺乏深度的学术积累，出不了成果，形成不了特色。在队伍建设上，缺乏梯次，也没有形成结构合理的人才群，那时的医院更谈不上搭建成就人才的平台。学术建设中，发展规划、主攻方向、人才队伍是关键的三要素。这些都是当时医院的薄弱环节，医院要把补齐短板作为推动科技创新的突破口。

早期，面对医院科研几乎一片空白、没有人重视的局面，医院领导班子很是犯愁。怎样构建一种既有动力又有压力、既有激励又有约束的运行机制，调动大家做科研的积极性呢？

于是，医院组织了几批人到全国各地去学习，其中一组人由黄春林带队到上海、南京学习。他回来汇报时，介绍上海曙光医院的做法，他们根据各个科室的学术水平、业务能力的高低，把科室分成A、B、C三级，对科室进行分类管理。当时，班子听到这个分级管理办法，很受启发。如果以业务能力和学术水平为标准，对科室进行分级，并且和分配制度、人事制度挂钩，把科研作为分级评价的重要内容之一，就会形成强大的推动力，调动起大家科技创新的积极性。

ABC等级制度改革便是在这样的背景下诞生的。同时，对于科主任们而言，感受最直接的还有为期两年的考核。当时，医院规定，科主任的任期为两年。两个任期内若能把科室从C级带到B级，或保持在B级甚至达到A级，科主任在任期满的时候即实行考任制，群众满意度不低于70%的，就继续连任；如果在任期内，科室降级到C级了，科主任任期满后，就实行竞聘制，科主任推倒重来，重新参加竞争上岗。将科主任考核和学科建设成绩挂钩，促使科主任狠抓科研的制度给科主任们带来很大压力。刚刚实行时，有些科室降级了，科主任都难过得哭了。

针灸科就是出了名的从C级向A级迅速跨越的科室。现任大科主任符文彬回忆起2000年他刚当上科主任时，科室评级为C级，科研水平在医院是出了名的差，没有研究生导师，只有1个广东省中医药局的科研项目。

尽管业务繁忙，符文彬仍每天坚持学习，思考如何提升科室的科研水平。他回忆道：“从20世纪80年代陈全新主任开发针灸电子软件，到我本人用眼针控制哮喘发作，以及2000年带领米建平、张洪来、樊莉等医生写了10个科研项目申报书，逐渐获得立项，我们的思维也变得开阔起来。”后来，针灸科引进了刘建华教授，建了实验室，并与广州中医药大学副校长许能贵教授合作，组成了学科团队，最后还拿了医院第一个国家科技进步二等奖。

经过大家不断的努力，2002年，针灸科从2000年的C级科室升为B级科室；四年后，2006年，晋升为A级科室。此后多次被评选为全院A级科室。

近二十年过去了，广东省中医院针灸科不但科学研究水平走在国内同行前列，临床疗效也明显提高，对主攻方向的疾病以及常见的效应规律基本明确，其中治疗缺血性中风、帕金森病、颈源性眩晕、抑郁、脊髓损伤、共济失调等疑难重病在全国领先。此外，科室的亚专科分化明确，形成了脑病、抑郁相关病征、头颈肩背痛、肥胖内分泌等10个亚专科，并合理建立人才梯队。

如今，针灸科已是广东省中医院的强科，符文彬回首往事时经常感慨抓科研对科室的进步很有帮助。他说：“我们坚持以科学研究为中心，促进临床学科的发展，形成一个良性循环。没有科研就带不了研究生，科研级别就上不去，没有科研就提高不了临床思维，掌握不了疾病规律，所以科学研究是为临床服务的。”

为了鼓励大家做科研，医院还设立了不少奖励政策，比如设“中标奖”，对于中标的项目，医院根据中标项目的级别给予不同的奖励；设立“论著出版奖”，对出版专著获得的稿费，医院再按同样金额奖励给作者。医院当时虽然资金紧缺，但是还是咬紧牙关，拿出了5万元设立科研基金。后来医院收入渐渐提高，又改为拿出总收入的1%—3%来做科研基金。开展临床研究既要书写临床病历，又要填写科研观察表格并分析，工作量大很多，很多医生嫌麻烦不愿意做。为了激励他们，医院设计激励政策：看1个科研病例按3个普通病例计算工作量！在这样的激励条件下，全院科研的气氛越来越浓厚，但也逐渐暴露出一些难以解决的矛盾。

临床科室方面，有些科室已经在承担一些国家级的项目，但是临床医生要出诊，要管病房，还要写病历，几乎没有时间和精力去做科研。部分科室会安排一个医生脱离出临床，专门做项目。这无形中增加了临床科室的压力，制约了科研的发展。

实验室方面，当时有中心实验室、中药制剂实验室、重点研究室等机构，运行机制活力不够，激励机制不足。

引进人才方面，医院千方百计引进的高层次人才，亦需要配置团队以开展科研工作。

在医院承担大量项目、科研竞争力越来越强的背景下，如何进一步调动科研人员积极性、产生有分量的研究成果成为核心问题。

不断地思考与探索，渐渐有了思路。医院领导班子了解到，发达国家科研管理使用的是PI制。当时，医学类的科研单位还没有使用这种管理机制的机构，而中国科学院1999年就逐步开始试行PI制。于是，吕玉波带着管理团队专门到中国科学院大连化工研究所学习调研，得到很大的启发。说到底，PI就是项目负责人，PI制就是项目负责人负责制，围绕着PI带领团队们实施的项目，进行人力、财力、物力资源的配置。这种科研管理机制，对于充分调动科研人员的积极性，多出成果、早出成果，有着极大的推动作用。

2011年，广东省中医院在全国中医医院同行中率先推行PI制。医院提出，只要符合条件的，都可以申报PI并组建创新团队。原来的中心实验室和中药制剂实验室进行了部分改制，新组建了5个团队。医院还设置公共实验室，为科研人员提供公共的服务平台。同时，加强实验室设备管理，促进“统管共用、资源共享”，并负责实验室的安全。

为了配合PI制的实施，科研人员的奖金制度也进行了调整。过去科研人员领的都是平均奖，所以临床的人都不愿去做科研，因为临床奖金高，多劳多得。为了鼓励大家参与科研工作，医院出台了一项政策——要求做科研的人员的收入水平不得低于在临床上同类人员的收入水平，比如副高职称的人去到团队依然是领同科室副高水平的奖金。

为了进一步加大对PI团队的激励力度，医院对PI团队实施分级管理。组建的第一个建设周期（3年）按C级团队管理，从第二个建设周期开始根据考核结果分A、B、C三级管理。连续两个周期被评为C级的团队及未达到基本运行条件的团队须解散。

随着发表的文章数量越来越多，论文考核的标准也有了变化。卢传坚副院长介绍：“一开始我们没论文的时候，有论文就奖励；然后是只奖励中文核心期刊的；进而只奖励SCI文章；再到后来不仅仅看期刊的影响因子是否高于5分，还要看它的分区，因为不同领域，人们的关注度不同；现在还会关注基本科学指标数据库（Essential Science Indicators，ESI），按被引频次的高低衡量研究的绩效，文章列入ESI高被引，即使影响因子不高，也说明其对领域的科研贡献度高。我们是中医院，未来科研的考核方向会侧重于中医内涵的临床研究。”

为了鼓励团队联合攻关，广东省中医院制定了鼓励院内协作制度。假设一个团队申请到一个大项目，但需要与本院其他团队或部门合作，可以院内合作协议的形式去体现合作研究产生的价值。比如说甲方团队要给乙方团队100万元的经费去做研究，那么双方签订协议后，100万元的业绩就归到乙方团队了，平时发放的津贴和最后的团队考核都会做相应的调整。

就这样，医院以团队PI制为核心，制定了一套覆盖科研、人事、设备、财务等多方面的管理制度，形成了既有动力又有压力、既有激励又有约束的竞争与激励机制。如今，医院已有50个创新团队，1/3的研究侧重临床，1/3侧重基础，剩下的1/3是方法学团队和研究质量控制、标准化和创新转化等团队。

PI制以成果为导向，对调动科研人员的积极性起了很大的作用。但是随着科研工作的深入，解决学科发展中重大问题的需求越来越迫切，需要整合多个PI团队，汇聚多种力量，才能有所突破。广东省中医院人又在探索与之相适应的新的运行模式。

近10年来，医院主持了140多项国家重点项目，包括863计划、973计划、国家科技支撑计划项目和国家自然科学基金重大项目。国家自然科学基金面上项目和青年项目稳占全校立项数的1/3，另有省部级项目500多项。

科研水平实现了质的飞越。全链条研究设计已成为常态，临床研究不再只是单纯的临床评价，而是进行全链条设计：研究问题源于临床，提炼成为科学问题，科学设计方案，将临床评价与机制研究有机结合，研究过程严格质控，数据分析科学规范，确保研究全过程符合伦理规范并与国际接轨。“对临床研究最高级别的认同之一是被国际指南采纳，这对提升中医药循证研究水平并推动中医药走向国际具有很大的贡献。我们有的研究做到了。”卢传坚说。

基础研究与临床紧密结合，并围绕中医药的物质基础和效应机制来展开，最终的研究结果也将“反哺”临床。

同时，广东省中医院通过与企业形成战略联盟，加快转化，转化形式包括诊疗方案被国际指南采纳、中药新药开发获批准和技术服务包被采纳推广等，创造更多的社会效益和经济效益。对于职务发明成果转化所得收益，医院以高比例奖励参与研发的学术带头人及其团队，重视和体现人才在产学研转化过程中发挥的创新作用，有效调动了广大员工技术创新的积极性。

2018年，林毅教授多年治疗乳腺疾病经验方研发的金蓉颗粒上市，是国家实施药品上市可持有人制度以来，第一个由研发机构作为持有人并获得新药证书、生产批号，实现产业化的中药创新药。

建一支善于创新的队伍

在有些人的认识中，对一家中医院强调科研似乎有些“强人所难”。广东省中医院回应：“没有学术的专科不可能是高水平的专科，只懂技术不懂学术的医生，充其量是个医匠。”

担任过医院新药开发办主任的何羿婷回忆起自己研究生毕业时来医院做科研的窘境：“那是1992年，在此之前，省中医基本上只招本科生，整个医院的学历结构中几乎没有硕士和博士，这种情况下医院很难发展上去。”

队伍科研素质低，不具备基本的科研思路，不了解科研工作如何开展，不掌握科学研究的规律和方法，就不可能从根本上解决科技创新的问题。

不过，做科研也要从医院的实际情况出发，才有发力点。医院的实际是什么？广东省中医院最大的优势是病人量大，可提供样本支撑，而且临床医院需要做最适合的临床研究，然而，做临床研究，空有病例不行，还得有研究的方法。

黄春林说：“由于医院当时没有研究生，主任、副主任这一级别的基本不懂科研方法。”为了解决这个问题，医院专门请来广州中医药大学临床科研设计衡量评价（DME）国家培训中心的老师带着团队为医院骨干举办科研方法学习班。经过5年的系统培训后，发表的科研论文每年几十、几百篇地涌现，专著出版了十几套，科研项目也实现了零的突破。

这位对医院科研发展影响颇大的DME中心老师，正是广州中医药大学首席教授赖世隆。

20世纪80年代，赖世隆从国外研修临床研究方法学成归来，开始担任广州中医学院科研处、临床药理研究所的负责人，呼吁并试图将临床研究方法学（临床流行病学/DME）的方法运用于中医药领域。这套方法是以流行病学方法为基础，吸收了运筹学、社会学、心理学等有关学科的研究成果，用于指导对人群健康状况的分析和疾病防治规律的探讨。

尽管今天临床流行病学/DME方法在世界范围内广受认可，但在当时，赖世隆的呼吁却没有人回应。他认为方法学坐在办公室里是研究不出来的，一定要跟临床结合，所以想与医院合作。

一个苦于没有研究方法的指导，另一个愁于没有病例样本支撑，两方碰面后一拍即合。在医院领导支持下，赖世隆抓了神经内科为试点，借鉴循证医学的方法，开始高水平的临床研究。此后几年，医院的一些科室诸如妇科、心血管科、皮肤科、骨科开始与DME中心联合申报国家级项目、承担新药临床试验项目。“九五”“十五”期间，神经科、妇科还连续获得国家科技攻关计划项目，逐步形成了自身的学科研究方向。2000年通过筹建科技部国家新药（中药）临床试验中心、持续的院内学术骨干药物临床试验规范（GCP）和科研方法学培训，为医院科研发展培养和储备了一批人才，也极大地提升了各个专科的临床研究能力和影响力。医院聘任赖世隆、梁伟雄两位教授担任新药（中药）临床试验中心（GCP中心）主任，借助承担的863计划、重大新药创制项目课题连续近10年的资助，不仅提升临床研究能力，也带动了其他专业诸如临床药理、检验专科的飞速发展，检验检查获得国家认可委认可，检验结果获得全球承认，逐步使医院成为GCP行业翘楚。

中医循证医学与临床研究服务团队负责人郭新峰提到恩师赖世隆，崇敬地说道：“赖老师经常教导我们的一句话是——‘吾爱吾师，吾更爱真理；吾爱中医，吾更爱真理。’这句话是我工作一直以来的座右铭。”

赖世隆教授的加盟，还给广东省中医院带来了循证医学。中医医学模式和循证医学模式的相同点是重视证据——来源于临床的证据而非实验证据。问题的关键是要借鉴循证医学的原则与方法，建立一套适合中医药学特点的中医药学循证医学。

循证医学的研究结果被世界广泛认可，医院借鉴循证医学的方法，有利于推动高水平的中医药临床研究，有利于推动中医药现代化和国际化发展。逐步地，形成了循证中医药学，这是循证医学中国化发展的成果之一，它借鉴循证医学的理论和方法，收集、评价、生产、转化中医药有效性、安全性和经济性证据，揭示中医药临床作用的特点和规律，并指导临床指南、路径和卫生决策制定。

那么，如何将中医药证据更广泛地转化应用于临床实践、提高临床疗效呢？有鉴于此，2006年在国家中医药管理局行业专项资助下，由吕玉波和吴大嵘组织方法学团队和全院多个专科，采用循证医学方法进行制订中医、中西医结合临床路径的研究。正如当时吕玉波回答国医大师邓铁涛关于临床路径无法辨证论治而限制中医发挥的质疑时所说，中医临床路径是让更多年轻医生直接应用名家辨证论治经验，使中医经验得到广泛应用，从而提高人群总体临床疗效、降低医疗费用。项目由于取得突出的学术影响、医疗和社会效益，2014年获得广东省科技进步奖一等奖，这也是广东省中医院的第一个高级别的科技奖项。

2009年医院成立了中医药临床研究方法学重点研究室，建立起了多个不同研究方向的方法学团队，为医院各个专科提供强有力的支持。在“十二五”期间，方法学团队人员与肾科、皮肤科、肝病科合作，在“十二五”国家科技支撑计划项目的申报、设计、实施和总结方面发挥了重要作用。2019年又获得了国家重点研发计划项目的资助，开展智能中医药循证医学探索。在2018年省部共建中医湿证国家重点实验室的申报和建设中，方法学团队人员又发挥应有作用，承担了证候标准、评测工具和队列研究平台建设的任务，为实验室建设和研究任务的顺利完成奠定基础。

2008年开始，医院与澳大利亚皇家墨尔本理工大学合作，开展整合中医古籍和现代研究文献的循证医学研究，已经出版了多个疾病的20部中英文双语的专病专著，并在主流医学期刊上发表了许多论文。

一个高端专家就是一面旗帜，会带领某一个领域异军突起。医院打破传统观念，树立起“不求所有，但求所用”的人才观，积极申报和建设院士工作站和科技专家工作站等一系列灵活的、个性化的人才平台。

院士工作站是医院实现创新驱动发展战略、推动医教研高质量发展的“云梯”。在以院士为首的团队指导与带领下，借助培养与引进高端人才、资源整合、多学科合作、科学研究、成果转化等方式，带动相关学科在学科建设、高精技术、科研创新、人才培养等方面进入更高的领域。

成立陈可冀院士工作站。心血管专科作为医院的重点专科，借助自身原有的特色及优势，通过专科综合实力及专科区域医疗联盟的发展，依托国家中医药管理局重点专科和广东省临床重点专科平台，以心力衰竭、冠心病等中医优势病种为突破口，以人才建设为纽带，以心血管专科重大研究项目为载体，借助陈可冀院士团队强大的科研设计、成果转化能力，把本专科建设成为综合实力过硬，中医特色与优势明显，传统中医学与现代医学完美结合，注重医疗、教学、科研全面均衡发展，岭南地区一流、国内知名的研究型心血管病诊治中心。

合作共建刘良院士工作站。依托于广东省中医院及澳门科技大学中药质量研究国家重点实验室等教研机构和企业等平台，开展青藤碱制剂的多中心、双盲临床研究，中医药经方的转化与应用研究，类风关等风湿病的特异性血清生物标志物IgG N-糖链芯片技术的临床推广应用研究，正清风痛宁三联序贯疗法相关研究，风湿病中成药上市后再评价研究，类风关中西医结合方案的回顾性分析及队列比较研究，并借助风湿病专科网络开展风湿疾病相关的临床应用、科研转化、技术推广。同时，结合临床问题提出科学假说，对接澳门科技大学中药质量研究国家重点实验室及广东省中医院省部共建中医湿证重点实验室，联合申报学

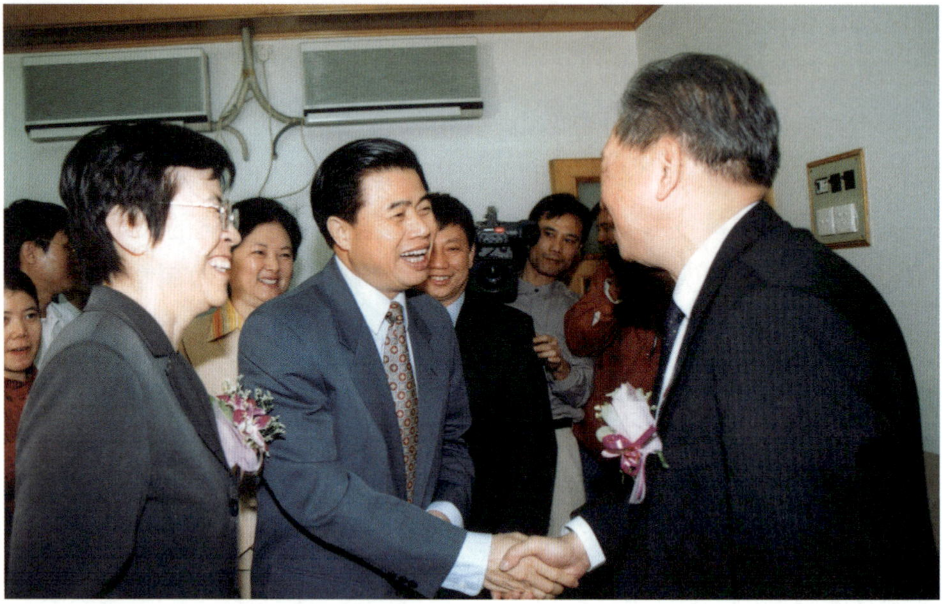

□ 时任卫生部副部长、国家中医药管理局局长佘靖，时任广东省省长黄华华到医院看望帮助广东省中医院建设发展的陈可冀等著名专家

科相关项目。

为了吸引高端专家，医院积极申报广东省科技专家工作站，于2020年8月获批，并建立李兆申院士、俞梦孙院士科技专家工作站。期望在代表国内医学发展最高水平的医学界院士的带领与指导下，能更好助力医院各专科人才培养、学科建设、高精尖技术研发、科研创新等方面建设，搭建一系列与国际接轨的高水平科研平台，形成一系列与国际接轨的技术规范，使研究成果为国际所认可，从而实现相关学科科研、诊疗水平的跨越式发展。

建立李兆申院士科技专家工作站。针对脾胃病专科病种的复杂疑难及危重状态，提高收治比例及诊疗水平，尤其是进一步发挥中医特色综合治疗的优势，达到缓解疾病症状、稳定病情、抑制或逆转恶化以及预防复发的临床疗效。引进开展复杂疑难及危重病种前沿诊疗技术，运用放大内镜、染色内镜、超声内镜等现代科技成果，加强慢性胃炎伴癌前病变、大肠早癌等疑难危重疾病的诊治技术，拓展与具有高水平内镜技术的西医同行的协作与交流，不断提高专科内镜诊治慢性胃炎伴癌前病变技术的影响力。同时，围绕目前技术难点，探索开展技术创新，领衔专科发展。

建立俞梦孙院士科技专家工作站。借助院士在健康医学领域的前沿工作基础、经验与成果，帮助医院突破中医药健康服务领域发展中的“生命健康状态辨识与诊断”关键技术瓶颈，进而在学科领域中进一步走向引领地位。从“生命健康状态辨识与诊断”环节切入，开展中医生命健康信息采集、健康辨识与诊断模型构建、健康辨识与诊断关键技术装备、标准化治未病服务包与产品、治未病健康服务模式与示范研究，形成现代化的中医治未病健康服务链在广东落地，确立医院、广东在中医药健康服务领域各自的引领地位，促进中医治未病成为广东与国家经济、科技的新的增长极。

据不完全统计，中青年业务骨干中，有20人成为全国重点临床学科、重点专科的带头人，他们中间有1人已成为全国一级学会的副会长，有5人成为全国专业委员会的主委，有33人成为全国专业委员会的副主委，有25人成为省专业委员会的主委，甚至有些是西医专业委员会的副主委，有64人主持过国家科技攻关计划重大项目和国家科技支撑计划项目，其中包括863计划。

科研，是为临床服务的

科研点燃了激情，有了科学的方法，还需要制定长远的研究规划。毕竟，科研需要长期的财力、人力、物力等投入，要有持之以恒、持续不断的努力，才能有所突破。考虑到医院科研要为提高临床疗效服务，因此要在临床实践中提炼科学问题，并在临床实践中研究，研究成果回归临床，促进临床疗效的提高。为此，贯彻“有所为，有所不为”的方针，集中资源，围绕着中医药的临床关键问题，提炼了三个主攻方向，一是中医的证候，二是中医药的疗效评价，三是围手术期的中医药作用。

国家、省、市各级别项目申报都会有申报指南，为了能立项，很多人都照着指南上的方向写申报书。这种应标式科研很有可能导致团队研究方向与医院希望的方向发生偏移，而且不能在一个方向上持之以恒地做下去，做深、做透，中标率也很难有大的提高，也难以期望酝酿出大成果。为此，广东省中医院设置了院内项目的形式，通过广泛征集临床问题形成申报指南，这样与医院的整体主攻方向也能保持一致。很多团队感到有了医院的立项和支持，很多在外无法立项的课题，在院内能够持之以恒地进行研究，科研的动力和信心更加足了。

何羿婷早期去北京学习科研管理经验时，协和医院的“做科研的目的就是为了解决临床问题，临床的课题就是科研要解决的问题”的经验，深深地印在她的脑海中。此后广东省中医院几十年如一日，一直秉承这样的理念开展科研工作。医院强调：“我们科研问题的提出，必须来源于临床；科研结果的评价，要来自于临床；科研结果的使用也必须回归到临床。”

在做科研的过程中，必须时刻牢记科研是为临床服务的，在临床诊疗的过程中，也要时刻站在科研的角度。卢传坚举例道：“一个医生，如果他只是在门诊看病，一天看50个病人，病人来来去去可能就是那几种疾病。但如果他科研做得很棒，他可能就看5个病人，但这5个病人都是疑难病，别人看不好的才找他的。他在看这5个病的过程中，带着科研的眼光，对解决这5个疾病就做出了很大的贡献。所以科研对于人的能力提升是必不可少的。”

短短几年，广东省中医院的科研开始有了起色。1996年，广东省中医院科研课题“中医治疗出血性中风的临床、实验研究与新药开发”“高血压性中大量脑出血血肿清除术和中医药治疗的临床与实验研究”“中药莪术油球微粒肝动脉灌注栓塞治疗原发性肝癌的研究”“中医药治疗老年性痴呆的研究”，被列为“九五”国家科技攻关计划项目。

海归博士曾星的加入，使医院实验室建设有了坚实的基础。1998年，曾星在引进后的第一年就获得国家自然科学基金项目的立项，实现了医院零的突破。

这些重量级项目的获得，为广东省中医院的科研打入了第一支强心针，整个医院科研的气氛被提振起来。重大项目的承担让科主任们换了脑子，医院的政策也随之进行了调整，强调科研要“有所为，有所不为。科研要为专科建设服务，要为提高临床疗效服务”。

更年期综合征是医院妇科学术带头人王小云多年研究的领域。这是妇科常见病，发生率高达82.73%，治愈困难，给病人及家属带来莫大的痛苦。很多医生不愿意接触这些患者，因为她们脾气不好，一会儿哭，一会儿笑，病情容易反复。王小云觉得这些病人特别可怜，因此接诊时特别有耐心，也查阅了很多文献，请教多位专家，有着扎实的理论基础和实践经验。

王小云继承发扬了中医“整体观”“心身合一”理论，采用“补肾调肝法”，运用中医“以情胜情”疗法，治疗心身症状。其临床疗效好，安全性高，自动进入了“十五”国家科技攻关计划滚动项目，由张伯礼院士亲自带领研究，当时仅两家单位可以直接进入滚动项目。接下来的“十一五”国家科技支撑计划、国家中医临床研究基地拓展病种等项目，均将其作为重点项目支持。广东省中医院妇科在更年期综合征研究方面取得了一系列重大成果，成为全国该领域的领头羊。

随着医院科研工作的起步，有专家就提出，手术有祛邪扶正之用，而中医医院，尤其是现代化的中医医院，要实现“以病人为中心”，不能没有手术，而且应当把发扬光大古代名医华佗之术作为己任。为此，自2004年起，医院党委决定把围手术期研究作为医院的科研三大主攻方向之一。

中医要在手术领域实现弯道超车，真正为病人健康福祉着想，谈何容易？切入点、突破口在哪里？经过多年努力，外科学术带头人陈志强教授带领相关团队以围手术期为研究重点，有力推动中医医院外科在手术规范、手术水平、技术人才、先进设备与专科品牌等方面的整体提高，实现了中医药事业的新的突破。

2005年，广东省中医院在广州承办中国中西医结合学会主办的全国首次中西医结合围手术期医学专题研讨会，联合全国专家专题探讨围手术期中西医结合临床与研究问题；2009年申请“十一五”国家科技支撑计划获得立项，领衔全国多中心开展“围手术期中医外治疗法的临床示范性研究”；2010年院内研究聚焦围手术期共性关键问题，以术后胃肠动力快速恢复为主攻方向。围绕围手术期术后胃肠功能障碍这一关键共性问题，应用中医“脾主运化”理论促进围手术期术后胃肠动力快速康复，开展临床、基础、评价标准、新药、理论创新等系列研究。

陈志强教授创新性提出围手术期中西医结合研究的核心理念是“快速康复”，认为择期手术后患者除了手术所伤、气滞血瘀和胃肠气机阻滞以外，手术创伤的同时也导致气血亏虚和气阴两虚，其核心病机主要为“虚”，或者以“虚”为主、虚实夹杂，围手术期术后胃肠功能障碍的核心病机辨证为“脾虚气滞、腑气不通”，为中西医结合围手术期研究提供了方向指引和理论支持。其中，《围手术期术后胃肠功能障碍的辨证论治策略》入选中国科学技术信息研究所领跑者5000（F5000）项目，在国内围手术期领域具有广泛的影响力。

回望这一路，广东省中医院始终以自身实际情况为出发点，先后确定了中医证候、临床疗效评价和围手术期研究作为重点研究方向。

中医证候是疾病在产生和发展过程的综合表现，能够不同程度地揭示病因、病位、病势等病机内容。传统中医依靠望闻问切行走天下。辨证是中医学独特的认识疾病、诊断治疗的途径和方法，但长期以来，中医证候由于缺乏标准、缺少科学阐释被人诟病，对中医证候进行研究能让中医走得更远。

临床疗效评价的研究至关重要，现有的生物医学模式难以评价中医药的临床疗效，因此，难以彰显中医药的优势。在吸收现代医学合理的评价指标的同时，建立一套反映中医药学重视整体状态、关注系统功能特点的评价体系，显得特别紧迫与重要。

广东省中医院能成为当时业界开展手术量、种类最多和难度最大的中医医院，很大程度归功于围手术期合理处置对术后快速康复所起到的至关重要的作用。这恰是中医药的独到优势。

用科学数据诠释中医药的“能”

建设符合国际标准的医学检测中心

中医药源远流长、久盛不衰的根本原因，在于其经得起实践检验的临床疗效，这就是中医药“能”的魅力体现。但由于文化、历史等原因，以经验传承及个体化诊疗为主的中医药实践往往难以被现代医学所采纳。坊间不乏质疑声音：“中医药科学吗？”“中医药真能‘行’吗？到底哪里‘行’？怎么‘行’？能用科学研究得出的数据，用临床证据说话吗？”

一连串的疑问，同样困扰了正在谋求国际化发展的广东省中医院。时任副院长刘军回忆起，20世纪90年代医院跟一些国外机构接触，尝试探讨科研合作，就被他们质疑了。对方一来就问：“你们医院的检验结果如何？检验科有没有通过国际认证或认可？”通过国际认证或认可，可以保证检验结果可靠。不然，所做科研数据、检验结果不准确，可算是白干。

医院立马安排给检验科一项明确任务，务必要建成符合国际标准的医学检测平台，这对中医药的现代化发展尤为重要。

说起创建历程，检验科学术带头人庄俊华深有感触。1976年，庄俊华刚刚来到广东省中医院工作。当时医院的检验科规模很小，不到十个人，连个像样的仪器也没有。

“那时没人看得起中医院的检验科。”20世纪90年代，在中山纪念堂边的科学馆，每个星期都有各种专业的讲座，每次讲座都座无虚席。有一次庄俊华去参加一个讲座，旁边有人问她：“你们中医院还有检验科？”“处处都能感受到同行对中医院检验科的‘鄙夷不屑’和‘冷眼相待’。”在那时候，她立志一定要创造出自己的品牌。

1997年，二沙岛医院开张，从协和医院进修回来的庄俊华任检验科负责人。她只有一个想法，就是要把团队带成同行里的佼佼者。

机会终于来了。2002年，广东省中医院承担了863计划的其中一个项目。为了给项目提供更好的硬件支持，庄俊华想得最多的是怎样保证检验科的检验质量。怎样才能让结果得到外界公认？当时她了解到欧洲和中国香港、中国台湾等地的医学实验室都会做ISO/IEC 17025的认可，为此，庄俊华主任向医院汇报，医院决定以二沙岛医院检验科为试点，集中精力筹备符合ISO/IEC 17025标准的检测实验室。这是权威机构对实验室有能力进行检测或校准工作做出一种正式承认的程序，实验结果得到国际承认。

目标已定，立即行动。当时，国内没有一家医院的检验科通过这项认可，也没有任何可参考的资料，只有一本枯燥的准则，要根据准则写出体系文件，并指导实验室人员操作，难于上青天。为此，检验科派出两拨人分别到北京和大连参加内审员培训。培训时间短，回来后看着准则还是干巴巴的，依然很难理解，要根据准则的大纲要求来写出自己的体系文件、质量手册、程序文件、作业指导书、记录表格等等。庄俊华说，有时为了一个文件，甚至为了一个记录表格，他们都要苦思冥想、绞尽脑汁设计好几天。规范化管理、标准化管理势必会造成一些运行成本的增加，而且又在体系运行的初期，加上人员的培训、考核，加班加点是家常便饭。当时有些同事不理解，有些院外同行在等着看笑话。

功夫不负有心人。2004年4月7—9日，广东省中医院二沙岛医院检验科实验室通过了现场评审，成为全国第一家通过ISO/IEC 17025检测实验室认可的医院检验科。

2003年，国际标准化组织（ISO）依据ISO/IEC 17025检测实验室通用标准，发布了适用于医学实验室的专用标准ISO 15189。中国国家实验室认可委员会于2004年12月正式发布受理ISO 15189医学实验室认可。在通过ISO/IEC 17025实验室认可的基础上，庄俊华主任又带着团队着手准备申请转换为ISO 15189的医学实验室认可，并指导大德路总院检验科和芳村医院检验科建立、培训与运行ISO 15189质量管理体系。2005年6月，二沙岛医院、大德路总院、芳村医院三地检验科同时顺利通过ISO 15189医学实验室认可现场评审，成为全国第一家通过ISO 15189医学实验室质量管理体系认可的医院综合性检验科。通过认可的项目检测结果得到国际实验室互认组织（ILAC）的152个成员，全球128个经济体的承认和互认。

实验室的认可使广东省中医院的检验科在医疗、教学、科研、服务和人才培养等方面迈上了历史的新台阶。2004年，“NOVIA16急诊生化分析仪试剂包的研制”是检验科申请到的第一个省级项目。经过刻苦的钻研，该项目最终取得了骄人的成果——不仅顺利结项，而且试剂包的成功研制为医院取得了巨大的社会效益和经济效益。该成果获得广东省科技进步三等奖，是科室得到的第一个科技成果奖，同时还获得了CFDA（中国食品药品监督管理总局）批准的试剂生产批文，随后又获得了国家专利（中华人民共和国国家知识产权局血液分析试剂，专利号：ZL03113790.3），在广州军区总医院、中山大学肿瘤医院、广州市第十二人民医院等大单位获得验证，在大德路总院和二沙岛医院的检验科实现了临床应用。

2006年初，由检验科几位工作人员编写的《医学实验室认可质量体系范例》和《医学实验室认可质量体系文件编写指南》两本专著在人民卫生出版社出版。这套专著在全国各医院的检验科实验室通过ISO

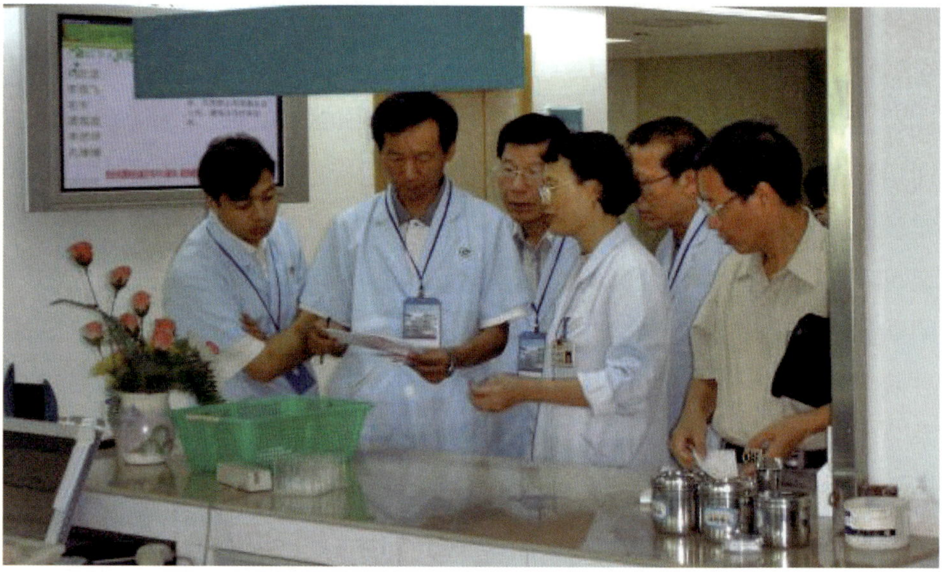

□ 广东省中医院检验医学部是全国第一家通过ISO 15189专家认可的综合性检验科

15189标准认可的进程中起到了很大的作用，成为各大医院检验科的模板。

然而，庄俊华和她的团队并没有停下前进的脚步。由于临床检验方法多种多样，各实验室情况也多有不同，当时检验结果不准确的情况时有发生。如何保证检验结果的可比性与准确性，成为实验室、临床、患者以及制造商所关心的问题。现任检验科大科主任黄宪章对此解释道：“实验室能力有两方面，一方面是检测，另一方面是校准。此前获得认可的都是检测实验室，也就是常规的检测方法获得认可，校准实验室相当于医学实验室的金标准，它涉及的检测项目可以溯源到国际标准。打个比方来说，就像格林尼治标准时，全世界的时间都以此作为标准。校准实验室就起到了统一这个标准的作用。”

广东省中医院检验医学部于2005年9月开始了校准（参考）实验室的筹建，并于2013年3月，通过了中国合格评定国家认可委员会（CNAS）：ISO 15195医学参考实验室和ISO/IEC 17025校准实验室的认可。

回想起创建校准（参考）实验室的经历，庄俊华直呼艰难，经费一度紧张到差点进行不下去。但是他们都看好这个平台，觉得大有前景，团队咬牙坚持干了下来。校准（参考）实验室从一个不足8平方米的地方，到现在的250平方米；从只有两台分光光度计的设备，到现在的三台质谱仪等各种高精尖仪器；从只有两个技术人员，到现在有六个专职人员，其中两名博士，四名硕士；从无到有，从少到多，到现在已建立校准方法30多项，其中21个项目通过了国家认可委员会的ISO 15195医学参考实验室和ISO/IEC 17025校准实验室两个国际标准的认可，16个项目进入了国际检验医学量值溯源联合会（JCTLM）校准测量服务目录，具有为全球提供标准品赋值服务的资质；已成功研制国家标准物质13项，其中3项进入了JCTLM标准物质目录，可以在全球销售；已建立3项校准方法并进入了JCTLM标准方法目录，这是实验室自己建立的新方法得到国际的认可。其中，实验室最先建立且目前是全世界唯一的，使用液相色谱串联质谱技术进行血清雌三醇校准的测量方法，为全球的企业和医学实验室提供标准化服务和技术标准。

无到有，从小到大，从大到强，广东省中医院5个院区的检验科全部通过了ISO 15189医学实验室认可，并做到了持续改进。课题、论文、专著、成果奖、标准制定、国际学术会议发言、国际合作等进入了国内先进行列。

2007年，广东省中医院检验医学部获得了本院的首个广东省科学技术进步二等奖。2009年，检验医学部入选科技时报社评选的“全国十大优秀检验科”。近年来获得辽宁省科学技术进步一等奖1项，广东省科技进步二等奖2项、三等奖2项，广州市科技进步三等奖2项。

寻求合作的单位多了起来，当时的卫生部临床检验中心、上海市临床检验中心、重庆市临床检验中心、广东省临床检验中心纷至沓来。特别是与广东省临床检验中心进行的深度合作，从最初的十个生化项目开始，到现在的血细胞等几十个项目，从广州的十家大医院开始，到现在推广到全省60多家医院，为广东省和重庆市的检验互认工作创建真正的技术平台。

2009年，时任中华医学会检验分会主委的尚红主任找到庄俊华，请检验科参加卫生部专项——“建立基于中国人群的临床常用检验项目参考区间”项目，这是新中国成立以来国内最大的检验多中心专项，也是第一个规范建立我国汉族人群参考区间的工作。广东省中医院检验科作为华南地区唯一代表参加，体现了中华医学会检验分会的认可。2019年8月，科室在众多中西医院中脱颖而出，作为唯一一家检验科被评为广东省高水平临床重点专科。

临床检验规范化与标准化的建设，为中医药的临床药物试验及中医药临床诊疗提供了高水平的检验标准化的技术平台，为中医药走向国际提供了准确、客观的检验证据，也带动了检验学科的快速发展。

中医药标准化工作从无到有

中医药标准是中医药事业发展的基础和保障，决定医疗服务质量。因此，广东省中医院始终重视标准化、规范化建设，推动各专科引入和制定了一系列诊疗规范、临床路径等中医药标准。

但中医药标准化之路并非一帆风顺，工作开展之初大家的认识还有不同。有些人认为临床情况复杂，难以形成统一的标准；有些老中医也提出是否会湮灭中医药特色的顾虑。

面对质疑与困难，院领导一边牵头组织力量进行科技攻关，一边逐一拜访名老中医做说明沟通工作：标准化工作就是要用标准这个载体把名老中医的学术思想、临床经验传承下来，并推广应用。不仅仅是老中医的数位徒弟使用，而是要各专科医生甚至全社会去使用，更好地服务人类健康。名老中医听后释然开怀，并为研制中医药标准建言献策。

2010年7月，医院正式成立了中医药标准化重点研究室，成为全国第一家成立中医药标准化专门研究机构的中医院。2011年，又将中医药标准化纳入广东省中医药科学院的九大战略研究领域，拉开了系统开展中医药标准化研究工作的序幕。

2011年8月，依托医院，正式成立广东省中医标准化技术委员会（GD/TC 31），这是由省级标准化主管政府部门批准成立的全国首个省级中医药领域的标准化技术组织。2012年，医院被遴选为国家中医药管理局第一批中医药标准研究推广基地（试点）建设单位，成为全国第一家通过AAAA级"标准化良好行为企业"验收的综合性中医院。

2014年，在广东省科技厅的支持下，建立了广东省中医标准化工程技术研究中心，致力于开展中医标准化应用、评价技术方法研究。随后，顺利通过国家标准管理委员会组织的验收，成为全国首个通过国家级标准化试点的医院，实现了从省内领先到行业示范。

2016年，医院联合GRADE（推荐分级的评估、制定与评价）中国中心、美国医师协会、日本MINDS（大脑研究计划）等组织发起国际指南协会亚洲分会（GIN-ASIA）。为加强与WHO（世界卫生组织）开展传统医学指南领域的战略合作，2018年2月经广东省编办同意，建立广东省国际传统医学临床指南研究院。

为了进一步以中医药标准化推动中医药国际化，2018年6月成立世界中医药学会联合会·国际中医药临床标准工作委员会，吕玉波当选为首届理事会会长，澳大利亚皇家墨尔本理工大学健康与生物医学学院执行院长薛长利教授、广东省中医院副院长卢传坚教授等9人当选为副会长，涵盖11个国家或地区。医院围绕医疗服务、中医药诊疗、科技研究等重点领域，牵头制定与发布了2项国家标准、21项行业学会团体标准、18项省级中医地方标准，为全国中医医院之最。

伦理审查首获国际认可

为迈出国际化中医药研究步伐，探索构建伦理审查体系是基础。早在1997年4月，经国家科技部与卫生部批准，广东省中医院就成立了国家新药（中药）临床试验研究中心。1998年，按照相关法规，为保证药品临床试验过程的规范和最大限度地保护受试者的权益和安全，成立了广东省中医院药物临床试验伦理委员会。

可这远远不够。新世纪初，医院在进一步探索国际合作研究中遇到了第二只拦路虎。时任副院长刘军说，当时准备合作的国际机构直截了当地问：广东省中医院有伦理委员会吗？伦理委员会是否通过认证？若没有，他们有理由相信，所做的科学研究没有经过伦理学的保障考虑，其研究得出的结果也不一定符合科学性，不一定符合伦理道德。

国际社会非常看重伦理审查，其中还发生了一个小插曲。当时，医院正与某名美国科学家谈科研合作，都快谈成之际，突然爆出对方可能涉嫌伦理审查中出现某些问题的情况，他的实验室就立马被美国方面取消。谈得如火如荼的合作项目，就这样被迫终止。

可见医院要走向世界，中医中药要参与国际化的研究，就必须建立规范化、标准化的伦理委员会，并通过国际认证。

2006年，广东省中医院伦理委员会成立。第一任伦理委员会主任委员是黄慧玲副书记，副主任委员是王小云主任。可如何与国际接轨？2008年前后，医院首先邀请了世界卫生组织伦理学方面的专家到院做培训。2009年，组建并先后调整了伦理委员会的相关附属架构。2010年11月，医院通过了世界卫生组织SIDCER（伦理审查委员会能力发展启动战略）国际伦理认证。这是当时广东省内首家通过此认证的单位，也是中医界第一批获得国际认证的中医医院之一。

在科学研究中，伦理审查就正如医院的感染防控，起到了确保科研质量的作用。在多方严抓共管下，2013年3月，医院伦理委员会通过世界中联中医药伦理审查平台评估，2013年6月通过世界卫生组织SIDCER认证复核，2015年8月通过中医药研究伦理审查体系认证，这是全国首批、省内首家中医药临床研究伦理审查体系CAP（美国病理家学会）认证。2017年6月委员会再次通过了世界卫生组织SIDCER第二次复核，2018年9月伦理审查体系再次通过CAP认证。

为推动伦理审查再往纵深发展，医院围绕伦理审查中的热点、难点问题展开研究，在全国率先发表系列学术论文，并多次在全国、全省的学术会议上交流。其中《科技期刊论文同行评议中伦理学风险控制与优化要点》一文获得了同行高度肯定。2015年，世界中医药学会联合会伦理审查专业委员会学术年会上评选出6篇优秀论文，广东省中医院就占了3篇。医院多位专家多次被邀请参与国家层面的制定伦理审查标准、开展全国各大医院伦理审查认证等工作，相关工作走到了全国前列。

一体化信息系统，做临床的同时就能做科研

一直以来，医院拥有着一批专家，也有着一大批病人，这原本是临床科研的一大优势，却因为旧有的信息系统对海量数据无法有效处理、分析，难以发挥应有的作用。

转机出现在2003年。当时，广东省中医院的两位女将杨志敏、林琳被选派到香港，用中医药抗击“非典”。其间，吕玉波和罗云坚去香港探望，与她们一起查房时，就发现香港公立医院的病人信息可以实时更新至电脑后台，这样医生们可从烦琐的事情中解放出来，可以充分利用临床数据做科学研究。杨志敏和林琳深入了解，才知道那是IBM公司开发的临床和科研一体化信息系统，做临床的同时就已在做科研。

很快，广东省中医院就与IBM公司合作开发了一套适应中医医院特点的临床和科研一体化信息系统。2009年，广东省中医院和IBM公司启动了“临床科研整合平台（CHAS）”，正式成立了中医临床科研基地综合信息化平台。

上线了CHAS后，医疗数据的价值得以体现。医生们从海量数据中“淘宝”，例如慢性肾脏病中晚期疗效评价，产生数据分析报告，帮助临床科研人员更好地对医疗资料进行分析处理并从中寻找规律。这不仅有利于名老中医经验的传承，也为慢性肾病的治疗探索出一条技术创新之路。平台能有效解决中医的效果验证问题，利用临床累计数据分析疗效，可全方位、可量度地分析疗效和病者反应，让中医疗法被更广泛地接受。

探索中医药为什么“能”

构建广东省中医药科学院

历经数十年努力，广东省中医院现代化科研辅助条件已基本健全，无论从检验科的国际化标准认证，抑或标准化实施、伦理审查、一体化信息系统、研究过程质量监控、数据处理等建设，都为探索解答好中医药为什么“能”奠定了基础。

医院提出，建高原，冲高峰。从地理概念上讲，高原是指海拔在500米以上，而且是地势相对平坦或者有一定起伏的广阔地区。对于中医医院而言，中医药事业要获得长足的发展，也需要有高出一般的创新平台，才能在高原上争创出高峰。

2006年，广东省委、省政府提出了建设中医药强省的战略决策，颁发了《中共广东省委、广东省人民政府关于建设中医药强省的决定》（简称“《决定》”）、《广东建设中医药强省实施纲要（2006—2020年）》和《广东省中医药发展“十一五”规划》，在全国引起了巨大反响。

《决定》中提出要建设几个机构，其中特别提出要整合资源建设中医药研究机构，也就是最为核心的广东省中医药科学院——以新的运行机制，组建一所现代化、一体两翼的广东省中医药科学院，成为中医药研究、高层次人才培养和引进的重要基地。

正在规划建设研究型的广东省中医院意识到，这是一个难得的机会，开始发力争取。一方面在原有的基础上，利用广东省中医院大学城医院的建设加强条件设施储备，另一方面在加快人才队伍建设和研究工作的同时，有意识地展示自己的研究成果。省里有关领导越发觉得广东省中医院的科研水平提升迅速，具备更强的实力。有一天，当时的广东省政协副主席、卫生厅厅长姚志彬陪同常务副省长钟阳胜、副省长雷于蓝到大学城医院考察。钟阳胜看到在建的科技中心大楼后，就提议将广

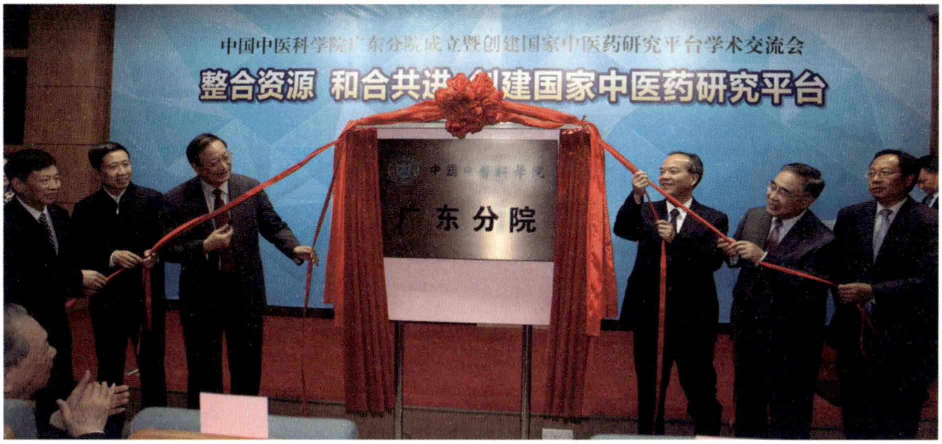

□ 2014年12月，中国中医科学院广东分院在广东省中医院挂牌

东省中医药科学院设立在此。三个领导反复讨论，均认为广东省中医院有能力将广东省中医药的科研水平助推到新水平，会全力做好协调工作，争取尽快落地。

医院领导班子非常兴奋。然而，又有了不同的声音。有人认为科研是个烧钱的活儿，没有直接的产出，总感觉是一种额外的投入，会背上包袱。

班子成员进行了深入沟通，形成共识："一家医院如果没有科研是走不远的，医生只能成为医匠，不会成为医学家。科技是让医院可持续发展的最大动力，它的隐性产出会比显性产出大得多。现在医院已经进入了用科技创新驱动发展的阶段，科学院的建设是一个千载难逢的契机，不能在我们手中错过。"大家终于下定了决心，建！

在广东省委、省政府的支持下，不到一年的时间里，编制和经费均审批通过。2007年，广东省中医药科学院正式挂牌，落户广东省中医院。

2014年，医院更是提出了"医院建设研究型医院，科室建设研究型专科"的目标。研究型专（学）科，应该成为急危重复杂疑难疾病的救治基地、转化医学的核心枢纽、创新人才的培养摇篮。吕玉波生动地比喻道："就是取得一般医院不能达到的疗效；看一般医院看不了的病；

解决一般医院解决不了的问题；出一般医院出不了的成果；培养一般医院成就不了的人才。”

2017年，由13位两院院士及26名学术顾问组成了高水平的学术委员会，有了专职科研人员的编制。广东省中医药科学院还具有优越的研究环境和先进的仪器设备。广东省人民政府每年下达的专门研究经费，成为科学研究强有力的经费保障。

有了建设中医药强省的政策做保障，广东省中医药科学院科研规模和创新能力跃居全国前列，展现出走向国际和持续发展的深厚潜力和良好态势。

为了推动广东省中医院的科技水平提高，医院希望借助中国中医科学院这一强大力量，带着医院往前走，医院提议把广东省中医药科学院建成中国中医科学院广东分院。得知这一设想后，时任中国中医科学院院长张伯礼非常支持，时任广东省副省长林少春积极支持，亲自带着医院领导向国家中医药管理局做汇报，得到了王国强部长的大力支持。在他们的推动下，医院顺利成为中国中医科学院广东分院。

申报国家中医临床研究基地

国家对中医药越来越重视。“十二五”期间，中医药领域启动了高水平的中医临床研究基地建设，这是新中国成立以来中医药领域最大的一个项目。关键是其建设的内容契合了医院用科技创新驱动医院发展，提高中医药临床疗效的目标，因此，广东省中医院下决心一定要把这个项目拿下来。

想要达到申请的条件并非易事。首先，需要请省级领导作为工作组的组长；其次，还需要通过省编办审批编制；然后，需要省财政厅的配套经费支持，同意拨款2.5亿元用于基地的建设；此外，考虑到要进行多中心的临床研究，需要使用院内制剂，必须得到省药监局的同意。

时任副省长雷于蓝爽快地答应成为工作组组长。有了省领导和中医药强省的政策支持，在医院领导班子的努力下，向省级多部门的申请一路绿灯均获得通过。

项目竞标时，基本条件具备了，还需要答辩和专家评审。对手实力空前强劲，申报现场可以说是名院云集、名医荟萃。很多竞争单位派出了院士参加答辩，这么强悍的阵容，着实令肾病科大科主任刘旭生感到紧张。最终，肾病科突出重围，作为答辩第三名获得项目资格，全国唯一的慢性肾脏病国家中医临床研究基地从此落户广东。

回顾项目的申报，刘旭生颇多感慨。这个成绩的取得与肾病科15年来持之以恒的科研探索密不可分。在汇报中，整个方案因关注到了疾病发展的全周期，涵盖了从预防、治疗、移植到预后管理等诸个环节，很好地体现出了中医整体化的特点，赢得评审团认可。医院前期召开了多次最高级别的研究方案准备会议、专家研讨会议，还邀请到了我国著名肾脏病临床医学科学家侯凡凡院士等诸多专家助攻。

当外界都为广东省中医院成功申请下来如此重大项目而欢呼雀跃时，刘旭生却比任何时候都感到任重道远，因为当时基地建设在全国都是空白的，如何建设，能建设成什么效果，没有经验可以借鉴。他至今清晰地记得院领导当时对他说的话：“我们现在拿到了项目，就要一心建好，如果建不好，验收不合格，恐怕我们都难辞其咎。”刘旭生随即保证一定动员全科力量建好基地，院领导强调说：“不仅要动员全科室，还要举全院、全省、全国之力把基地建好！我们必须建好！”

关于研究方向的定位问题，可谓是慎之又慎。由于基地三年就要验收成果，尽管课题研究整体涵盖慢性肾病从防到治的全过程，但具体的切入点该设在哪里？这个切入点既要在3—5年能出成果，还要和长期研究整体相关。为了让研究方向与内部“家底”高度匹配，除了科室内部、院内的反复多次讨论，还请了相关专家团队多次论证，最后确立“延缓进入透析”环节。主要考虑因素是此环节目前西医并没有更好的方法，而这恰是中医药可用武之地。肾衰竭病程共有五个阶段，最后将研究定位缩小在慢性肾脏病4—5期（非透析期），也就是再恶化便没有保守治疗方法，透析或移植对于生存成为必需，通过探索安全有效、高证据级别的中西医结合诊疗方案，希望形成可供行业内推广的《慢性肾脏病4—5期中西医治疗实践指南》。

2017年，基地正式通过验收，建设成效居于全国前列，为科学研究提供了符合国际规范的、覆盖“临床—基础—成果转化”的系列技术平台，从此也成为全国中医临床基地的建设标准。已进行的前期研究显示，与西药氯沙坦相比，中药补脾益肾方能更有效地延缓慢性肾脏病4期进展。

打造中医界的“香山会议”

随着医院科技工作在行业内产生越来越积极的影响，吕玉波有幸被邀请去参加香山科学会议。

香山科学会议是由科技部主导，讨论国内各领域重大科学问题的最高层次的科学会议。每次会议相关领域顶尖的专家，包括院士在内，都会积极参与。国家许多重大科学计划的思路会在这个会上形成，许多科技工作者以能参加这个会议为荣。

会议一开始，吕玉波就被震撼了。主持会议的秘书长宣布，香山科学会议是百花齐放、百家争鸣的会议。在这里没有部长、院士之分，请他们卸下所有的官衔、头衔，以普通人的身份参加会议，对发言者的观点有不同意见，随时可以反驳、批判，不打棍子，不抓辫子，不戴帽子。随后整个会议讨论热烈，争论激烈。

吕玉波从来没见过这种充分解放思想、畅所欲言的会议。在这种氛围影响下，他也几次发言质疑部长、院士发表的意见。会议结束后，他的心情久久不能平静，一方面为顶尖专家的精湛发言所倾倒，一方面为这种自由讨论、激发思想火花的氛围所折服。

吕玉波想，如果每一次的中医药专场都能参加，而且让医院尽可能多一些人来参加，对于推动医院的科技创新将会有极大的帮助。于是吕玉波找香山科学会议的秘书长沟通，才了解到会议要讨论的科学问题很多，中医药归属在生物学组里面，能够以中医药为主题的专场机会并不多，有时候几年都轮不上一次。

在返穗的路上，吕玉波想，如果组织一个像香山科学会议那样高层次、高水平的中医药发展的专门论坛，围绕中医药发展的重大科学问题，定期聚集行业内外对中医药研究感兴趣的一流专家，进行头脑激荡，产生思想火花，对推动中医药事业发展是非常有意义的。如果这个论坛由广东省中医院承办，永久会址在广州，这样医院不仅为中医药事业的发展做出了贡献，而且能够让医院的业务骨干近距离地接触到行业内众多的一流专家，更多人能够参加这种高水平的会议，更了解未来研究走向，对于医院的学术发展和人才队伍的建设，都是非常有价值的。吕玉波越想越激动，把想法向医院领导班子做了汇报，马上得到大家的赞同，并且建议名字就叫“珠江论坛”。

吕玉波马上飞北京，向时任卫生部副部长、国家中医药管理局局长佘靖汇报。佘副部长非常支持，建议由局委托中华中医药学会主办。不久，国家中医药管理局的文件就下达了。医院马上与中华中医药学会的秘书长商量，秘书长提出，光靠中华中医药学会号召力不够，还不能达到设想的等级和层次，由科技部连同国家中医药管理局来主办，才能达到效果。在广东省科技厅的支持下，医院找到了科技部社会发展司的领导，汇报了医院的想法，马上得到积极反应，他们觉得这个想法非常有意义，这个论坛应该成为由国家举办的唯一中医药发展论坛，以后科技部关于中医药发展的重大计划和重大项目，都应该在论坛专家意见的基础上形成。听了这些表态，大家都非常激动，这个论坛又比原来的设想上了一个层次，大家都有一个共同的心愿：抓紧落地！

适逢此时，广东省委、省政府正在启动中医药强省建设，广东省中医院主动积极参与到文件起草过程中，医院领导班子抓准机会向省领导汇报了举办“珠江论坛”的设想，得到了省委、省政府的支持和时任卫生部副部长、国家中医药管理局局长王国强的大力推动，并最终由科技部、国家中医药管理局、广东省人民政府三方共同主办，广东省人民政府每年列入预算，支持论坛的举办。

2010年9月，“珠江论坛”终于正式“开坛”了，后来更名为“珠江会议”。会议自举办以来，遵循“高立意、高层次、高见地”的原则，聚焦中医药事业发展中的重大、前沿、关键问题，参会人员都是相关领域内具有较高水平的专家。此会召开了31届，会议主题涵盖了中医药科技战略规划、中医药理论研究、中医药临床研究、中医药标准化和国际化、中医药传承创新、中医药科技评价、中医药现代化装备技术等科学研究和科技工作重点领域，充分发挥了国家中医药发展会议的高层咨询与智库作用，成为汇聚多方智慧、深入研讨中医药发展方略的重要平台。

会议成效显著。研讨形成的有关政策建议，推动了《“十三五”中医药科技创新专项规划》和《关于加强中医基础理论研究的若干意见》的发布，促进了中医药传承项目与传承人相关配套文件的制定；促进了

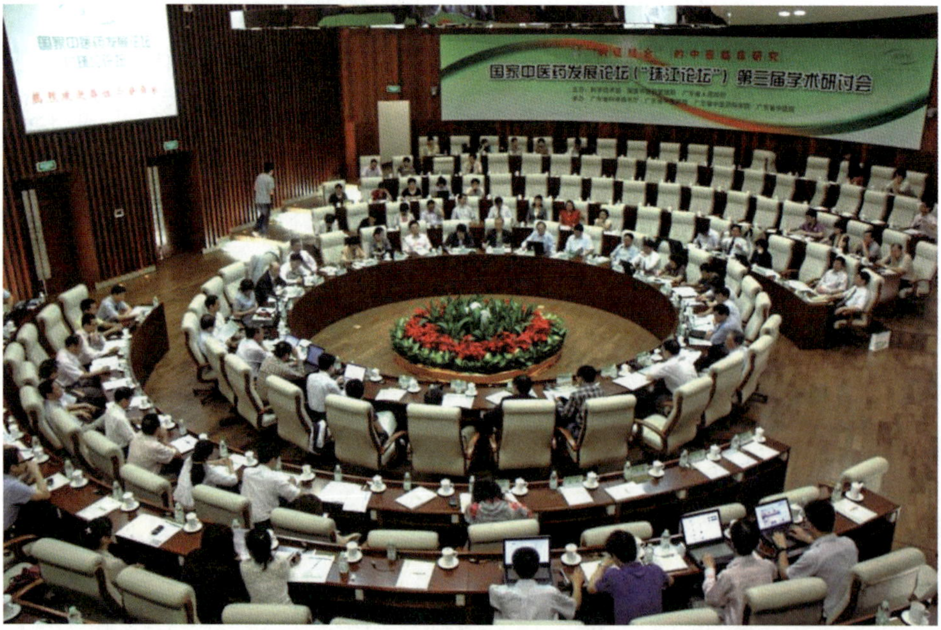

□ 国家中医药发展论坛（“珠江论坛”）

12个国家中医药重大科技计划项目立项，完善形成了5个中医药科技传承创新重点领域的工作规划或方案；推动了中药资源普查、中药炮制基地、中医药传承创新工程、国家中医临床研究基地等国家中医药战略性工作的开展。

争创首个中医类国家重点实验室

2002年，科技部启动了省部共建实验室培育基地的建设。2013年，科技部又围绕区域经济社会发展需求，通过创新机制、省部共建、以省为主的方式，依托地方所属高等学校和科研院所建设了一批开展区域特色应用基础研究的省部共建国家重点实验室，成为国家重点实验室体系的重要组成部分。

然而，政策推出很长一段时间，陆续批准建设或已经运行的省部共建国家重点实验室达数十个，中药的已有三个，却迟迟未见有中医类的。

广东省中医院领导班子意识到，要建成全国一流的、现代化的、综合性的中医院，必须建起国家级的中医药研究平台。也只有这样，才能为推动中医药的现代化做出应有的贡献。早年间，医院苦于当时的科研水平和条件，都明白这只能是深埋心底的梦想。现在，经过这么多年全体员工的共同奋斗，条件和能力已今非昔比，是时候启动申请了。更何况行业内缺乏中医类的国家重点实验室，一向把对行业的贡献度作为制定医院发展战略重要标准的广东省中医院，应该通过自己的努力主动为行业填补空缺。

但困难比想象的还要多。当时在外人甚至一些上级领导看来，中医就是把脉、针灸、开药，似乎没有必要大费周章去建设重点实验室。有的人甚至认为，中医没有规范化、标准化，一个中医一个说法，缺乏开展基础研究的基本条件。

为了使有关部门领导和专家改变对中医的看法，吕玉波和科研处的同志主动前往汇报工作，希望他们对医院有更好的了解，特别要了解中医是可以标准化的，而且广东省中医院已经专门设立了中医药标准化研究所，希望通过实验室建设，借鉴现代医学循证医学的方法，进行高水平的临床研究，形成高证据级别的研究结果，在这个基础上进行作用机理的研究，回答好中医药“能”和为什么“能”的问题。

为此，吕玉波和科研处的同志经常赶早上最早的班机飞往北京，前往有关部门汇报沟通，完了又搭乘当天的回程飞机赶回广州继续其他的工作。吕玉波的坚持不仅感动了有关部委的领导，也感动了身边的同志。重大项目办主任郭建文形容吕玉波像一台不知疲惫的永动机一样两地奔波。中医药需要有一个省部共建的实验室，终于得到了有关部委领导的认可。

可是一波三折。起步阶段，大家将省部共建国家重点实验室的研究方向定为“中医药防治重大疑难疾病重点实验室”，以慢病研究为主。但有关部委领导和专家以研究问题不聚焦也未突出区域特色为由退回。医院专门请了陈可冀、张伯礼、陈凯先、陈香美、姚新生等院士以及来自清华大学、北京大学、中国科学院的八名专家共同论证建设方案。领导专家提出三个关键性问题：第一，原来设定的“慢病”研究方向还是太大，涉及病种太多，不够聚焦；第二，中医特色必须突出，要回答一个中医药临床研究中最突出的问题和最擅长的优势病种；第三，选择在广东，就必须有岭南特色。

如何回答好这三个问题？医院专家们反复讨论始终找不到出路。这时吕玉波提出了自己的看法，即能否推翻过去只是从病的角度看问题的情况，而采用中医证候研究的思路，同时结合岭南地域气候特征，从“湿证”入手？一语点醒梦中人。聚焦问题、中医特色问题、地域优势问题都回答了。

辨证论治是中医学的核心理论之一。证候一直是研究的前沿，湿证是许多重大慢病的核心证候，中医“从湿论治”可望取得突破性进展，而湿邪是岭南地区疾病的高发因素。这样的定位方向既符合“健康中国”

重大战略背景，又具有岭南地方特色，且此前国家中医药管理局重点研究室（岭南中医学术流派传承）的建设在湿证方面已形成丰富的学术成果。

确定了研究方向再报上去，科技部的有关领导、专家的眼睛就亮了，连说“这个方向好”。

主攻方向确定了，只是走好了第一步。

申报工作也得到国家中医药管理局、广东省委省政府、广州中医药大学的大力支持。2016年12月，广东省人民政府与科技部共同建设省部共建国家重点实验室的申请纳入部省会商议题。2017年6月，国家中医药管理局科技司组织专家从行业主管部门的角度进行论证。专家认为：我国尚无中医类的国家重点实验室，该实验室将是我国第一个中医类的国家重点实验室，符合国家的中医药发展需求，有助于解决中医药防治重大慢病的瓶颈问题，对于提升区域科技创新驱动发展能力、改善区域民生、促进产业繁荣和地方经济结构转型发展，具有显著的支撑和推动作用，有利于进一步推动中医药现代化发展。2018年2月3日，科技部基础司领导前来实地调研，调研人员认为实验室的物理空间、仪器设备、人才团队等符合建设条件。

就在大家以为大功即将告成之时，2018年3月，国务院机构改革方案公布，科技部机构设置进行优化，主管省部共建国家重点实验室的领导和负责人员随之变化。此前好不容易打下来的基础，又要重新再来。在时任广州中医药大学校长王省良的带领下，吕玉波又开始做当天往返北京的“空中飞人”，来回奔波，让新任的主管部门负责人和相关人员再次认识中医，再次信任广东省中医院，再次认可实验室的建设方案。

非常令人欣慰的是，他们非常认可医院的工作。医院也在一次次的汇报沟通中更准确深入把握了建设重点实验室对行业、医院发展的重要意义，以及研究方向和思路。在众多领导和专家的支持和努力下，科技部相关负责人对广东省中医院提出的实验室建设方案表示认可，给予了很多具体的指导意见，甚至逐字推敲探讨，帮助修改完善主攻方向。

在此期间，广东省委、省政府主要领导非常重视这项工作，做了多次批示，起了重要的关键作用。恰逢同年6月广东建设“高水平医院”，广东省中医院成为首批五家医院中的唯一一家中医医院，“省部共建中医湿证国家重点实验室”建设是主要建设内容之一。

2019年4月，科技部基础研究司领导和专家一行，再次到大学城医院调研省部共建中医湿证国家重点实验室筹备情况。座谈会上，相关领导指出，目前尚无中医类的国家重点实验室，中医湿证是值得研究的科学问题，广东省中医院在行业内具有较扎实的基础和较大优势，将积极支持广东省中医院申报省部共建中医湿证国家重点实验室，希望实验室早日启动。

2019年10月17日，由广东省中医院承建的我国中医类首个国家重点实验室建设运行实施方案，终于通过科技部、广东省人民政府组织的专家论证！实验室与此前已经建立的中药类国家重点实验室一起，共同组成了我国日臻完善的中医药国家重点实验室体系，这在中医药发展史上具有里程碑的意义。

2021年3月20日，省部共建中医湿证国家重点实验室、广东省中医药科学院学术委员会会议暨建设规划论证会在广州召开。陈可翼院士受

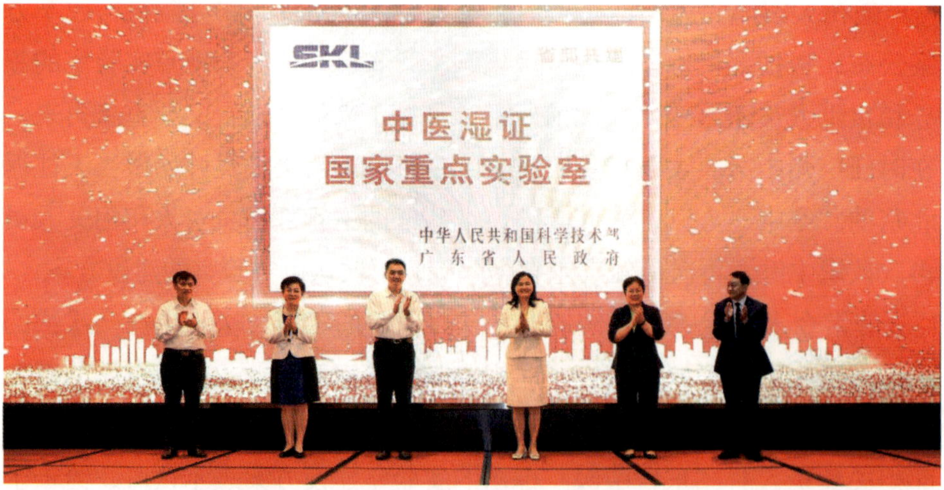

□ 国家卫生健康委员会党组成员、国家中医药管理局党组书记余艳红，广东省副省长李红军等亲自启动省部共建中医湿证国家重点实验室

聘担任省部共建中医湿证国家重点实验室、广东省中医药科学院学术委员会主任，张伯礼院士、黄璐琦院士、刘良院士受聘担任委员会副主任，姚新生院士、陈凯先院士、陈香美院士、侯凡凡院士、王琦院士、国医大师路志正、国医大师禤国维、国医大师周岱翰，以及王一涛、王喜军、吕玉波、吕爱平、刘建平、陈士林、郜恒骏等受聘担任委员。

“中医类国家重点实验室总算启动了！”卢传坚兴奋地说，“吕院长为这件事付出了好多心血，他敢为人先、变不能为可能的毅力，太令人佩服！”

中医独有的生物资源中心

打开围墙，协同创新。回答好中医药为什么“能”，从来都不能故步自封，闭关自守。一定要推倒“围墙”，吸纳人类文明一切有用的成果，吸收国内外一流的科学家参与到中医药的研究中来，才能冲上高峰。

2013年，广东省中医院检验科已走在行业前列，医院的实验室均获得国际标准ISO 15189的认可，并且通过了ISO 15195医学参考实验室和ISO/IEC 17025校准实验室的认可。有了好的实验室，还要有理想的生物样本库。

生物样本库对大众来说是个新鲜事，到底是干什么的呢？广东省中医院最开始是从程京院士那里得到启发。

2009年，广东省中医院在多方寻找协同创新伙伴时，拜会了程京院士，程京院士带他们参观了他的生物样本库。吕玉波被眼前的景象震撼，联想到刚刚在大连化工研究所看过的植物样本库，他马上意识到建起中医药的生物样本库，对研究中医药有着极大意义！审时度势的广东省中医院领导班子开始着手计划中医药生物资源样本库的建设。没多久，广东省中医院率先提出“建设高质量、标准化的中医药特色生物资源样本库”的战略部署。

中国医药生物技术协会副理事长、组织生物样本库分会主任委员郜恒骏第一次听说广东省中医院要邀请他支持建设中医的生物资源样本库时，感到很疑惑，“中医做样本库是一件闻所未闻的事”，他不明白中医用什么来做样本。

与医院领导层见面后，郜恒骏听闻医院在治疗椎间盘突出症方面很有特色，该症状已困扰他多年，此番亲身经历不仅令他见识到了中医神奇的魅力，更与广东省中医院结下了深厚的情谊。他认为既然中医有用，那么作为中国人就有责任用生物技术向世界人民展示中医。

生物样本库的建设短期内很难看到回报，在郜恒骏的眼里，没有长远的战略眼光，很难做下去。广东省中医院一直想在中医走向世界中做出贡献，用科学和现代化的手段把中医解释清楚，以中医药特色生物资源样本库建设为契机，推动中医药行业的发展。正是广东省中医院这份深深的中医情结感动了郜恒骏，他答应了合作。

2013年7月，在医院的支持下，广东省中医院生物资源中心正式成立。

郜恒骏除了是中国医药生物技术协会组织生物样本库分会主任委员，还是生物芯片上海国家工程研究中心主任。芯片中心类似于生物银行，起到的是第三方的存储作用，但却缺乏样本的来源。而医院的优势就是有样本。

广东省中医院是门诊量位居全国前列的医院，拥有全国最丰富的中医药特色临床资源。中医理论的“整体观念”“阴阳平衡”“辨证施治”“治未病”，对应到现代医学就是“基因组学及系统生物学”“免疫平衡”“个性化医学”“预测医学及营养基因组学”。广东省中医院所做的工作，正是以标准化的生物样本资源为基础，开展中医药精准医学的研究，从而达到中医药与现代医学的有机整合和交融。

可中国首个中医样本库应该是怎样的呢？吕玉波针对入库标准提出了三点建议——第一，一定要病证结合。中医的样本库与西医的有什么区别？因为每一种疾病在国际上有统一的名称，但中医讲求辨证施治，疾病诊断后还要通过辨证进行二次分类，所以中医样本库的标本应该是病证结合的。第二，一定要随访，不能做完了标本就“完事”了，要建立系统的跟踪机制和人群随访机制。第三，样本库的发展要与医院整体发展方向一致，选取标本的患者，应该用中医的手段进行干预，要保持中医特色。此外，还提出了“三点一线”，即生物样本资源库是一条线，使它标准化需要做好三个点：标准化样本采集、标准化中医特色信息采集和标准化追踪随访。

要在中医医院建起首个生物样本库，负责样本库工作的陈曲波主任花费了很大的心血。首先是起步难，没先例参照，怎么建、建什么、如何管理等，还有很多问题亟须摸着石头过河来解决。

功夫不负有心人，就这样广东省中医院建起了中国首个中医样本库。生物资源中心创新性地将ISO/DIS 20387、中国医药生物技术生物样本库标准、ISBER（国际生物及环境样本库协会）最佳实践、ISO 15189等国际标准融合后建立起一整套适合我国国情的生物样本库质量管理体系文件。样本库形成了“中医特色、标准规范、共建共享、注重产出”的质量方针；坚持严格执行“病证结合、长期随访、中医药技术治疗或干预”三者必须同时具备的生物样本标准化采集流程和质控处理方法；储存的样本类型涵盖了全血、血清、血浆、血凝块、PBMC（外周血单个核细胞）、全尿、尿上清、尿沉渣、穿刺组织、手术组织、粪便、诱导痰，还包括和中医四诊密切相关的舌苔。截至2019年3月中心储存样本已达34.81万份，主要拥有中医特色标识的平和质、阴虚质、痰湿质等体质样本和肝郁证、脾虚证、湿热证等证型样本。就这样，广东省中医院的生物样本资源库，成了国家中医临床研究基地的建设标准。

为了更好地相互交流、相互促进，广东省中医院联合16个国家中医临床研究基地建设单位，发起并着手筹备中国医药生物技术协会组织生物样本库分会中医药学组，谋求与全国中医药界有志于样本库建设的同仁共同建立“中国中医系统生物资源共享样本库”。

陈曲波说："建设中医药特色生物资源样本库不仅是'当务之急'，更是'百年大计'，学组的成立为中医药现代化研究水平的提升带来划时代性的突破。"

2018年3月中国医药生物技术协会组织生物样本库分会成立十周年庆典大会上，医院获得三个大奖——第一个奖是行业贡献奖，表彰广东省中医院在行业中做出的贡献，具有国际影响力的中医药特色疾病生物样本库中心和全国中医系统生物样本共享平台，带动了中医系统乃至全国样本库的建设，引领了行业的发展。第二个奖是优秀组织奖，是给中国医药生物技术协会组织生物样本库分会中医药学组的。第三个奖是优秀导师奖，是给陈曲波个人的。

2019年医院生物资源中心成为医疗系统生物样本库第一家接受了中国合格评定国家认可委员会（CNAS）组织的ISO 20387国际标准试点认可单位，是全国第一家通过ISO 20387试点认可评审的综合性生物样本库，也是世界上第二家采用该国际标准评审的综合性生物样本库。医院作为第二作者和第三作者参与制定了GB/T 39766—2021《人类生物样本库管理规范》和GB/T 39767—2021《人类生物样本管理规范》。2021年中国合格评定国家认可委员会正式认可初次评审，医院生物资源中心成为全国医疗系统首家通过ISO 20387国际标准认可的综合性大型医院生物样本库。

广东省中医院生物资源中心的建设，不仅在全国喝了"头啖汤"，更重要的是，它是将现代生命科学最前沿技术与中医药转化医学相结合，为进一步研究、诠释和光大中医的整体观、辨证施治、治未病等核心思想，使医院站在了中医药理论研究和中医药产业发展的制高点！

用现代科技研究中医药

科研创新，向来须联合各方优势资源力量，当中社会企业、科研院所的共同参与，对推动医院协同创新、加快科研成果转化非常有必要。

而在筹备建设省部共建国家重点实验室的过程中，有一次意外的巨大收获，那就是促成了与北京蛋白质组研究中心的合作。

国家蛋白质科学中心·北京（简称“凤凰中心”）/北京蛋白质组研究中心（BPRC）依托于军事医学科学院的蛋白质组学国家重点实验室，于2007年11月经科技部正式批准建设，是目前我国在蛋白质组学领域批准建设的唯一的国家重点实验室，是我国生命科学领域的国家科技基础设施，也是国际人类肝脏蛋白质组计划执行总部、蛋白质组学国家重点实验室和首都科技条件平台。

2015年，在筹备省部共建国家重点实验室的过程中遇到了不少困难，广东省中医院意识到总是自己人关起门来讨论未必能够解决问题，何不到外面去看看别人是怎么建设的呢？于是，医院组织各实验室的负责人和科研处相关人员赴北京取经，前往几个国家重点实验室交流和学习。当时在计划内的调研单位有：中国中医科学院、北京协和医科大学、中国人民解放军总医院等。

参观完几个实验室后，尽管学习借鉴到了不少经验，仍感觉需要进一步理清思路，医院就组织大家进行研讨。讨论期间，有人提起了北京蛋白质组研究中心，这个研究中心的前身是由贺福初院士组建的全军蛋白质组学和基因组学重点实验室，构建了一支院士领衔、海外归国高级人才支撑、青年骨干为主体的结构合理的优秀科研团队，水平在国际上处于领先地位。

大家听完后都希望前往调研，经过协调沟通，很快便定下了第二天的参观行程。这么高规格的实验室在短时间内就给予答复并做好接待安排，如此强大的执行力更让大家心生好奇——它的负责人到底是个什么样的研究者？

次日，亲自接待广东省中医院一行人的正是北京蛋白质组研究中心主任秦钧。秦钧介绍了近十年研究中心的建设情况，展示了蛋白质组学技术在基础医学和转化医学研究中的重要作用及广阔应用前景。为更清晰地解释，秦钧用了一个生动的比喻：如果说基因是一把“钥匙”，蛋白质更像一把“锁”——基因需要通过蛋白质的作用，才能打开“门”看个究竟。然而，问题是，蛋白质这把“锁”，有很多把“钥匙”能够打开。那么，研究可不可以从更直接的“锁”入手？“蛋白质更加下游，离结果更近。”秦钧说，作为生命的直接执行者，蛋白质和基因相比在医学上应有更大的优势。

对于生物样本的蛋白检测，需要一下子检测1万多个蛋白质。只有实现短时间内检测大量的样本，才能使蛋白质组技术真正得到应用。而北京蛋白质组研究中心拥有高通量、高分辨率、高精度的蛋白质组学技术平台和以高性能“天河”超级计算机为核心的生物信息学平台，保持着全覆盖鉴定蛋白质组最快的世界纪录，最快可在一天内解析20个生物样本的蛋白质组。

广东省中医院团队对秦钧提出的精准医学和利用蛋白质组学来进行疾病诊断、寻找癌症标志物的概念非常感兴趣，让他们更加惊喜的是，这位在国外留学工作多年的基础医学专家居然对中医药特别感兴趣。吕玉波也向秦钧介绍了广东省中医院的医疗与科研情况，并提出合作的意愿，希望双方可以开展蛋白质组学与中医药学相关领域的合作研究，为中医药走向世界、为人类健康做出贡献。秦钧是个特别务实的科学家，他认为吕玉波是个干实事的人，加上他一直认为祖国医学是个宝藏，随即表达了愿意合作的意向。

此后，双方多次到对方单位以讲座形式互相交流。一次，秦钧带着他的亲人一起到广州做学术报告，她是美国贝勒医学院的知名专家，深受糖尿病困扰。吕玉波了解情况后，马上请内分泌科学术带头人范冠杰为其诊治，几次针灸及汤药治疗后就感觉舒服多了，不再出现手脚麻痹发抖等现象了，也没那么容易感到疲劳了，秦钧大赞神奇。

经过多次交流，2016年12月20日，双方在北京签署战略合作协议，重点开展以下几个方面合作：一是依托双方各自资源和技术优势，建立战略合作关系，联合成立蛋白质组学研究中心。二是设立蛋白质组研究专项，投入科研经费共同开展科学研究。三是定期进行学术交流，共同培养中医药应用基础复合型人才。四是双方联合培养硕士、博士研究生。

为推进中医药科研和产业发展，双方一致认同需要创办一个具有国内领先水平和国际影响力的中医药蛋白质组研究中心，依托北京蛋白质组研究中心先进的组学技术、设备平台、研发力量和广东省中医院中医药学人才、技术、临床资源、资金等优势条件，实现强强联手。2017年5月12日，“北京蛋白质组研究中心—广东省中医院联合建立中医药蛋白质组研究中心签约仪式”在广东省中医院大学城医院举行，陈达灿院长代表广东省中医院，秦钧主任代表国家蛋白质科学中心签字。

很快，院内多个团队进行了项目申报，希望可以与北京蛋白质组研究中心开展合作研究。

科研处处长郭建文说：“这个合作不仅是我们当初没有想到的，也是北京蛋白质组研究中心没想到的。他们有五个小组以前都是做癌症、代谢等研究的，现在主攻方向都转向中医药，足以证明中医药的魅力和在科研上可挖掘的潜力！”

研究成果在逐渐显现。2019年，由广东省中医院卢传坚教授和北京蛋白质组研究中心研究员于晓波联合牵头的研究团队在中医药治疗银屑病（俗称牛皮癣）的蛋白质组学研究领域取得突破，找到与银屑病严重程度指数和瘙痒指数密切相关的5个血清蛋白标志物分子。其中PI3蛋白标志物分子经过独立临床血清队列的验证，有望用于银屑病的早期检测、严重程度评估及复发评估。研究还鉴定出12个与疗效密切相关的蛋白，为进一步揭示中药复方的作用机制以及指导临床精准用药奠定基础。该研究成果发表在权威期刊《诊疗学》（*Theranostics*，医学1区，影响因子：11.556）。

迈出国门，走向世界

在全力发展科研时，广东省中医院就开始布局，与世界一流研究机构合作，一方面吸引世界一流的科学家，投入时间、精力和资源研究中医药，另一方面在合作过程中培养高水平的、与国际接轨的人才，推动中医药国际化。

1991年10月，广东省对外经济贸易委员会批复同意广东省中医院与日本医疗法人社团高野会在广州合作经营广东高野大肠肛门病防治研究中心。该中心在1992年5月开业，这标志着医院对外合作迈出的第一步。

20世纪90年代，医院的名称还是广州中医学院附属广东省中医院。当时医院员工760多人，日均门诊量4800多人次，住院人数年约5600人次。门诊设有16个临床科室和31个专科诊室，其中肛肠痔瘘专科是20世纪50年代全国医院中最早设立的一个专科。该专科以切开挂线综合疗法治疗高位复杂性肛瘘，颇具中医特色，一般性的痔瘘手术同时采用中药痔炎消、痔外痤进行治疗，效果也是相当理想的。

医院希望通过合作，达到引进技术、引进设备、引进资金，中西医结合，更好地发挥传统医学和现代医学的优势，提高肛肠疾患的诊断、治疗水平的目的；而日方希望加强中西医的学术交流，拓宽研究治疗肛肠疾病的路子，提高在国际学术界的知名度和地位。

为此，由医院提供场地，日方投入资金6000万日元，使医院在短期内有资金开展肛肠疾病专科建设，有利于解决肿瘤病人就诊难、转院难的问题，增强医院服务能力。该中心作为医疗信息的一个窗口，起到沟通国内外医疗信息的作用，一方面及时了解世界医学技术发展的动向，另一方面把中医药优秀成果推向世界。通过合作，医院探索了我国传统医药与现代医学的结合，提高了治疗诊断水平，同时也学习了日方在医院管理方面的先进经验，进一步推动医院医疗管理水平的提高。更重要的是人才培养，一批中青年业务骨干到日本学习，不仅学到了医疗技术，还学到了日本的服务理念。

另一个机会就这样来了。经赖世隆教授推荐，广东省中医院认识了加拿大英属哥伦比亚大学的风湿病专家曾广营教授。曾教授曾获评北美年度最佳风湿病专家，他非常爱中国，又对研究中医药有浓厚的兴趣，每年都到中国进行学术交流。

当曾广营得知广东省中医院有意向开展中医药的国际联合研究时，双方一拍即合。经多次交流，双方初步确定研究方向是类风湿关节炎，联合研究方案由加拿大方设计，明确规定广东省中医院完全采用中医治疗，不能采用西医方案。可研究一开始，就困难重重。初步研究方案未能获得加拿大当地伦理审查会通过。究其原因，是中医药在治疗类风湿方面的长期治疗经验以及临床疗效未获得国际普遍认可。类风湿作为难治性疾病，病情发展迅速，同时容易引起全身多系统损伤，因此“早诊断、早治疗”是基本的治疗原则。西医治疗效果相当有限，而国内又不乏中医药治疗的有效案例，若能在国际视野里展示中医药治疗类风湿的作用效果，绝对是另辟蹊径。但偏偏中医药缺乏国际上认可的高级别的临床证据，所以，因担心中医药的“无效”而影响疾病进展使这一研究设想根本没戏。

中加合作的对话才刚打开，合作研究步伐不能戛然而止。经双方反复讨论，把研究方向调整为强直性脊柱炎的中医药研究。该病属于慢性炎症性疾病，病程发展同样波及影响全身，但相对于类风湿而言，发病较缓慢，最重要的是，当时西医根本没有可推荐的治疗方法及药物。全国名老中医焦树德对强直性脊柱炎认识颇深，提出了大偻的病名，创制了补肾强督治偻汤系列方药，获得了较好的临床疗效。焦老的经验能否在现代科学的视角里，讲清楚中医的疗效，更好地为广大患者带来福音？这回，研究设想终于通过了当地的伦理审查。研究延续至今，已收集相当数量的病例，治疗方案由加拿大、香港浸会大学及广东省中医院共同制定，焦老弟子何羿婷主任带领的研究团队具体实施，由加拿大方对治疗进行监控和处理数据，以此保证临床结果在国际上得到公认。目前，中医药治疗该病的临床疗效非常可观。

中澳合作用循证医学证明中医“能”

中医药为什么“能”，广东省中医院一直以来有一套自己的诠释路径方法：从临床证据入手，在浩如烟海的证据中甄别、合理评价、转化，最终成为指导临床实践的“最佳可获得证据”。

多年磨砺，医院已构建起了一套基于整体证据“从经验到循证”的中医药传承创新方法体系。首创“中医药整体证据”理论，从综合集成中医古籍、现代临床、基础研究、专家共识等多来源证据形成证据体，解决证据从何而来、可用证据少的难题，到创建了多来源证据“筛选—评价—分析”的全程高效研究系统，实现了古今证据的印证和传承，解决了证据甄别及合理评价的难题，再到创建了中医诊疗指南方法体系与计算机辅助决策知识系统，形成了以现代研究证据为主、专家共识与古籍证据为辅的证据推荐模式，解决了证据推荐应用的难题。

回望艰辛，不得不提，一路并肩作战的国际重要合作研究伙伴——澳大利亚皇家墨尔本理工大学，还有一个人的努力——澳大利亚中医管理局局长薛长利。

1987年从广州中医学院毕业后，薛长利留校任教两年，之后走出国门，前往澳大利亚皇家墨尔本理工大学留学，先后攻读了中医药的硕士及博士学位。他从讲师做起到系主任，再到中医药学院院长，后来担任健康科学学院的院长，目前是澳大利亚皇家墨尔本理工大学副校长。

2008年，薛长利所在的澳大利亚皇家墨尔本理工大学的团队希望在国内出版一套中医药循证医学的教材，他们认为循证医学的发展需要国际间的密切合作，因此一直在国内寻找合适的合作对象。当时，国内很多地方如北京、上海、天津、南京等地都提出了合作意向。

一次偶然的机会，国内临床流行病学与中医循证医学先驱赖世隆教授在一次澳门国际会议上认识了薛长利，当他听了薛长利对发展中医药与循证医学的一些看法后，十分赞许薛长利的研究态度，并认为非常值得广东省中医院学习，当即打电话给吕玉波，推荐他与薛长利见面。

没想到，吕玉波第二天一大早就赶到澳门开会的酒店，邀请薛长利共进早餐。

经过一番交谈，薛长利十分感慨，他从来没有见过像吕玉波这样如此急于发展中医药的医院管理者，同时也被他高瞻远瞩的布局和求贤若渴的态度所打动。双方一拍即合，决定联手合作。

2008年7月，双方正式签订科研合作协议。起初，只是针对三种疾病（过敏性鼻炎、紧张性头痛、慢性阻塞性肺疾病）进行中医药治疗的临床试验。紧接着，针对每种常见病的中医药疗法进行从古典医籍到临床试验的全方位证据收集，对某个疾病从古到今的中医药文献进行了系统性评价，加深对某个疾病的认识，有利于中医药临床疗效的提高，建立了一套既符合循证医学原则又具备中医药学特点的评价方法和体系。同时，合作成了人才工作的一个重要组成部分。广东省中医院遴选优秀青年前往澳大利亚皇家墨尔本理工大学接受培训甚至攻读博士研究生学位，双方互派人员到对方单位学习交流进修。

如今，广东省中医院和澳大利亚皇家墨尔本理工大学的合作已有十多年。双方均为对方合作最久的国际机构，这一切都源于双方的团队和领头人都对发展中医药有迫切的希望，也一直在脚踏实地地做实事。

薛长利和一批中医同道一直在推动中医药在澳大利亚的发展。在他们的不断努力下，澳大利亚人渐渐接受这样的观念：中医药不只是几味中药，而是一种新的生活方式，新的健康管理方式。“病人有健康需要，医院将这种需要变为日常工作，病人也将参与这个过程。”从2012年7月开始，澳大利亚对中医、中药师进行全国注册管理，这是西方国家首次确立中医药的合法地位。薛长利表示：“这是把中医和西医放在一个框架里面管理，让中医药规范化与合法化，有利于行业长久发展。”

薛长利解释过选择广东省中医院进行合作的原因：一是他本人以第一名的优异成绩毕业于广州中医学院，毕业后留校任教，因此对广东的情况非常了解。二是他认为广东省中医院非常有诚意，对发展中医药有清晰明了的思路，具备把中医药知识转换成在中医药领域既符合循证医学的规范，又符合中医药特色的能力。三是他看到了院领导的全力支持和全院上下团结的力量，看到了吕玉波对提升中医药的国际地位的用心，这对于推动双方进一步开展合作具有至关重要的作用。

在投入方面，双方所下手笔之重，在国内无论是中医院还是西医院都是罕见的，且投入资金的50%是用于人才培养。因为涉及很多细节，双方态度一直明确坚定，都认为应先把原则性东西定下来，一步一个脚印地做，暂时不考虑想不清楚的问题，执行过程中遇到困难，再尽全力解决它。

2013年春节前夕，薛长利回国探亲，经过广州，与广东省中医院的几位领导见面，谈到双方合作即将满5年，如果能够得到国家支持，将会再上一个台阶。吕玉波马上连夜准备文件，与薛长利搭乘第二天最早的班机从广州赶往北京。让薛长利记忆犹新的是当时北京天气非常寒冷，他们没带够衣服，下飞机后都顾不上买件厚外套，就马不停蹄地赶往国家中医药管理局，希望争取国家支持建立国际中医药研究中心。薛长利对这次行程印象特别深刻，他说他能很强烈地感受到吕玉波发展中医药的急迫心情，那种不知疲惫追逐梦想的精神，让他十分敬佩。国家中医药管理局的领导们看到双方合作已涌现出的一批成果，认为这对中医药走向世界有不小的促进作用，很有前景，都愿意给予助力。

就这样，2013年9月11日，由国家中医药管理局正式批准成立的“中澳国际中医药研究中心”在澳大利亚皇家墨尔本理工大学揭牌，这是中国政府批准的第一个海外中医药合作研究中心。薛长利当天在接受采访时说，中医药要真正走出去，一要重新修订教材，培养高水平的中医药基础人才；二要重视科研工作；三要制定高水平的临床治疗方案。

中心依托广东省中医院、广东省中医药科学院与澳大利亚皇家墨尔本理工大学运作，对国际热点研究领域的一系列病种的中医药干预措施做证据基础系统调查、严格评价，不断增强中医药的循证基础，促进高质量中医药研究证据的转化、应用。

中澳双方的合作是共同致力于对国际热点研究领域的29个病种的中医药证据的系统梳理和评价。这29个病种涉及很多学科，有皮肤科、心脏科、呼吸科、妇科、骨科等等，为了便于统一管理，医院组建循证医学团队，要求团队成员必须是各科室未来培养的对象，而且必须是专职人员，综合素质要好，英语水平要高，写作能力要强，能做文献研究、写文章、出专著。因此，能够遴选进入中澳国际中医药研究中心做专职研究员的，本身就是学科的优秀骨干，这为日后博士和科研骨干的培养打下了坚实基础。专职人员团队成立后，加快了成果产出的脚步。

随着时间的推移，双方战略互信的增加、中澳研究队伍的磨合与成长，双方投入也不断加大，科研成果逐渐显现。

2015年，中澳国际中医药研究中心在循证中医药研究方面有了新的突破。9月29日，《循证临床中医药学》系列专著首发仪式在澳大利亚皇家墨尔本理工大学举行①。《慢性阻塞性肺病》和《银屑病》两部循证临床中医药学著作是首批出版物。这两部书成功地将传统中医诊疗经验、现代临床研究证据和实验室证据融于一体，结合国际公认的临床证据评价与推荐标准对上述证据进行了评价和推荐，为国内外医学界能客观认识中医药的临床效果，并将其用于临床实践、教学和科研起到了重要的引领作用。

2018年，第二批中英文版的6部专著涵盖成人哮喘、变应性鼻炎、失眠、慢性荨麻疹、带状疱疹及后遗神经痛、阿尔兹海默病，也陆续出版。这些书的出版在世界医学舞台上引起不小的轰动。欧洲睡眠研究学

① 世界卫生组织和澳大利亚皇家墨尔本理工大学的官方网站分别刊登了专题报道，介绍这两部循证临床中医药学著作，详见：https://www.who.int/westernpacific/news-room/feature-stories/item/developing-evidence-based-traditional-medicine-classical-and-modern；https://www.rmit.edu.au/news/all-news/2015/october/books-support-evidencebased-chinese-medicine。

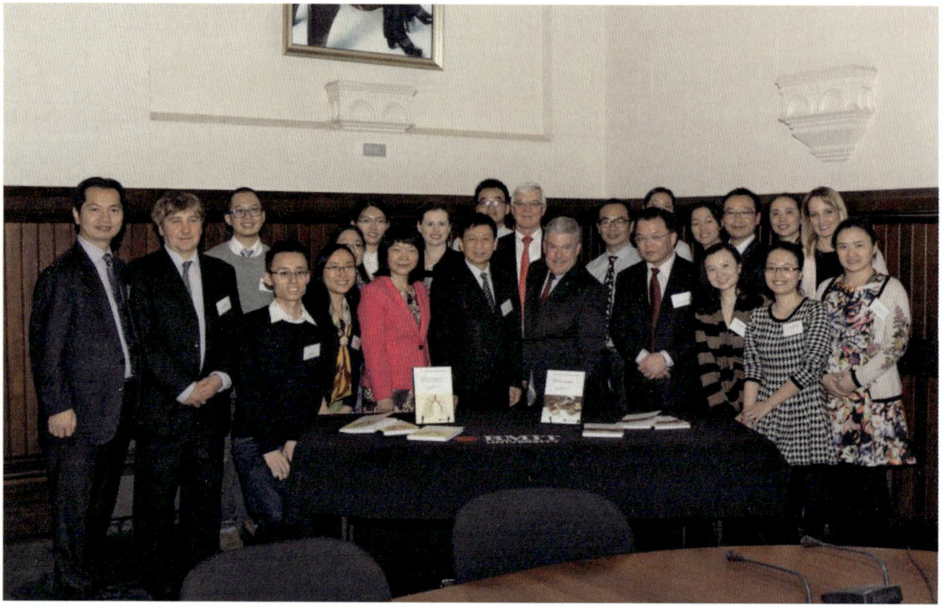

□ 中澳国际中医药研究中心循证中医药国际研讨会暨新书发布仪式在澳大利亚举行

会曾将其中有关失眠的一些治疗、用药方案纳入《欧洲失眠诊断和治疗指南》。

此前，由广东省中医院牵头制定的《中医药治疗原发性头痛指南》已被美国国立临床实践指南文库（National Guideline Clearinghouse, NGC）正式收录。美国国立临床实践指南文库是全球最具知名度和影响力的循证临床实践指南数据库。其遴选标准非常严格，要求指南必须符合美国国家科学院医学研究所对临床实践指南的新定义，基于系统评价的证据，并考虑利弊平衡、患者偏好和价值观以及卫生经济学因素。目前，该指南是美国国立临床实践指南文库在全球范围内收录的首部中医药指南，也是唯一被收录的中医药临床实践指南。

2019年4月8日，薛长利和广东省中医院呼吸科大科主任、中医药防治慢性咳喘病团队负责人林琳共同实施的临床试验——人参标准提取物治疗中度慢性阻塞性肺疾病（简称“慢阻肺”），其研究结果在国际呼吸领域顶尖杂志*Thorax*（医学1区，影响因子：10.307）上发表，薛长利和林琳是文章的共同通讯作者。

这篇影响因子高达10分的论文，可谓是“十年磨一剑”的精品。林琳教授回忆起这段合作研究经历，颇有感触地说：“我们总是说中医药‘行’，这要用科学研究拿得出的证据和数据说话！”这得益于医院给予的大好机遇以及宽松的国际化研究环境。

整个项目从2008年就开始着手构思，可单单研究思路及方案设计，就花了整整三年之久，这可不是一般医院能有信心、耐力坚持下来的。

林琳说，从研究病种的筛选，慢阻肺研究的重要性和必要性讨论，到选定了慢阻肺之后，研究视角是复方抑或单味药的犹豫。一开始，研究思路停留在复方，这就得弄清楚复方中各组方的主要有效成分（活性成分），其难度系数之大，是难以估量的。反复斟酌良久后，双方仍未达成共识。

为让研究进一步聚焦，中药复方从十多味药精简到八九味药，到五味药，再到三味药，最后，请教了国医大师周仲瑛，周老的意见是，研究就要抓住问题的核心关键。中医认为，要减缓慢阻肺病程进展，减少其发作，关键在于提升人体的正气。通过运用中医的补法，把人体状态调整好，机体免疫力上来了，感冒自然而然就会减少发生，这就能大大降低致病因子的诱导效应。人参作为一种多年生草本植物，其中药功效能够大补元气，补脾益肺，生津，安神，多用于治疗气短、乏力和因慢性病引起的精神、机体和其他功能能力减退，常被称为“名贵补品”。现代药理研究发现其主要活性成分包括三萜苷或人参皂苷、多糖类、肽类、聚乙炔醇和脂肪酸，这些药理活性成分具有促进机体代谢及RNA（核糖核酸）、DNA（脱氧核糖核酸）和蛋白质的合成的作用，提高机体活动能力及免疫能力，同时其潜在的抗氧化作用对慢性炎症的效果好，其抗蛋白酶特性有助于改善被破坏的肺组织。

再者，国际社会已出现公认的人参提取物生产工艺，能够对研究所使用的标准品实现药物质量控制，将大大化解研究设计中涉及活性成分提取的技术难题，科学有效地提升试验过程中的执行效率。

项目采用了国际多中心临床试验设计，严格按照药物临床试验管理规范流程，为增强研究的科学有效性奠定了客观基础。这既有效杜绝“破盲”的发生，也让研究得来的数据更具说服力。参与项目执行的陈远彬介绍，例如双盲、安慰剂设计，均由澳方负责，参与项目的研究人员、病人和统计分析人员在揭盲前都不清楚病人的分组情况，也不知道患者接受的是人参胶囊还是安慰剂治疗。

此外，按签订的合作协议，研究病例量需168例，可寻找条件合适的“理想”病人并不容易。从招募，到筛查，再到入组，并再对其进行长达一年的治疗和跟踪随访，其中治疗半年、随访半年，可谓困难重重。虽说项目共设了6个分中心，其中5个在澳大利亚，1个在中国，就是广东省中医院。中方须负责60例病人，但筛查病人、管理病人的难题，同样困扰了澳方，最后项目再签订两份补充协议，中方负责的研究例数达至110例。

项目做下来，林琳主任自豪地说，我们的脱落率仅占10%左右，远远低于行业同类项目指标20%。这为最终产出高质量的科学研究成果，奠定了数据基础。

十载跨国合作耕耘，为呼吸科培养了一批优秀的科研人才，包括5名硕士、2名博士；同时酝酿了广东省中医院首个SCI影响因子突破10分的临床试验成果，标志着医院的临床研究水平迈入一个新台阶，并为中医药治疗慢阻肺的临床研究提供了高级别的循证证据。

2019年12月19日，国际著名肿瘤学杂志*JAMA Oncology*（中科院小类分区：1区，影响因子：31.777）在线发表了广东省中医院肿瘤科张海波教授研究团队与循证医学与临床研究服务团队的论文“Clinical Evidence for Association of Acupuncture and Acupressure With Improved Cancer Pain：A Systematic Review and Meta-Analysis”

（《针灸和穴位按压与癌症疼痛改善相关性的临床证据：一项系统评价和荟萃分析》），首次揭示与假针灸比较，针灸和穴位按压与减轻癌痛及减少镇痛药使用有显著相关性。医院恶性肿瘤辨证论治与精准治疗研究团队张海波教授介绍道，该论文是由广东省中医院与澳大利亚皇家墨尔本理工大学及美国纪念斯隆·凯特琳癌症中心（MSKCC）合作完成，医院与澳大利亚皇家墨尔本理工大学健康科学学院院长、中澳国际中医药研究中心联合主任薛长利教授为共同通讯作者，美国纪念斯隆·凯特琳癌症中心整合医学科主任毛钧教授是共同作者，广东省中医院循证医学与临床研究服务团队、中澳联合培养博士生何怡瀚为第一作者。这是广东省中医院在国际顶级医学杂志发表、迄今影响因子最高的系统评价全文，标志着广东省中医院科学研究领域的一次重大突破，也是中国中医肿瘤界的一大突破。

讲起这篇论文灵感的来源，张海波感慨万千。2002年，刚从上海毕业的张海波正式入职广东省中医院。不多久就经历“非典”，这场生与死的历练给他的专业生涯带来一次很大的成长，也使他获得广东省三等功及广州市先进个人。随后，张海波被医院选派到中山大学肿瘤防治中心以及香港进修。2008年，35岁的张海波成为科主任。回忆刚接手的肿瘤科，张海波说，每月收治病人数才80上下，发展至今，科室每个月收治病人数量有500多人，科室的目标定位就是要做到：学术引领，服务同行；科室的愿景是：“爱在左，责任在右，做患者最信任的医疗团队。”

能取得令人瞩目的成绩，与医院持续把科室的骨干人员“送出去”密切相关。张海波说，2015—2016年，医院提出建设研究型医院战略，特别选派了他到美国研修学习，认识了美国纪念斯隆·凯特琳癌症中心整合医学科主任毛钧教授，两人都对针灸治疗癌症等方面研究有着浓厚兴趣。

一讲到针灸，张海波就兴奋地介绍，针药并用是中医治疗癌症的重要方法。以临床实践，采用针药并施，可以达到内外兼治的效果。例如，疼痛是癌症患者的常见临床症状，目前普遍推广的“三阶梯药物止痛原则”存在一定的不良反应，依赖性强，部分患者止痛效果欠佳，但联合使用针刺可减轻癌痛程度、降低阿片类药物用量。特别是针对癌症相关症状针灸是非常有效的治疗手段之一，包括手术后的快速康复，针灸就能降低手术相关的不良反应。还有，癌因性疲乏（cancer-related fatigue，CRF）是一种与癌症或抗肿瘤治疗相关的身体、情绪和/或认知的疲劳，可以简单理解为中医“虚劳”的范畴，但这并不是一般的“虚劳”，是虚实夹杂，以虚为主。这主要是因癌症患者素体本虚，又因抗肿瘤治疗过程中邪气入侵，耗伤正气，导致体内气血阴阳失调，脏腑元气亏虚，日久又因虚致实，多夹有气滞、血瘀、热毒、痰湿等病理因素。针灸在此就能发挥威力。通过毫针刺激特定穴位，并施以补泻手法，激发经气，能起到疏通经络、调节脏腑、扶正祛邪的作用，能在一定程度上减缓癌症病人的疼痛、失眠、抑郁、恶心、呕吐、抵抗力下降等问题，若配合灸法效果更好。

在美国交流时，每当张海波跟国际同行讲起这些临床实践体会，都能吸引来一双双好奇的眼睛。毛教授虽身在国外，但对祖国中医药事业的发展，特别是针灸很是着迷。自此，两人结下了不解之缘。

一次，医院介绍的中澳中心项目提及循证医学，这一概念方法走进了张海波及其团队的视野。这给张海波团队一种新的研究灵感思路——能否运用循证医学的研究方法比较证实，与假针刺相比，针刺和穴位按压可减轻癌痛及减少镇痛药的使用，明确针刺治疗不是安慰剂效应的学术难题？要知道当时外界一直存疑，难道针刺就比安慰剂针灸即假针的效果要好？这一思路，也得到毛钧教授的认同。基于这一研究设想，三方联合，共同攻关。随后，2018年“针刺改善胃癌根治术后辅助化疗患者生存质量的研究”成为医院第一个国家重点研发项目。

近年来，张海波团队还进行了系列研究，发现肺癌中医证候分型与西医分子分型、靶向药物疗效及耐药之间的关联性，构建了辨证体系指导下的肺癌精准治疗模式，研究结果于2016年被美国临床肿瘤学会（ASCO）接收，此后又陆续在欧洲肿瘤内科学会（ESMO）、肿瘤介入学会（SIO）等国际知名会议上报告研究成果。科室的研究步伐，大踏步向前。

此外，还有中澳合作完成的培土清心颗粒治疗中重度特应性皮炎临床研究预试验，结果显示研究方案可行性好，研究结果2018年发表在*British Journal of Dermatology*（医学1区，影响因子：9.302）；双方合作开展的中医药治疗银屑病国际合作RCT预试验提示银屑灵优化方（PSORI-CM01）能够改善患者生存质量，结果于2021年发表在*Clinical and Translational Medicine*（医学1区，影响因子：11.492），卢传坚教授和薛长利教授为共同通讯作者。

这些SCI影响因子很高的临床试验成果是广东省中医院临床研究的突破，标志着医院的临床研究水平迈上一个新的台阶。同时，这也意味着中澳国际中医药研究中心的循证中医药研究取得标志性成果，为中医药的临床疗效提供了高级别的循证证据。

2019年5月，广东省中医院代表团访问澳大利亚皇家墨尔本理工大学。双方于2019年5月9日签署了第6a期科研合作协议。第6a期协议是根据前五期协议完成的29个病种的研究结果，结合广东省中医院重点学科和研究病种，组建国际顶级专家工作组，遴选中医优势病种并设计临床试验方案，为第6期开展国际多中心临床试验、发表中医药重大影响力的临床研究论文做好顶层设计。

“与国外顶尖团队进行合作，按照国际认可的循证医学方法进行中医药疗效的系统梳理和严格评价，是中医药走出去的重要路径。”吕玉波介绍说，“我们和澳大利亚皇家墨尔本理工大学经过11年合作，探索出了一套创新的符合中医药特点的循证医学整体证据研究方法，能对古今中外的中医药文献进行系统评价和分类推荐。部分研究成果更被国际医学界的指南采纳，比如中医药解决睡眠障碍的证据，被欧洲睡眠指南收录。”

截至2021年，中澳国际中医药研究中心已启动并完成10多套中医药整体证据系列循证中医药专著的编写和出版工作，联合发表了100多篇SCI收录系统评价文章，硕果累累。在2021年《美国皮肤病学会—国家银屑病基金会联合指南》中采纳的10篇中医药文章中，有4篇文章出自医院卢传坚教授和皇家墨尔本理工大学薛长利教授带领的研究团队。

中澳合作发表的一批高质量系统评价，被国内外权威临床指南采纳。被采纳的研究结果如：

中草药治疗特应性皮炎效果显著，中西医结合治疗特应性皮炎优于单纯西药。研究结果2015年被《韩国特应性皮炎指南》收录，2018年被《日本特应性皮炎临床指南》收录。

口服中药可较好地改善失眠患者的主观睡眠质量及睡眠参数，并具有较好的安全性。研究结果2017年被《欧洲失眠诊断和治疗指南》收录。

复方甘草酸苷联合西药治疗寻常型银屑病能够增强临床疗效，同时不增加额外风险。研究结果2018年被《中国银屑病诊疗指南》采纳。

雷公藤分别与阿维A、复方甘草酸苷和复方氨肽素片联合治疗银屑病的临床疗效优于单用此三种药物。研究结果2018年被《中国银屑病诊疗指南》采纳。

在常规治疗的基础上联合中医药治疗可进一步改善肾功能和减少蛋白尿。研究结果2020年被《印度糖尿病研究学会指南》收录。

针灸疗法联合康复治疗可改善中风后肩手综合征患者的运动功能、疼痛程度和日常活动能力。研究结果2020年被《中国卒中学会中风康复指南》收录。

与药物单独治疗相比，中药外用联合药物治疗银屑病临床疗效更好。研究结果2021年被《美国皮肤病学会—国家银屑病基金会联合指南》采纳。

与单独光疗相比，中药药浴联合光疗可提高PASI 60的表达率。研究结果2021年被《美国皮肤病学会—国家银屑病基金会联合指南》采纳。

针灸治疗银屑病有一定的治疗前景，体现在改善PASI评分及降低复发率方面，且无不良事件报道。研究结果2021年被《美国皮肤病学会—国家银屑病基金会联合指南》采纳。

植物提取物为局部治疗银屑病提供了一定的支持，且无严重不良事件报道。研究结果2021年被《美国皮肤病学会—国家银屑病基金会联合指南》采纳。

…………

在诺贝尔生理学或医学奖发源地扎根

2015年，中国著名药学家屠呦呦因发现青蒿素对疟疾寄生虫的出色疗效，获得当年的诺贝尔生理学或医学奖。世界将关注的目光投向了中国，也投向了中医药。

瑞典卡罗林斯卡医学院由瑞典国王卡罗十三世于1810年创立，在医学教育和生物科研领域声望很高，被誉为诺贝尔生理学或医学奖发源地。

早在2013年，瑞典卡罗林斯卡医学院的公共卫生学院就留意到广东省中医院。众所周知，抗微生物药物如抗生素，作为治疗感染性疾病的主要药物，一度使感染性疾病死亡率降低。但抗生素滥用会产生非常严重的后果，随着抗生素耐药性的产生，感染性疾病相关性死亡率将可能再次上升，全球都面临着抗生素耐药这个沉重的健康问题，尤其是在中国和印度，形势更加严峻，这引起了医学界的广泛关注。瑞典卡罗林斯卡医学院专家为了解决这一问题，专程来到广东省中医院调研，寻求从中医药应用方面减少抗生素滥用的方案。

在广东省中医院调研期间，瑞典卡罗林斯卡医学院专家发现广东省中医院运用中医药治疗占比高的科室，其院内感染率较低，有些甚至远远低于世界平均水平。于是，他们主动提出在这个领域进行合作研究。合作的目的就是进行中医药应对全球抗生素耐药相关的合作研究，从寻找能替代抗生素的方法入手，希望可以找到减少抗生素使用的中医药方案。

经过商讨，双方初步确立了开展中医药治疗感冒的研究、寻求替代抗生素的有效治疗方案等合作，联合建立研究中心进行中医药研究，联合进行人才培养，为中医药走向世界和促进广东省中医院成为国际知名的医疗机构积累经验。

双方于2014年10月正式签署合作研究协议，在开展中医药预防治疗感染性疾病和培养高级人才上达成了共识。

卡罗林斯卡医学院的专家还关注到了古老的中医药疗法“天灸”。2015年夏天，他们来到广东省中医院参观，发现医院门口人声鼎沸，众多市民正在排队贴天灸。

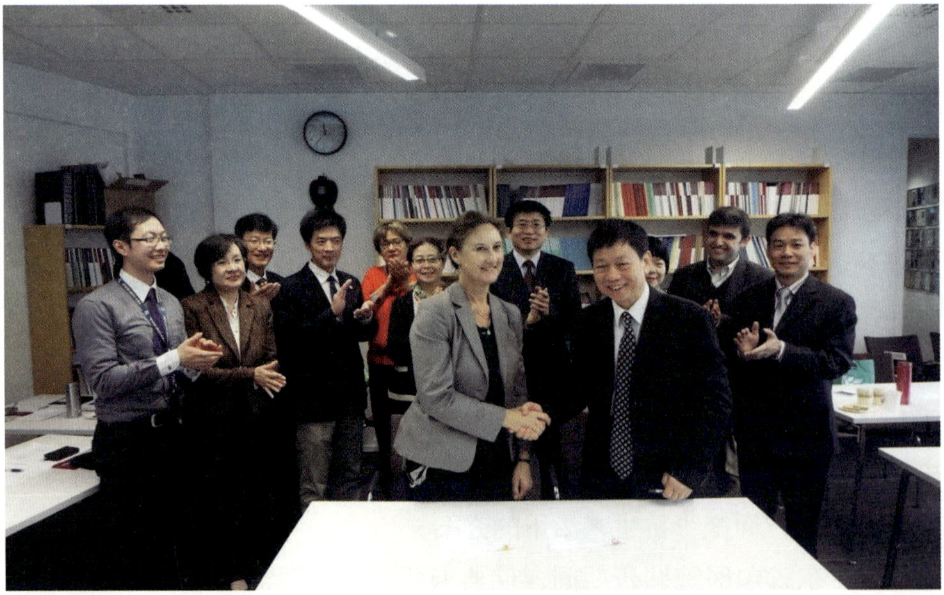

□ 2014年，时任国家中医药管理局副局长于文明率团访问瑞典斯德哥尔摩市瑞典卡罗林斯卡医学院，广东省中医院与卡罗林斯卡医学院签署合作研究协议

广东省中医院的专家告诉他们，三伏天时，古人崇尚养阳。天灸是指通过特殊调配药物贴敷在特定的穴位，可使药物持续刺激穴位，通经入络，达到温经散寒、调节脏腑功能的效果。在三伏天做天灸就是三伏灸。贴天灸好处多，可减少过敏性鼻炎和慢性咽炎等。这马上引起瑞典教授的兴趣，决定开展第二项合作。没多久，双方正式启动三伏灸治疗持续性过敏性鼻炎的临床研究工作。从目前的研究数据来分析，天灸疗法对于病人症状的改善，显示出一定的优势。

如今，更多广东省中医院人在瑞典展开了他们的科学探索之旅。他们致力于运用循证医学方法来验证中医药特色疗法是否有效，研究内容包括八段锦对心衰康复的作用、运动能否减少肾炎等。双方就拓展合作达成共识，将重点放在临床研究方法学领域开展合作，采用高级临床研究骨干培训班的模式，进一步加快人才培养的进程。

2015年，诺贝尔生理学或医学奖颁发给了屠呦呦，这是我国医学界历史上第一次获此殊荣。

在瑞典举行诺贝尔奖颁奖礼期间，吕玉波作为国家中医药管理局组织的代表团成员，陪同屠呦呦到瑞典参与诺贝尔奖周活动。其间，中国中医科学院以张伯礼院士领衔的团队、卡罗林斯卡医学院以诺贝尔奖评审委员会前秘书长领衔的团队和广东省中医院团队进行了一次小型的学术交流会，相互留下了深刻印象。会后，诺贝尔奖评审委员会前秘书长向广东省中医院表明了他们关于中医药研究的计划，提出双方共同组织团队在卡罗林斯卡建立中医药研究基地的愿望。他谈到屠呦呦对于青蒿素的研究意义重大，但是青蒿素只是一个单体，而中医药更重要的精华在复方，他很期待能与广东省中医院进行复方研究，并提出联合瑞典另一所顶级学校——乌普萨拉大学共同开展中医药防治重大疑难疾病研究的意向。

乌普萨拉大学于1477年由雅各布·乌尔夫松（Jacob Ulvsson）创立，是瑞典及全北欧成立最早、历史最悠久的大学，也是拥有诺贝尔奖得主和瑞典皇家科学院院士校友最多的瑞典大学，在药理学方面的研究水平位居世界前列。

2016年，根据三方多次沟通，以广东省中医院为合作伙伴，在瑞典卡罗林斯卡医学院和乌普萨拉大学两所大学共建中瑞合作中医药研究中心，依托三方各自的优势，开展引领国际前沿的中医药科学研究，采用国际先进的科学手段，与广东省中医院丰富的临床资源和扎实的中医药研究基础相结合，开展自身免疫性疾病、感染性疾病和恶性肿瘤等重大疑难病的研究，在为中医药防治的临床疗效和安全性提供高级别证据的同时，阐明其作用机制和物质基础，推动中医药走向国际，提高人类的健康水平。中心于2016—2017年获得国家外国专家局高端专家项目资助，2017年国家中医药管理局授牌“中瑞中医药合作基地”。

2019年11月，在卡罗林斯卡医学院Aula学术大楼，广东省中医院与诺贝尔生理学或医学奖评奖单位——卡罗林斯卡医学院、乌普萨拉大学签署正式协议，成立中医药联合研究基地（Joint Research Base for Chinese Medicine，JRBCM），分别在卡罗林斯卡医学院分子医学中心与乌普萨拉大学药学与化学学院成立中医药联合研究基地，利用卡罗林斯卡医学院领先的基础研究技术和乌普萨拉大学研发的先进药学筛选平台，把风湿性疾病和感染性疾病作为初始的研究方向，以重大难治性疾病为研究目标，以广东省中医院临床有效的中药复方为基础，针对影响人类健康的自身免疫性疾病和感染性疾病，共同研发预防和治疗药物。

这是首个在诺贝尔奖评奖单位建立的中医药研究基地，标志着国际主流医学界开始深度参与中医药研究，在推进中医药国际化进程中具有里程碑意义。

“这次中医药研究基地的成立，意味着中医药在诺贝尔生理学或医学奖发源地落地扎根。”广东省中医院人都非常兴奋，医院会充分发挥临床优势，集全院之力支持该联合研究基地的工作，通过三方紧密合作，按照国际研究标准，争取产出高水平的研究成果，造福世界人民。

与世界科学家一起研究中医药

不仅如此，广东省中医院还与荷兰乌特勒支大学开展合作。

乌特勒支大学是荷兰最古老的大学之一，成立于1636年，已经发展成为欧洲最大、最有名望、集科研和教学于一体的高等院校，在上海交大公布的世界大学排行榜上名列前50位，拥有13名诺贝尔奖获得者。该校医学中心是欧洲抗风湿病联盟、系统医学会，以及欧洲临床免疫学会联合会的卓越中心，是多组学、生物信息学、类器官等新兴的分子生物学和系统生物学技术的发源地或欧洲研发基地之一。

该校对中医药有浓厚兴趣，直接促成与广东省中医院的合作。负责双方对接的风湿免疫研究团队负责人黄闰月介绍，他在香港中文大学医学院读博期间，曾在乌特勒支大学进修过三个月，他的导师是分子医学中心负责人Boudewijn Burgering教授，教授对中医药感兴趣，与他做了不少学术上的交流。此后，黄闰月定期会给Boudewijn Burgering教授发邮件汇报自己的研究进展和个人情况，他风趣地称其为“包教授”。

2014年，广东省中医药学会风湿病年会召开，当时的主委向吕玉波提起荷兰有位对中医药着迷的教授想来参加会议，请示是否可以邀请他。吕玉波拍板同意，还主持了开幕式，特别感谢了教授前来讲学授课。这是“包教授”第一次来中国，他自费带着妻子和女儿一同来中国，希望家人对这个东方国度有更深入的了解。

2015年，在医院支持下，黄闰月作为访问学者前往荷兰探路，促进双方之间的合作。2016年上半年，卢传坚副院长前往乌特勒支大学，与“包教授”团队进行了密切交流。同年年底，“包教授”再次来粤考察，吕玉波还记得他女儿的名字，这让他非常感动，两人在科学研究的战略高度上有着一致的认识，就像认识多年的老朋友一样，沟通起来非常顺畅。“包教授”说：“中药复方是全世界最大的天然药物宝库，如果借鉴中国人本身已有的开发经验和方法，结合现代科技，加上西方科学家的共同努力，一定能在这个宝库里发现宝贝。”

2016年下半年，广东省中医院与荷兰乌特勒支大学正式签订合作协议，建立了良好的合作关系，并聘请Boudewijn Burgering教授作为医院的顾问教授。双方对难治性免疫相关疾病展开了重点研究，广东省中医院每年定期遴选博士研究生或短期访问学者到该校学习国际最先进的类器官技术和细胞代谢技术。

王茂杰就是众多申请者中脱颖而出的第一位博士研究生。起初，王茂杰的导师并没有指出研究方向，更没有一步步地详细指导，只是赞成他提出的各种想法，这让他很不习惯，担心自己无法完成学业。他阅读了大量的文献，根据当时研究领域的热点，逐渐把研究方向放在细胞代谢。经过三四个月的数据挖掘，他逐渐理出清晰的研究结构，导师也给予了很大的支持。王茂杰说："导师给你支持，但不会要求你一定要做这个实验，或一定要往那个方向走，从来没有。他更多的是倾听者，他会给我反馈，决定都是我自己来做。我逐渐适应了这种模式，我觉得这样更好，有很好的自由度，培养了我很强的主动性思维。"

王茂杰介绍，乌特勒支大学分子医学中心每周都会有两到三次的讨论会，大家轮流上台介绍自己的研究进展，其他人会不停地提问，这些质疑无形中在不停地帮助研究者完善他们的研究。王茂杰逐渐有了一些科研成果，提出了micro RNA失衡轴的学说，并针对micro RNA的靶点提出了细胞代谢重组在银屑病发病机制当中的作用，而且还用了化合物进行干预。卢传坚感到很欣慰："他在荷兰半年的实验数据产出量，相当于我们这边一个研究生两到三年的数据产出量。"

2019年4月，广东省中医院代表团到访荷兰乌特勒支大学医学中心。回国前，吕玉波问起王茂杰有没有什么难处。王茂杰提出临床标本收集的困难可能会耽误项目的进展，吕玉波告诉他医院一定会倾尽全力支持这个项目。王茂杰以为这只是领导的场面话，没想到刚过几天，卢传坚就组织各部门开会，向医院申请专项来资助该项目，并要求以后每月一次线上会议跟进临床标本的收集，医院生物样本库中能用得上的标本都提供给这个项目做研究。王茂杰说："除了感动，还是感动。我一定要好好做出成果来！"

这样的合作越来越多。2018年，广东省中医院成为科技部认定的"国际科技合作示范基地"，标志着医院再添一个国家级科研平台。

经过多年发展，医院构建起中医临床研究平台、中医药基础研究平台、中医药整体证据"筛选—评价—推荐"研究体系。这"两平台一体系"的整体布局建设思路，启动医院新一轮的科技创新驱动发展战略，推动中医药走向国际。

构建中医临床研究平台，开展符合国际规范的临床研究，为中医药防治疾病的疗效提供循证证据。2008年12月，医院获国家发展和改革委员会、国家中医药管理局批准建立全国首批、广东省第一家国家中医临床研究基地；2017年通过验收，建设成效居于全国前列，2019年启动基地二期业务建设方案。医院还建立国家中医药管理局中医药转化医学中心、中医临床评价中心和治未病研究基地。

构建中医药基础研究平台，引进国内外前沿技术阐释中医药作用机制和物质基础。2021年1月12日，广东省中医院承建的省部共建中医湿证国家重点实验室正式获批建设，标志着我国首家中医类国家重点实验室正式启动；1月26日，由医院牵头的粤港澳大湾区中医药与免疫疾病研究联合实验室获广东省科学技术厅批准立项，是广东省唯一的中医药类粤港澳联合实验室；医院还建有3个省级重点实验室、2个省级工程技术研究中心。

构建中医药整体证据"筛选—评价—推荐"研究体系，产生一系列高水平系统评价成果，推动中医药走向国际。有多项研究成果获得国家级、省级奖励：

由973计划首席科学家、广州中医药大学时任副校长许能贵研究员领衔，广州中医药大学第二附属医院（广东省中医院）针灸科符文彬教授、刘健华教授、徐振华教授等为主要研究人员，针刺治疗缺血性中风的理论创新与临床应用项目，荣获2019年国家科学技术进步二等奖。

“中医及中西医结合临床路径共性技术研究与应用”“银屑病‘病证方效靶’内涵阐释及‘病证结合’诊疗体系创建与应用”，获广东省科技进步一等奖。

“‘基于中医药周期疗法’创新理论构建乳腺增生病诊治体系及应用”“‘疏肝调神’针灸治疗抑郁障碍的机制和推广应用”“陈全新学术思想、针法体系及其临床应用”“基于临床疗效的中药复方多成分多靶点多层次整合效应研究”“冠心病血运重建后中医药干预研究”“临床常规化学检验结果互认技术平台的建立与推广”，获广东省科技进步二等奖。

新药临床批件9项，成功转让新药项目11项。金蓉颗粒获批上市，是广东省五年来获批的首个中药创新药，是国家药品监督管理局2018年批准的首个中药新药。

形成了品质卓越的中医治未病调养服务体系：65款中医治未病调养服务包、52款中医治未病特色养生保健产品、7套中医治未病特色课程；研发一批促进行业发展的标准与规范。

2018年，时任广东省副省长余艳红到医院调研时曾说：“近几十年来，省中医院始终坚持发扬中医药特色与优势的办院方向，走内涵式创新发展道路，在传承发展中医药事业、创新医院管理服务、学科专科建设以及深化医改等方面做出了有益的探索，走出了一条创新发展的道路。”

让世界最优秀的科学家与我们一起共同研究中医药，让中医药走向国际，这个梦想，成为现实。

中与西

中与西，不仅是地域，更是文化；不仅有碰撞，更有交融。中医与西医是两套不同的医学体系，各有优势和局限，但都是为了维护人类健康。

广东省中医院在临床实践中，在坚持突出中医药特色优势的前提下，推动中西交融、优势互补，力求取得人类文明目前所能达致的最佳疗效。

多年前，卫生部一位分管中医药工作的领导到广东调研。初次见面握手，听到吕玉波的名字，领导脱口而出："哦！你就是那个专买先进设备的中医院院长?!"

这种"出名"方式，是吕玉波万万没想到的。

彼时，频频引进新技术、购买新设备的广东省中医院正经历着中西争议、内外夹击。一些西医同行抱怨他们"捞过界""抢饭碗"，中医界亦有声音批评他们"西化""忘本"。

中医院要不要用先进医疗设备？做手术算不算中医？中医院要培养什么人？争论越发白热化。

"办好一间医院难，办好一间中医院更是难上加难。""掌舵"多年，吕玉波直言处理"中与西"的关系确实是"硬骨头"。

吕玉波怎么也不会忘记，医院早年接诊到中风患者，由于没有CT、MRI等先进诊断技术及设备，又不具备溶栓、介入、开颅手术等能力，不得不先将病人转入附近西医院确诊及治疗。为得到"邻居"的支持，院领导逢年过节就登门致谢，还请求把康复期、轻度脑梗死或中小量脑出血的患者转回来，好让中医药有用武之地。

"留人治病"——国医大师任继学总结的四字说得通透：把人的生命留下来，才能治病。在救治急危重症患者的实践中，大家逐步形成共识：中医院首先是一家医院。省级综合性中医院经常面对急危重复杂疑难疾病，若无救治能力，就没法得到患者信任，中医药特色优势也无从发挥；中医药的传承发展，必须充分吸取现代科技文明成果，如果连现代科技都接受不了，就无法站得更高、发展得更好。

争议和误解，终究在实践成效面前烟消云散。"啃"了多年"硬骨头"，广东省中医院上下有了共同目标："中医水平站在前沿，现代医学跟踪得上，管理能力匹配到位，为患者提供最佳的诊疗方案，探索构建人类完美的医学。"

这几句话看似平淡，却饱含了数十年探索的艰辛和智慧。

非此即彼的选择？

还用不用现代医学技术？

“坚持中医院姓中”，是否意味着中医医院就不能拥有现代医学技术？这个问题一直困扰着中医医院。若开展现代医学技术多了，就有人喊“中医院西化”，甚至说“挂羊头，卖狗肉”；有人主张中医医院只能使用中医药手段，认为这样才能保证中医医院的中医味。

这究竟该如何回答？广东省中医院始终坚持“以病人为中心”的办院理念，坚持任何学科的发展都要吸收人类文明所有有用的成果。

20世纪80年代，医院只有内科、外科、妇科、肛肠科、骨伤科等。医院意识到不抓专科建设，就无法提水平、上台阶；专科不分化，就无法做深、做强、做大。医院讨论首先要发展中医药特色与优势的专科。脑卒中患者，就是中医所说的中风患者，具有发病率、致残率、致死率高的特点，是中西医共同关注的重大疾病。经过分析，医院认为中医药在治疗这类疾病方面具有独特优势，于是决定建立相应专科。

可一开科就遇到现实问题——对于轻度脑梗死或小量脑出血的患者，中医院完全有能力运用中医药进行治疗；但对于大面积脑梗死或中大量脑出血的患者，最好的办法还是用中西医结合治疗。当时，广东省中医院不仅没有CT、MRI这些能判断引起患者中风原因的现代设备，更不具备溶栓、介入、开颅手术等能力。为了保证患者的生命安全，医院不得不做出这样的选择：接诊患者后，转入附近的西医院加以确诊及时治疗。为得到西医院的配合，院领导们还亲自上门拜访，与西医院达成合作关系，就希望能把康复期、轻度脑梗死或中小量脑出血的患者转回医院用中医药治疗。那时，每到春节，医院班子都会去周边西医院拜年，感谢他们支持。

事实上，病人都送出去了，但送回来的几乎没有。原本可以发挥中医药特色和优势的地方，这样一来就没有机会施展拳脚。而且转院多了，病人对医院的信心也逐渐丧失。一次，急诊接诊一位需要手术的患者，由于本院的业务技术与条件不足，做不了手术急需转院，联系了广州各大医院都答复因为床位已满无法收治。万般无奈之下，医院只好用救护车把患者送到相关医院门诊部附近停下，目送家属焦虑地把患者抬进急诊室。当时病人家属非常生气，责骂说："你们连这些病都看不了，还开什么医院?!"1994年担任医院外科主任的原副院长陈志强说起这窘境，备感辛酸。

现实困境迫使医院认识到，中医医院首先是一家医院，特别是省级的综合性中医医院，经常面对急危重复杂疑难疾病，如果没有能力救治病人，就没法得到患者的信任。

国医大师任继学老曾对中医医院应具备的能力总结过四个字——"留人治病"，即把人的生命留下来，才能治病。随着急危重症患者越来越多，医院逐渐形成共识："作为一家医院，面对患者，首先就要保证患者的生命和安全。作为诊断治疗手段，从医学伦理学的角度来讲，哪种手段对患者最有利、最符合患者价值，就用哪种手段。"

在这个共识下，引入现代医学设备技术，不是削弱中医药特色，相反是为了更好地发挥中医药临床疗效，在更高的技术平台施展中医药特色优势。

广东省中医院开始探索一条新的路子，在坚持发挥中医药特色优势的同时，努力形成与三级甲等医院相适应的综合服务能力，引进追踪最前沿的现代医学技术。

专科建设布局上，首先发展具有中医药特色优势专科的同时，把救治急危重症患者的综合服务能力提升到重要位置。急诊科、重症医学科、心血管科、脑血管科、呼吸科、外科等，这些与急危重症患者生命息息相关的专科率先建立并强大起来。检验科、影像科、病理科、麻醉科这些基础支撑专科也得到强化。

1998年广东省中医院重症医学科正式成立，是全国中医医院中最早建起的大型综合型重症医学科，也是目前国家区域中医诊疗中心（急危重症方向）、国家卫生健康委临床重点专科、国家中医药管理局“十二五”重点专科及重症医学协作组总牵头单位。当时医院重症医学科以脓毒症、多器官功能障碍（MODS）、急性心肌梗死、呼吸衰竭为主攻方向，为重症患者提供最佳的中西医结合诊疗方案，并与美国加利福尼亚大学附属医院合作建立广东加州心脏病防治研究中心。这一下子就在同行中引起了轰动，引起了社会关注。《羊城晚报》头版头条登载一篇署名夏侯安的文章——《我和我的心脏有个约会》，用生动的笔触描绘了在广东省中医院接受心脏造影检查的全过程。他在惊讶于现代化科学技术能够使他亲眼看见自己心脏工作情况的同时，也感叹一家中医医院能够拥有如此先进的技术。

对于中医药特色优势明显的专科，在巩固、发展、提高中医药临床疗效的基础上，鼓励引进最先进的现代医学技术，形成中西交融，为患者提供最佳的诊疗方案。

医院的肛肠科成立于1956年，是广东省最早开展肛肠业务的专科，在肛门病诊断和治疗等方面具有丰富的中医药临床经验，中医药特色优势明显、专业性强、疗效显著，在广东省、港澳和东南亚地区享有盛誉。1992年与日本医疗法人社团高野会合作，共建广东高野大肠肛门病防治研究中心，引进了世界最先进的肛肠病诊治技术，使中西医两方面的优势相得益彰。2002年被推选为中国南方PPH（美国强生微创痔疮手术）协作中心暨中国南方PPH培训基地组长单位。

中医治疗肾病有特色、有特长。临床实践表明，中西医结合治疗肾病，比单纯西医治疗效果更佳。肾病专家黄春林说，一开始肾病科是很弱的。在医院60周年院庆时有专家建议，应把医院的肾病专科做大做强。经考虑，医院决定让黄春林和杨霓芝牵头此事。当时肾病科病床只有5张，透析床2台，这就是肾病科建设初期的主要“家当”。为加强肾病专科内涵建设，医院派出杨霓芝、刘旭生、林启展等业务骨干外出进修，招收肾病专业的研究生改变队伍学历结构，积极申报科研项目，专科建设与学科建设两手抓。经过多年的不懈努力，肾病科现已发展成为拥有4个病区141张病床、5个透析区185台透析床的广东省最大的三个透析中心之一，是国家中医药管理局重点专科、国家区域诊疗中心，肾病成为国家中医临床研究基地主攻病种。

在突出中医药特色优势的前提下，医院促进中西交融的办院模式，在社会上也引起了很多议论。如医院不断引进现代医学技术设备，这是否意味着对中医没信心？议论广东省中医院“捞过界”的也大有人在。不少西医院的负责人说：“中医院把我们的活都干了。”原副院长黄少英回忆，一次参加卫生局会议，一名西医院院长说：“你们中医院搞什么心脏中心，连我们西医院的饭碗也要抢！”黄少英回答：“国家提倡中西医结合。”

质疑的声音不仅来自西医同行，还有中医本身。他们担心用了现代医学的手段方法，中医就会“西化”。一次，在北京召开会议中途休息时，卫生部的几名高层领导交谈，其中一名就带着批评口吻说：“那吕玉波都不知道搞什么，开展那么多新技术，购买那么多先进设备！”主管中医药工作的领导一听到就很紧张，马上致电吕玉波，叮嘱他以后若有领导到医院视察，千万不要带他们看先进设备。过了几分钟，另一名领导也打来电话，说有领导批评你们搞太多先进技术设备。相隔不久，中华中医药学会的一名负责人也打来电话，说了同样的事情。

三通电话如同三道“紧箍咒”，压力巨大。但吕玉波非常笃定：“谢谢领导关心！没事，请放心！”

因为，广东省中医院人在实践探索中已有了答案，中医药学科应当和任何学科一样，吸收人类文明所有有用的成果来促进自身发展，这就包括现代医学的成果，医院就应当整合运用所有有效方法为患者提供最佳的诊疗方案。现代医学和先进科学技术的引进不等于“西化”，关键在于运用中医思维去应用这些科学技术。就像时任卫生部部长陈敏章给广东省中医院的题词“继承不泥古，创新不离宗”，如果中医连现代科技都接受不了，就无法站得更高、发展得更好。尽管有些同志一时有误解，但终究会理解。很多中医名家很快也认识到这点，现代诊断技术，就是中医四诊的延伸，能够更全面地采集患者的信息，是对中医辨证论治的支持。

买先进设备，还引发了“蝴蝶效应”。一位首长在医院检查身体，医务人员刚为他戴上24小时心电监护仪，他立马问道：“为什么广东省中医院的心电监护仪这么小巧先进？”他刚刚在别的全国著名医院戴过，体积有手枪那么大。后来，这位首长和其他省市主管卫生的同志交流，就建议学习广东省中医院的经验，追踪现代医学的前沿。这引发了其他省市政府加大投入，有力推动追踪先进技术，促进学科发展。

国家中医药管理局的主要领导后来非常认同，这位领导多次强调：“先进设备是中医望闻问切的延伸。”在全国政协的讨论会上，他甚至公开与产生误解的同志讨论。

广东省中医院不是盲目引进先进技术。医院有明确规定，引进先进技术前，必须论证中医药该如何在这项技术中发挥作用，只有明确了中医药发挥作用的切入点以后才引进。

20世纪90年代末，医院有专家注意到，围手术期中医的及早介入，对术后患者的身体康复和生活质量提升非常有利。广东省中医院是全国开展手术种类最多、手术难度系数较高、手术量最大的中医医院，充分发挥中医药在围手术期中的作用，是医院科技创新的主攻方向之一。一开始，医院围绕老年急性肠梗阻、冠心病冠状动脉搭桥术等领域展开围手术期的中西医结合治疗探讨，以及中医辨证规律研究。随后，关于围手术期的应用探索所涉及的器官和系统如心胸、脑、肝胆胰、胃肠、甲状腺、乳腺、泌尿、妇科和骨科等，有相当数量的论文发表在各大学术期刊上。

器官移植一度是行业对人才、技术、设施、管理要求比较高的领域。2014年，医院肾移植开展得日趋成熟，是广东省中医行业唯一一家器官移植建设单位，正式获得肾移植准入资格。

对于器官移植的考虑，不仅仅只为患者延续生命提供了可能。在中医医院开展器官移植临床工作，还能够充分发挥中医药特色优势，减少移植后的不良反应，提高移植患者的术后生活质量。

引进现代技术，会替代中医？

现代医学的引进不仅不会替代中医，还为中医药特色优势的发挥提供了更高的平台。广东省中医院想得很清楚，中医和西医面对着共同的对象——人本身，面对着共同的问题——人类的健康问题。二者由于思维方式的不一样，发展成两套不同的医学模式，各自有不同的切入点，形成各自的优势，也有各自的局限性。二者是同一战壕的战友，不是敌对的两方。

心血管专科建设，就很能说明问题。国医大师邓铁涛“从脾论治”心血管病，在行内独树一帜，有显著的疗效优势。但急性心梗患者、冠状动脉严重堵塞的患者就不适宜纯内科治疗，若引进现代医学的先进技术，就能够在充分发挥中医药特色优势的同时，大大提高救治成功率。问题是高水平的心血管医生，特别是心血管外科医生特别稀缺，西医院想引进都非常困难，他们愿意来中医医院？

吕玉波院长“打飞的”“三顾茅庐”，把心血管名刀——阮新民主任从美国请回来。多年后，阮主任回忆说，看到吕院长的诚意与魄力，他相信自己能在中医院这片土地上做出点成绩。

阮新民从美国回国加盟广东省中医院，组建中西内外结合的心脏中心。在此之前，吕玉波专门拜访了邓铁涛。邓铁涛听后，非但没反对，还表示全力支持，愿意在开科后亲自查房，展示中医药在这一领域的魅力。

阮新民就这样顺利完成了中国中医系统的第一例心脏搭桥手术。临床实践中，他很快发现国内做心脏手术的一些问题，如国内患者接受心脏手术的观念比较保守，往往是在心脏功能极差的情况下，才被迫接受手术。此时心射血指数过低，手术风险大幅度提升；术后，有些症状很难缓解，如咳嗽、乏力等。阮主任还专门从美国带来一套拍背排痰设备，但最后还是邓铁涛的查房帮助解决了问题。术前中药调理改善患者心脏功能，使心射血指数转好；术后中医药调理，解决咳嗽等不适问题。“一两剂中药，就不咳嗽。”阮新民啧啧称奇。

2000年，由邓铁涛、黄春林、张敏州、阮新民、吴焕林等中西医专家所组成的专业团队，对冠心病冠状动脉搭桥术围手术期的中医辨证规律展开研究，对常规全麻、中低温体外循环下，行冠状动脉搭桥（内乳动脉、大隐静脉）的围手术期患者做中医辨证研究。数据结果显示：心气阴两虚证、兼夹证中兼痰浊壅肺证者、兼瘀血内阻证者各有占比。专家们认为，搭桥术后的气虚痰瘀是基本病机，提出围手术期的证候演变与术前冠状动脉病变程度、术前心功能、术前肺功能、术中体外循环时间等因素有关。研究结论：冠脉搭桥术围手术期结合中医辨证能够进一步探讨中医证候演变规律，提高手术成功率。

在邓铁涛的支持下，阮新民又和科室的中医团队开始针对手术患者术后再复发的难题攻关。据统计，冠脉搭桥术患者，在术后四到五年，有部分患者会出现再次狭窄的情况。这是困扰现代医学的一个难题。在中医整体观的指导下，通过调整患者的体质状况，可以达到延长二次狭窄的周期，让患者减少“二进宫”的概率，甚至不用“二进宫”！研究结果表明，中医的确可实现上述的目的。阮新民随即主动向邓铁涛提出拜师请求。

事实证明，真正的中西医结合不是简单的“中医+西医”，也不是中医配合西医，或者“西药+中药”，而是要实现高水平的融合。广东省中医院有个“矛和盾”的比喻：现代医学是进攻疗法，强调直接攻击病因，如同古代士兵手中的“矛”；而中医则强调整体观，注重整体身

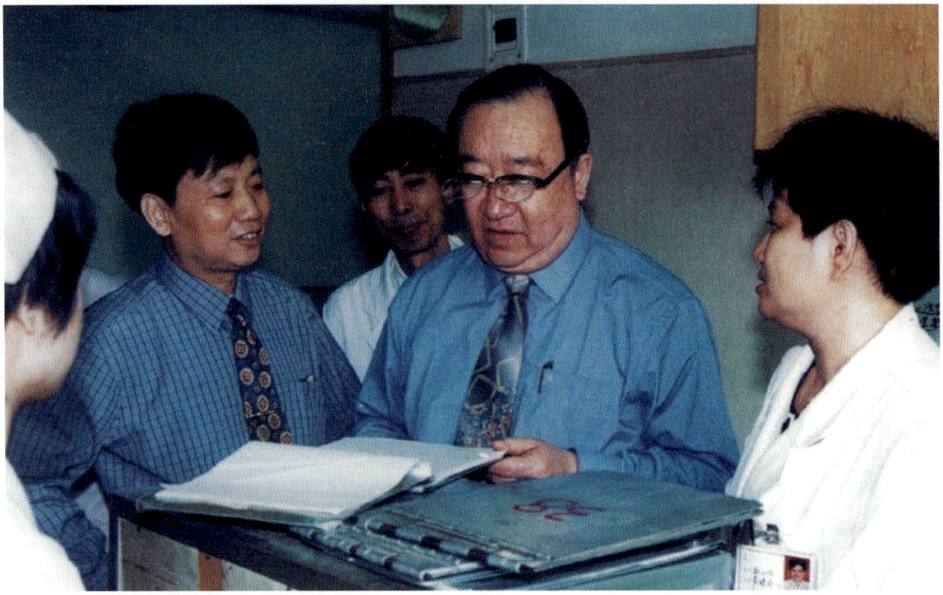

□ 时任卫生部副部长、国家中医药管理局局长朱庆生到广东省中医院指导工作

体功能的调整，通过提升机体自身抗病能力来治疗疾病，如同古代士兵手中的“盾”。在面对疾病和维护健康这一共同的敌人时，矛盾合用，自然能够发挥“1+1>2”的效应。如何合用做到优势叠加，则需要高水平的中医与高水平的西医有机融合。

中西内外，比翼齐飞

现已80多岁，有着“祛风大师”之称的全国名中医刘茂才教授就是一个传奇人物，“茂叔”是医院同事对这位老人的爱称。

刘茂才在全国中医界率先创立了中医脑病科，被称为“我国中医脑病学科的重要开拓者和奠基人”，2017年4月被人力资源和社会保障部、卫生计划生育委员会、国家中医药管理局授予“全国名中医”的光荣称号。

中医领域里，对人的思维意识等功能既有归属于心的脏象系统观点，也有归属于脑的功能观点。究竟是“脑主神明”还是“心主神明”，一直都有争论。

刘茂才强调应吸取现代医学对人体的认识，大胆主张“脑主神明”，并致力把中医“脑主神明”理论完整化、系统化，完成了中医“脑主神明”学说理论创新。这种从现代医学吸收营养推动中医理论创新的做法曾被视为“离经叛道”。他顶住了压力，大胆实践。在新理论支撑下，以中风病阴阳类证辨治体系为纲，形成了脑血管病急性期痰瘀同治、康复期肝肾同治，屡创脑中风中医救治奇迹，形成独树一帜的中风病防治体系。这一防治体系最终得到了全国300多家中西医院的临床应用，形成了协作单位共同使用的临床路径。脑病学科成为国家中医药管理局重点临床学科。

“我们坚持中西医结合，在中医思维指导下，运用中医诊治手段的同时，运用西医知识，双管齐下，努力为病人解除病痛所扰。”刘茂才强调，不论采取哪种治疗方式，目的都是让病人好起来。

这一认识在“九五”国家科技攻关计划项目“高血压中大量脑出血血肿清除术与中医药治疗的研究”中得到了验证，围手术期采用中医药治疗，患者病死率大大降低，致残率大大减少，生活质量大大提高。该项目成果被科技部等四部委评为“优秀科技成果”，是当时唯一获得该奖项的中医药临床研究成果。

媒体曾经多次报道刘茂才教授的神奇疗效。2003年，刘茂才收治了一位80岁患急性脑梗死的老人，采取中药汤剂、针剂和针灸治疗，一个月后患者生活就可以基本自理；其后，他收治了一位高血压性脑出血（右侧基底节出血量48毫升）的患者，采用手术清除血肿，术后以中药汤剂、中成药针剂的综合救治方法，患者同样恢复到生活自理的良好状态。

刘茂才运用中西医结合治疗脑病，得到国内顶尖的现代医学专家的认可。中西内外结合治疗脑病的平台还吸引了院外两位著名的神经外科专家——北京宣武医院的凌锋教授、南方医科大学珠江医院的李铁林教授。

现任脑病中心主任李铁林当时还在南方医科大学珠江医院工作，由于常到广东省中医院会诊，就看上了这平台，把这里作为退休后新的事业舞台。记得刚加入医院时，由于要开展脑血管外科手术，他总有些忐忑不安。“临床难度风险较高，中医同道们能接受吗？”李铁林心中充满怀疑，可很快他就发现自己多虑了，医院早已打下了良好的脑病外科治疗基础。

李铁林还把著名西医脑病专家凌锋介绍给广东省中医院。凌锋和李铁林是老朋友，与李铁林一样，一直希望通过中西医结合诊治脑血管病。当时，医院正要成立脑病中心及神经介入中心，双方一拍即合，建立起合作关系。谈起加盟中医院，凌锋坦言总结了多年的临床经验，特别是刘海若的诊治经过，让她明白中西医结合的重要性和特殊功效。2002年，凌锋主持抢救并成功治愈了遭受严重车祸的凤凰卫视女主播刘海若，这成为神经外科领域的经典案例，在全球引起轰动。但很多人不知道，这位西医大家对中医也很推崇，痛批中医反对者为“角落里的阴风”。

李铁林和凌锋作为广东省中医院脑病中心主任和脑血管病中心的顾问，定期到该中心会诊指导，一旦出现疑难重症病人就及时赶到救治。

要加强脑病中心的建设，就要进一步加强人才队伍建设，凌锋和李铁林想到了他们的学生——在南方医院神经外科工作的黄胜平。在前辈们的牵线下，他最终被中西结合的前景吸引了，2004年来到了广东省中医院。他说：“我发现中医有许多优势，西医对手术后的症状有些束手无策，但中医能对症下药。我觉得中西互相取长补短好，对病人有好处。”

广东省中医院原副院长、脑病大科主任黄燕教授曾说：“在我国，像黄胜平这样精通显微手术与介入治疗技术，同时还能认同中西医结合治疗病人的全能型专家极其罕见。”

为了更好发挥中医药优势，黄胜平不断突破自己，通过自学，跟师名中医学习，短时间内成为一个“中医迷”，把学习到的中医知识应用到大量的临床实践中，收到意想不到的效果。有许多病人专门远道而来请他开中药方。甚至他卧病在床期间，仍在为早前已决定出版的全国首部神经介入和中医药干预治疗急危疑难脑血管病的病例研究著作花费心力。可惜的是，黄胜平教授只进行了一校，未能看到出版成书，就因病去世。他为中西医结合救治急危疑难脑血管病的研究奋斗了一生。

还有如刘茂才的弟子黄燕、杨志敏、蔡业峰等人也渐渐广为人知。2005年，杨志敏入选首届中国中医药十大杰出青年，成为广东省中医院年轻中医生的代表。

后来，医院又聘请王永炎院士为首席科学家。2005年，在著名中医脑病专家王永炎院士、刘茂才教授、黄培新教授以及脑血管病专家凌锋教授、李铁林教授，康复专家王茂斌教授的带领下，广东省中医院集中了一流的中西医学专家共同创建了全国首个内外结合、中西医融合脑病中

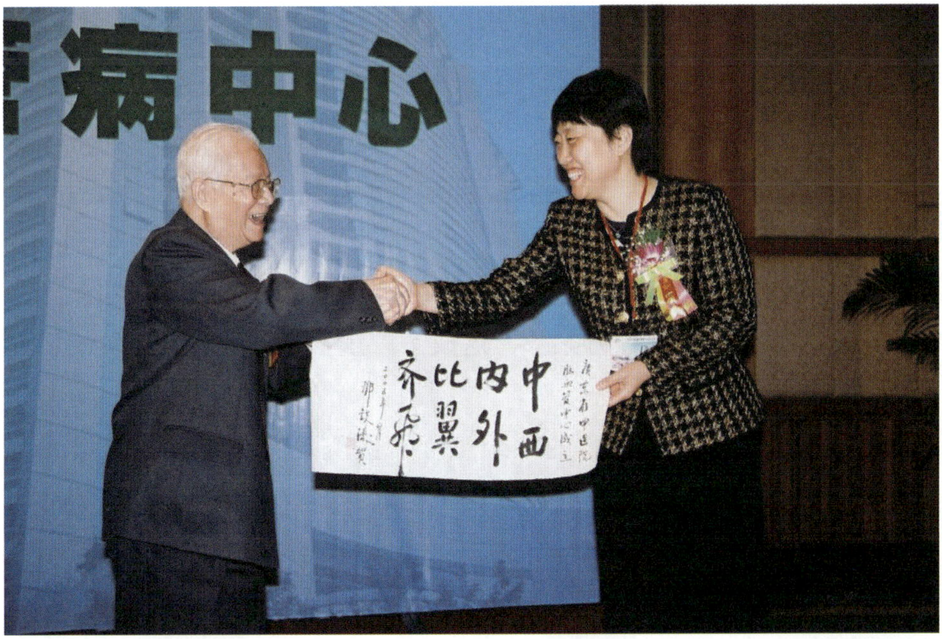

□ 广东省中医院脑病中心成立，凌锋任脑病中心主任。邓铁涛题字“中西内外　比翼齐飞”

心，被国医大师邓铁涛誉为“中西内外　比翼齐飞”，影响辐射海内外。

一个又一个鲜活的案例生动地说明了一个道理，中医与西医，不是不能结合，也不是仅仅中医加西医的双用，必须是在高水平的交融过程中，才能相互促进，相互启发，相互补充。它不仅可以促进中医理论的发展或再认识，而且还能让中医临床实践的开展进入全新领域，并在发挥中医药特色与优势的同时，突破某些既定的治疗规范，创造更优的临床疗效。

融合才有出路

找准中医药特色与优势发挥的切入点

既要清楚现代医学的优势，更要清楚中医治疗每一个病种的优势。广东省中医院有这样一个共识：“中医药特色优势，不仅体现在治疗某些疾病的全过程，也体现在治疗某些疾病的某一个环节、某一个阶段、某一个侧面。要‘一个病一个病’‘一个证一个证’地开展研究，找准中医药特色优势发挥的切入点，通过科学严谨的方法形成一系列充分发挥中医药特色优势的诊疗方案。”这成了广东省中医院专科建设的“真北图”。

这是一个需要持久努力的系统工程。医院每年组织专科做学科论证，明确每一个专科的主攻病种，每一个病种发挥中医药特色优势的切入点。医院组织各专科围绕自身主攻病种汇集历代中医著述的观点方法，集中全国名老中医的经验，结合自己的临床实践，形成方案，不断优化，科室的中医药特色与优势日益突出，临床疗效也明显提高。

医院每引入一项现代医学前沿技术，都论证中医药特色的切入点和中医药优势的发挥点；每开设一个专科、一个亚专科、一个专病也要论证中医药特色优势的发挥方向。这一坚持就有二十多年，为此梳理形成了《临床各科中医特色与优势指南》，由人民卫生出版社出版，受到全国同行的欢迎，该书一版再版。

事实证明，广东省中医院提出“中医水平站在前沿，现代医学跟踪得上”的“双剑合璧”战略，不仅没有使医院西化，反而使医院的中医药特色优势更为突出，还促进了中医学的理论创新发展，呈现了中西医贯通融合的趋势。

脑病科就是一个好例子。1992年，一个小小的中风专科逐步成长，围绕着脑血管疾病主攻病种长期探索，使得中西医疗法相得益彰。如今，脑病中心在刘茂才和各位专家学术带头人的带领下，拥有10多个特色专科门诊、7个病区，年门诊量超过10万人次，既是国家中医药管理局脑病重点专科和重点学科，也是全国最大中医脑病临床中心。科室形成了老中青结构合理的人才梯队，现有享受国务院津贴5人，广东省名中医3人，正高职称26人，副高职称15人，博士生导师13人，硕士导师19人，全国名中医学术继承人18人。2017年3月25日，作为全国规模最大、学科建设最齐全、现代化综合性的脑病诊疗和研究中心，广东省中医院牵头联合省内外100余家医院成立岭南脑病医疗联盟，覆盖广州市中心城区和部分周边县市，形成了脑卒中“黄金一小时”快速救治网络，还于2018年被国家卫生健康委脑卒中防治工程委员会授予“高级卒中中心建设单位”。

找准中西医融合点，联合干细胞治疗技术优势，发挥中医药特色优势，探索治疗银屑病的最佳诊疗方案也是一个典型案例。

众所周知，银屑病是一种免疫介导的慢性炎症性皮肤病，除了皮损影响患者的外观，还会导致患者产生严重的精神障碍，易发生多种并发症。现代医学没有方法很好地解决药物长期使用的安全性和停药后复发等难题，使得银屑病成为一项重大公共卫生负担，业界急需能够减少复发的新疗法。现代医学发现脂肪间充质干细胞（AD-MSCs）是一种新的尝试，属于探索性疗法，通过作用于机体多种免疫细胞，能够使细胞间接触调节免疫分子，发挥复杂的免疫调节功能。从中医的角度来看，银屑病并非人类从来没有遇到过的疾病，多年实践证实，中医药在治疗控制银屑病病情进展和缓解复发方面有一定优势，国医大师、“皮肤圣手”禤国维教授创制的院内制剂“银屑灵片”，更是在临床广泛应用，疗效显著。

若把二者结合，能否取得更佳的诊疗效果？

广东省中医院研究团队结合干细胞治疗技术的特点，发现植入干细胞的来源，大多有两种情况，可能来自自体干细胞或异体干细胞，根据植入干细胞的来源类型不同，人体内所起的机体耐受反应也有可能不同。要提高耐受性，中医药就有用武之地。对于自体干细胞移植，中医药能从整体调整人体内环境的稳定平衡，给予补益肝肾、益气活血的中药，有效促进干细胞动员，增加干细胞采集的数量和质量，从而增强干细胞治疗的效果；对于异体干细胞移植，人体机体的耐受性可能较差，极有可能激起机体连锁炎症反应或细胞因子风暴，采用活血化瘀、清热解毒的中药，可改善干细胞生存的微环境，促进干细胞归巢和植入，降低受体对外来干细胞的排斥。简单来讲，就是把中医药和干细胞治疗联合，产生协同增效作用。2016年，医院获得国家卫生健康委和食品药品监督总局批准的首批干细胞临床研究机构备案，建成干细胞实验室，“卡泊三醇+银屑灵优化方联合脂肪原始间充质干细胞治疗中重度寻常型银屑病的随机双盲对照试验”作为首个获得批准项目，也是国家第一批通过备案的八个项目之一。

管理能力匹配到位，使中西交融落到实处

中西实现真正的交融，不仅要从认识上解决问题，还要在临床实践

中落到实处，才能让病人得到实实在在的好处。

要形成最佳的诊疗方案提供给患者，需要管理水平跟得上，这要观念转变，把理念变成现实。可学术观点不同的人群，如何协调求同存异，朝着共同的目标奋进，如何建立评价系统，如何构建既有动力又有压力、既有激励又有约束的运行机制，充分调动医务人员“为患者提供最佳的诊疗方案”的积极性、主动性和创造性，等等，都需要管理能力相匹配。

广东省中医院在制定和实施临床路径的过程中，就充分认识到管理在中西交融中的重要性。

多年来，医院一直致力提高中医药的临床疗效。临床中贯彻“能中不西，先中后西，中西联用”的方针。在医疗实践里，由于现代医学指南的指引明确，操作方便，加之一旦出现医疗纠纷，有关部门总将是否执行指南作为评价标准，某种程度上，这促使临床医生大多用现代医学指南，中医药的治疗手段往往摆在搭配位置，影响了中医药作用的发挥，更谈不上中西交融。从医院层面，医院也不可能干预每名医务人员面对每个患者时所做的医疗决策。一直以来医院都在寻求一种方法，能够指引评估考核临床是否充分发挥中医药特色优势，达到中西交融的效果。

有段时间，医院尝试用各科某时段中医治疗率来评价科室使用中医药的情况。但临床实践上，不同病种有不同的中医治疗率，若单纯地追求中医治疗率，反而让一些科室产生一种倾向，偏向于收治轻症病人，因为收治重症病人，就有可能把中医治疗率拉低，这显然不适合医疗临床的发展。若用单病种中医治疗率做评价，医院就缺乏信息系统支撑，难以做到，而且，缺乏行业的单病种中医治疗率做参考标准。这似乎不可行。

恰逢此时，医院为提高管理水平，组织中层以上干部分期分批到新加坡医院学习考察。在与新加坡同行深度交流中，吕玉波第一次接触

“临床路径”。临床路径的制定，首先要通过一套严谨科学的方法，把人们对防治某一个疾病的研究成果，整合到一个治疗方案中，从而形成目前科技水平所能达到的最佳诊疗方案，并将其日程化。日常医疗里，患者会得到医生、护士、医技及其他相关医务人员按照这一日程化诊治护理方案提供的最佳临床服务。临床路径的实施，可有效保证医疗质量，控制医疗成本。吕玉波马上敏锐地意识到，医院可借用临床路径的方法，推动围绕临床的关键问题，系统研究文献经典以及医疗实践等，形成最佳的诊疗方案，从而促进临床实践中突出中医药特色与优势，实现中西交融。

要形成中医、中西医结合的临床路径，就要回答怎样系统评价整合中医古、今文献和研究成果，怎样把辨证论治这中医的精髓体现在路径制定中，怎样在不同学术流派背景的专家中取得共识等问题。

路径实施之初，医院要求每个路径都需要在行业大家公认水平很高的西医教授和中医大家签名认可后，方可在临床上应用。以脑血管病为例，西医由凌锋教授把关，中医请任继学教授把关。

可这毕竟不是科学严谨的方法。在国家中医药管理局行业专项的支持下，吴大嵘教授组织团队，借鉴循证医学的方法，从方法学、管理学、统计学等方面，就如何对已有的文献记载和临床实践做系统性评价、如何组织专家共识，形成一套严谨科学的方法，以保障最先进的研究成果能够融汇到临床路径中，真正为患者提供最佳的诊疗方案。

临床路径的引进，是广东省中医院管理实践的一个创举，在充分发挥中医药特色优势和推动中西医交融的过程中，行政有了管理抓手。

随着医院深入实施临床路径，中医药临床疗效和医疗质量明显得到提高，平均住院日明显下降，医疗费用得到合理有效控制，在行业内逐步产生影响力。

然而，很多中医人对临床路径不理解，认为这种规范化、标准化会限制中医整体观和个性化，于是产生了很多误解，很快就传到了国医大师邓铁涛的耳中。

这天，刚好是邓铁涛生日，吕玉波请邓铁涛一家吃饭。到饭店一看，只有邓铁涛一个人来了。

邓铁涛一见到他，马上严肃地说："我今天不是来吃饭的，所以也没有让家里人来，我是来给你上课的。""中医讲究'辨证论治'，强调个性化，临床路径讲标准化、规范化，在中医中推行临床路径，会把中医药特色给'牺牲'了。""我已经联系好几个老中医准备上书中央了，中医不能引入临床路径！"

批评的话一句接着一句，好在入门前吕玉波接到了邓铁涛家里人的电话，告诉他邓老一个多星期来为临床路径这事，气鼓鼓的，吃不下，睡不着，希望吕玉波能够做好邓老的工作。他思想上有准备，也想好了疏解的方法。

"邓老，您先别激动，我请教您几个问题。"吕玉波凑到邓铁涛身边，一边安抚着邓老，一边抛出问题："您治疗冠心病用什么方法？"

"岭南冠心病病人大部分是痰湿型，用的是补气、祛湿、涤痰的方法。"邓铁涛说。

"治疗效果好吧？"

"那是当然。"

"什么人用您的这个方法？"

"我徒弟就用我的方法。"

"那您有多少个徒弟？"

"20多个。"

"只有20多人这样做，远远不够吧，毕竟有这么多冠心病人。"

吕玉波解释："临床路径就是把您的治疗方法融汇到治疗方案中，让全广东省中医院的人都用您的方法，您说好不好？"

"那当然好了！"

吕玉波继续说："临床路径就是把老中医的经验体现在治疗常规

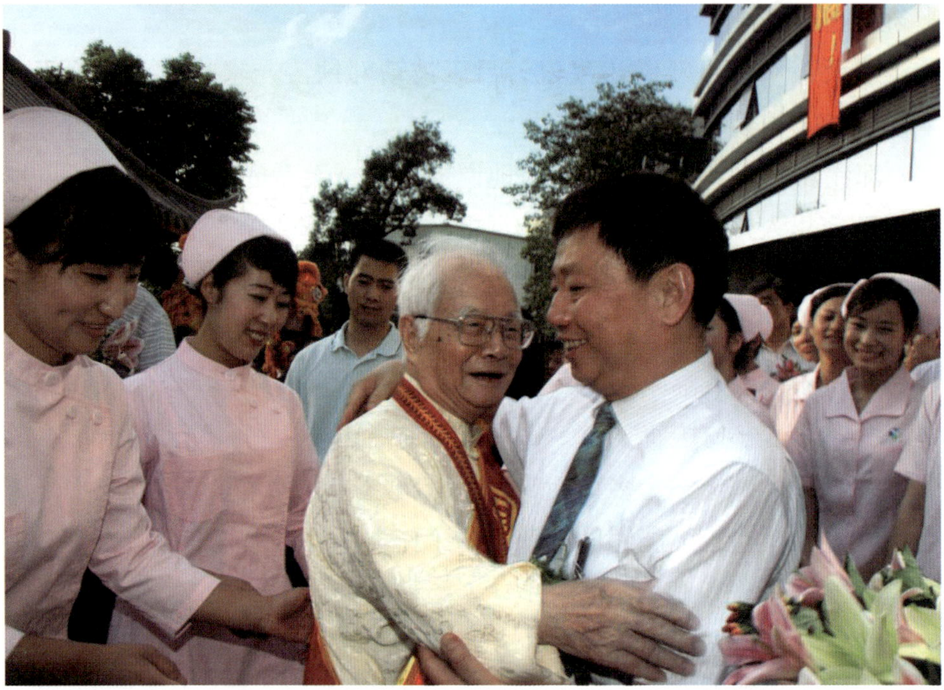

□ 邓铁涛教授称与吕玉波院长是“最佳拍档”

里，让中医院医务人员都应用到临床。”

“中医的临床路径，不是一个病一个路径，而是依据辨证论治，形成病症结合的临床路径。一个病证，一个路径。”

邓铁涛严肃的面容有了笑容。他意识到临床路径符合中医药内在规律的标准化、规范化，不单不阻碍反而可以促进中医药特色优势的发挥。他马上拨通了朱良春、颜德馨几位老中医的电话，告诉他们不用写信给中央了。吕玉波如释重负。

其后，广东省中医院牵头制定全国11个中医临床路径，带动了全国推广的风气，既提高了临床效果，也提高了效率，带来了巨大的社会效益。这也从另一个侧面反映了广东省中医院人对现代化探索的执着与“超前”！2015年，“中医及中西医结合临床路径共性技术研究与应用”项目获得了广东省中医院建院80多年来第一个广东省科技进步一等奖，实现医院科研成果奖励的历史性突破。

回答好“中与西”问题的实践探索，是一次大胆的创新探索，广东省中医院再次为全国卫生系统创造了一个经验。

培养一支复合型人才队伍

“中医水平站在前沿，现代医学跟踪得上，管理能力匹配到位，为患者提供最佳的诊疗方案。”人民日报记者采访时建议医院再加一句“探索构建人类完美的医学”。从此，这句话就成为医院始终肩负的使命，是处理中与西之间关系问题的原则。要把这种追求变成现实，关键是要有一支善中懂西的复合型人才队伍。

当时医院作为中国历史上最早建立的中医医院，虽成就了一批著名医家，但这批医家去世后，由于传承工作没做好，人才队伍青黄不接，中医临床疗效平平，被患者追捧的专科、专家不多。现代医学的水平，被很多人称作“卫生院”的水平，如急诊遇到呼吸衰竭需要气管插管抢救的病人，只能请麻醉科会诊。当时，在广州地区几家较有规模的中医院中，广东省中医院无论服务病人量还是综合服务能力都排在末尾。

1993年，新一届领导班子刚接过担子，面对这种窘境，深深感到人才的重要性。人才队伍水平有多高，医院的水平就有多高。要实现把中医临床疗效发挥到极致，达至中西交融，建设全国一流、现代化的综合性中医院的目标，成为中医界的“协和”，突破点和着力点就在于建成一支中西医能力兼备、医教研俱佳的复合型人才队伍。

建设一支高水平的人才队伍，医院采用“引育并举，以育为主”的方针。

为尽快提高医务人员的临床能力，医院首先想到开展继续教育培训，这就迫切需要一套适合中医药人才培养的继续教育方案，起码涵盖中医基础理论以及现代医学进展两大类。此前，国内中医药继续教育工作尚未得到很好开展，没有一套完整的教材，最后经多方了解，在上海市卫生局中医处支持下，医院获得一套上海的中医继续教育教材。现代医学继续教育方案则在中山医科大学的帮助下，也得到了很好的解决。

育人工程有一个亟须重视的问题，就是医务人员队伍普遍学历太低。早在国家启动相关工作前，医院出台政策，提倡在职学历教育，明确本科毕业生进入医院后，须参加在职学历教育。

医院领导班子的指导思想非常明确，就是希望为所有踏进广东省中医院的员工铺就一条轨道，让他们沿着这条轨道，一步一步往前走，若干年后，成为行当的佼佼者。

可这样的继续教育方案，医院领导层仍觉得不够完善。“作为中医院，首先是会用中医看病，能用中医治好病。要成为名中医，就必须治疗效果比别人好，还能看别人看不好的病。”医院必须成为名医的摇篮。问题是，成就名中医的路径在哪？中医继续教育何去何从？

医院领导走访了全国许多中医学名家，每次问同一个问题：“你是如何成才的？”都会得到同一个答案：“读经典，跟名师，做临床。”中医院人才培养体系就应该紧紧遵循中医药人才成长的规律。

2001年，在全国名老中医邓铁涛等的支持下，医院创新师承制度，打破地域限制，聘请了全国著名中医药学大家到医院带徒，开展了全院性的“温书工程”，邀请了著名高校的学者给临床专家讲诸子百家课。为解决中医临床思维的问题，成立中医临床思维研究室，开展中医思维查房。“育人工程”打成了一套组合拳。在遵循这规律的同时，结合实际情况和培养目标，医院设计了“厚基础、强能力、宽知识、深钻研”的育人路径。“育人工程”打牢中西两套基础，并且强化为病人解决问题的动手能力。培育对象进入一个相当高的平台后，再根据专科的需要，向某一个方向深度发展。有人特别擅长用中医药为病人解决复杂疑难问题，有人特别强于现代医学的治疗手段，有人在一些亚专科或者病种上有很高的造诣，有人善于开展科学研究，有人更适合于教书育人。

就这样，在专科内形成人才群，提高了各专科的综合服务能力。

过去有句老话“中医六十岁成才”，广东省中医院打破了这个说法，培养了一大批优秀的中青年专家。

分管中医药特色优势工作的副院长杨志敏就是在“育人工程”中成长起来的。她毕业后到院工作没多久，医院便启动了继续教育工作，她作为学员参加了高强度的训练。2001年，医院启动师承学习计划，她又成为师承教育的首批弟子，先后跟师四位国医大师——上海的颜德馨、广东的邓铁涛、长春的任继学、陕西的张学文。如今，她已是全国知名的广东省名中医。

跟师名老中医，一个师父带两个徒弟，后来“师带徒”“一代带二代”“集体带集体”，培养了一大批青年骨干。为培养人才，医院不惜花大量资金、人力、物力，实行脱产跟师制度，选拔中医功底良好的一批中青年苗子全脱产跟师国医大师或名中医学习两年。

在此基础上，中西交融的战略目标，就要把他们送到最好的西医院进修，送到国内公认的一流医院、一流专科进修学习。

医院谋划：一方面要传承好祖国医学伟大宝库的精华，这包括了来自民间安全有效的单方、验方以及特色疗法，同时把全国知名中医的精粹传承好，使医院中医药的临床疗效处于全国排头兵的位置。另一方面，追踪现代医学前沿分两步走，第一步先到国内一流医院学习，第二步到国外的一流医院学习，这样一支高水平的临床复合型人才队伍才会逐步脱颖而出。医院相信，这有利于中医药事业的发展。

医院重症医学科大科主任、主任中医师邹旭是国医大师邓铁涛的弟子，曾获“第二届全国百名杰出青年中医”、广东省科学技术一等奖、“全国首届中医药传承高徒奖”等荣誉。2003年，邹旭参与抗击“非典”，17年后，2020年他是抗击新冠肺炎疫情的中医专家，国家援助湖北第四支中医医疗队广东团队领队、武汉雷神山医院C6病区负责人。2021年，他入选由中央文明办和国家卫生健康委员会共同组织的“中国好医生、中国好护士”评选活动，荣获“中国好医生”称号。

谈及成长，邹旭喜欢用一个比喻，“问渠那得清如许，为有源头活水来”，只有不断学习，才有今天。是医院提供的多次进修机会，让他对疾病诊治了然于胸；是医院助缘的多方拜师，让他在辨证施治中的造诣日渐精深。

得益于医院继续教育培训，1988年，邹旭大学毕业刚进医院，在急诊科做住院医师，掌握了急诊临床一线病症处理技巧；在重症医学科担任主治医师，掌握了危急重症的抢救与应对要领；在心血管科跟随谢海珍主任查房，学习心血管专业知识。谢主任是学西医的，毕业于中山医科大学医疗系，具有扎实的心血管专业理论知识和丰富的临床经验，工作严谨，对学中医出身的邹旭要求很严格。在谢主任的悉心培养下，邹旭得以准确、系统掌握心血管疾病的诊疗。谢主任经常提示邹旭要关注国内外心血管疾病研究现状及发展动态，教他如何把最新的知识运用于临床实践。后来，邹旭获医院选派，先后到解放军总医院301医院进修学习，到日本姬路循环器中心学习冠心病介入治疗，到德国交流学习。这一系列进修经历让邹旭能够学习掌握心血管专科国内外现代医学先进的诊疗技术。

除了追踪现代医学的进展，邹旭毕业后，还跟随黄春林教授查房学习。黄教授勤求古训、博采众方，在中西医结合治疗心血管病方面，对邹旭影响颇深。

2001年5月，在吕玉波的推荐下，邹旭有缘拜师邓铁涛。开始拜师时，邹旭刚从日本进修回来，脑子被支架、心脏搭桥等西医名词占据了，加上多年没再阅读中医方面的书，对中医认识变得非常模糊。拿起中医经典名著，那些名词术语犹如乱麻一般，根本提不起劲。在邓铁涛的指导和监督下，模糊的中医逐渐变得清晰。邓铁涛因材施教，让邹旭的学习由被动逐渐转为主动。尤其是邓铁涛的切脉教学。切脉是中医非常重要的诊断手法，却又是非常高深玄妙的诊法，用语言文字不能表达，需要感悟。关于高血压五脏相关的论述，邓铁涛总结了一个图，标示了高血压不同时期的病机重点和用药关键。用了邓铁涛这个图，再复杂的病症马上一目了然，不得不让人佩服，邹旭的兴趣随之而生。

在邓铁涛的鼓励下，邹旭开始博采众长，先后跟师国医大师刘嘉湘教授、王文远教授及李树森教授等，他的中医水平随之大幅度提高。在参加抗击新冠肺炎疫情的武汉保卫战中，他厚积的中西医复合知识得以有效发挥，不仅独立带领团队接管了雷神山收治新冠肺炎患者的独立病区，而且制定了尽早解毒、尽早扶正、扶正祛邪以救肺的独特中医辨证体系，取得了显著的效果。特别是他运用针灸办法，迅速改善了患者的血氧饱和度，技惊同行。

邹旭说，中医药的发展不应排斥现代医学的成果，先进技术的引进是提高中医药临床疗效的其中一个途径。将中西医优势汇聚融合、具有医学专业综合素养的医护人员也是此次抗疫成功所必需的。

在医院，这样的成长例子还不止一个，医院普外科人才梯队建设，就是一个让人津津乐道的好例子。2020年10月，广东省中医院副主任医师钟小生在第五届全国普通外科中青年医师手术展演暨中华外科金手指奖评比总决赛上荣获冠军。“腹腔镜原位胰十二指肠切除”再次得到专业界的充分认可。

“金手指”比赛是我国肝胆胰外科领域顶级的手术演示比赛，参赛选手不仅通过视频淋漓尽致地展现了肿瘤外科治疗的先进理念、高超的手术策略和手术技巧，还展现出外科医师缜密的临床思维和强劲的综合素质。

钟小生的指导专家是医院外科大科主任、国内著名资深腹腔镜胰腺外科专家谭志健教授。他被誉为中国胰腺微创的先行者，原创腹腔镜胰腺外科技术，开创了腹腔镜胰腺外科领域多项“第一”。

谭教授谈起个人专业成长时，常说非常感谢医院的培养。20世纪90年代，行业不大接受来自中医院的外科医生，医院就花费大力气、动用了各种人际资源，把他送到了上海吴孟超院士手下进修。这段培训经历，开阔了他的专业视野，也为日后回院开展专科建设、培养人才梯队打下很好的基础。

为推动人才成为高水平的人才，医院构建了既有动力又有压力、既有激励又有约束的运行机制，实施了优才计划、朝阳人才计划、拔尖人才计划、领军人才计划等。院内制定了系列要求，如1994年以后到院工作的员工，毕业后经过五年培训，必须达到研究生学历，或者必须取得中级职称。如果没达到要求，再给两年机会，若七年时间仍达不到要求，评不上主治医师，就要求离开医院。又如规定职称考试，除了上级部门要求的英语以外，医院还要加考医古文、DME（临床科研设计、衡量、评价）、电子计算机等，以促进他们成为医教研俱佳的人才。

培训制度实行24小时住院医师负责制。这是北京协和医院之所以能成就一支高水平的临床人才队伍的关键要素之一。为什么要实行？吕玉波苦口婆心解释，因为只有这样，才有可能看到病人整个病情发展过程，对疾病管理才有更好的把控，才能锻炼医师处理的能力。

为更好地锻炼中青年业务骨干，医院实行总住院制，让一些医生经过两三年培训后，能在业务和组织能力上得到锻炼。

为推动中青年业务骨干学习的主动性、积极性，医院实行“一个岗位留两个人”，经过三年培训，“谁好就留谁”的培训制。

这种制度安排，是为让中青年骨干不要错过打基础的最好黄金时期。这才成就了医院如今拥有一支基础牢固的高水平临床人才队伍。

1986年，广州中医学院中医临床医学系开始分设，其中二系并入到二附院。当时，系主任是禤国维，分管学生工作的是党委副书记伍世强，整个系总人数大概500人，临床教学工作通常是安排在本科阶段后两年。20世纪90年代开始，广州中医学院实行“院系合一”改革。广东省中医院既是大学第二附属医院，也是第二临床医学院，机构合一，实行医教研三位一体管理。这一改革，给医院医、教、研三方面带来了新的风尚：医院党委首先定位，从学生入学开始下功夫，要培养高出一格的中医药人才。这就要思维观念有突破。作为学校二级学院，医院提出充分利用二附院名医大师在教学方面的资源和科研等优势，促进学生素质培养，造就高出一格的后备人才队伍。

为激发学生学习动力，学院率先提出素质教育改革，以励志教育为主要抓手，大力弘扬优秀传统文化、锻炼学生体质、磨砺学生意志，帮助学生养成良好的学习生活习惯。励志教育内容主要包括：早练、励志读书、社会服务、集中训练。早练主要培养学生意志，增强体质，养成习惯，要求学生在周一至周五每天六时半起做八段锦、太极拳、跑步等体育锻炼。励志读书，通过指导学生阅读《道德经》《论语》《弟子规》等国学经典，在阅读经典中提升智慧，领悟人生。社会服务，组织励志班学生到社区、企业、农村、医院做义工、社会调查和社会实践，培养学生的责任意识、服务意识。每年在暑假，组织励志班学生进行素质拓展训练，培养学生的生存能力和团队精神。每学年对励志班的学员进行“优秀学员”和“合格学员”评定。坚持参加励志班的学员，在实习前由学院颁发励志班结业证书。随着网络思政的发展，创新开展“易班+励志”主题教育系列活动，进一步宣传励志教育，培育励志精神。通过开展广东省中医院“文化之旅”，邀请老一辈医院管理者和新一代医院佼佼者讲述医院发展史、个人成才史，激发学生成长成才的愿望，让医院成为未来中医药人才成长的摇篮。

“十三五”期间，医院创新性提出建立“书院制”创新思政教育模式。借鉴中国书院文化建设经验，把班级党团建设延伸到学生宿舍区，充分发挥宿舍区的思想文化交流阵地作用，聚集具有相同爱好、共同理想、不同年级的学生，通过非正式教育，加强学生思想道德和理想信念教育，开展学术文化活动，实现文理渗透、专业互补、个性拓展，鼓励不同背景的学生互相学习交流，满足学生的个性化发展需要，促进学生全面发展。由于学生宿舍分散，为更好促进书院制落实，负责学生工作的蒋四川副书记带领学工团队逐步形成了一个可行方案，即通过互联网建立线上书院的方案，最终实现了这一目标。

早临床、多临床、反复临床，培养高出一格的临床能力。医学是一门经验学科，除了学习书本知识，为了让学生更加贴近临床一线，根据不同年级不同层次学生的学习需求，学院在课堂授课及名师讲座的基础上，很早形成临床见习实习制度方案。医院教务处吴薇处长说，每学年都会安排低年级学生进入广东省中医院传统疗法中心、按摩科、理疗科室见习，初步了解临床诊疗流程，学习常用的中医传统疗法；组织二、三年级学生进入临床科室、门诊进行跟师见习，接受广东省中医院先进的服务理念及临床带教老师优秀专业素养的熏陶。通过“学习”“见习”经验交流会，建立高年级与低年级之间的专业学习“传、帮、带”关系。

“读经典、跟名师、做临床”，伍世强特别提到把师承教育融入学院教育之中的重要性。广东省中医院名医多，优质师资力量足，要充分利用这一资源优势，让学生在见习实习的过程就可以跟名师。“一代带二代连动式师承”是学院创新师承教育的一种具体方式，也是七年制本硕连读学生培养中的一大创新。学生综合素质有了大幅度提升，连续多年获得各级临床技能大赛一等奖，多名同学在“天堰杯”泛珠三角区域中医大学生临床技能大赛、全国中医大学生临床技能大赛中代表学校参赛，荣获团体奖和中医外科技能竞赛、推拿技能竞赛、方剂知识竞赛、急救技能竞赛等单项奖。学院着力医学生临床岗位实践能力培养的经验获得了广东省教学成果一等奖，这一做法也在教育部两次本科评估、教指委专业认证中获得高度肯定。

调动教与学的两个积极性，促进高出一格的教学成效。教学方法很重要。“授人以鱼，不如授人以渔。”

2016年，学院办学30周年之际，吕玉波提出，既要总结30年来的办学经验，也要与时俱进，跟紧国家医学教育发展的趋势，大胆创新，探索医学人才培养模式的改革。这就应该开办两个教改班，一是注重中西医结合临床实践能力培养，二是注重中医经典学习、传承岭南特色中医。后续学院还创设了多个特色班种，如精英班、国维班、岭南班等，满足不同学生学习中医的需求。

PBL（Problem-Based Learning，即以问题为导向的教学方法）教学，是近年来教改的一大探索。经过多方了解调研，医院很快锁定上海复旦大学的国家级继续教育项目——PBL教学导师培训班作为开展PBL教学的第一步。2011年，医院派出第一批骨干教师六人前往上海复旦大学做PBL教学的培训，这批骨干教师返院后钻研PBL教案的编写，探索PBL教学流程，为PBL教学的正式开展做了关键性基础工作。在接下来的近十年，医院派遣近50名骨干教师前往上海复旦大学培训，成立了一支训练有素的PBL教学团队。PBL教学很快得到了学生的一致认可欢迎，师生问卷调查中，大多认为PBL教学有利于学生临床思维、自主学习能力、团队合作能力、口头表达能力等的提高。医院提出，这么好的教学方法不能仅限于个别班种，应该在更多班种中推广使用，让更多学生受益。2016年，医院正式出版全国首套中西医结合PBL教学系列教材，在学校的支持下，建设8个PBL专用课室，在全院多个班种推广了该模式，全面提高人才培养质量。

除了教学方式手段，教材编写改革的步伐也在大步迈进。许多同志问起，广东省中医院为什么不能利用优秀的中西医师资力量，自己编写出版教材？2002年，医院联系了科学出版社，希望出版一系列涵盖基础和临床、能较好实现中西医有机融合的教材，这一想法得到了出版社的大力支持。医院立即组织各临床课程教研室近200名编者，历时一年，打造了中西医结合系列教材共12个分册，2003年正式出版投入使用，2008年、2019年做了第二版、第三版的修订出版。该系列教材不仅在全国推广使用，其中《中西医结合临床科研方法学》被纳入教育部“十一五”国家级规划教材，《中西医结合生理学》获“全国高校医药类教材二等奖”，学院的教材建设成果得到上级主管部门的肯定，获得广东省教学成果二等奖。

2015年，教育部把专业学位硕士研究生（简称“专硕”）培养与住院医师规范化培训接轨，专硕入学后经培养，考核合格后，可取得毕业证、学位证、规培结业证、执业医师资格证，简称“四证合一”。这一改革举措，无疑在很大程度上强化了专硕的临床实践能力，但也对原有的专硕培养模式形成了一定的冲击。学院积极探索合理的专硕“四证合一”培养方案，让专硕研究生培养与规培接轨。方案实施6年，不断完善，得到同行和上级部门的认可，医院多次派代表去各级规培研讨会做交流，2019年获得广东省教学成果二等奖。

中西融合的实践

生死考验的机遇

2003年医院抗击“非典”的胜利，得益于医院的文化建设，得益于医院的中医水平站在前沿的努力，得益于拥有一支中西医能力双突出的复合型人才队伍。

多年后，吕玉波在总结2003年那场突发的“非典”血与火的鏖战考验时，仍坚持以上三点。这无疑是广东省中医院多年来坚持正确中西医观所赢得的最典型实证。17年后，2020年应对新冠肺炎疫情，广东省中医院派出援助武汉的“铁军”再次证明了这点。

抗击“非典”是一场突如其来的遭遇战。对广东省中医院而言，多年改革后积蓄的实力使之有了正面迎战的能力。

在这无情的战场上，医术水平是利剑，拿出有效的诊疗方案控制治愈病情是核心。

“‘非典’是挑战也是机遇，让广东省中医院的水平上了一个大的台阶。所有的机遇都是给有准备的人，如果没有中医药特色优势的发挥，没有医院改革以来综合服务能力的提高，根本没有能力收治这些病人。”广东省中医院如此评价抗击“非典”对医院发展的影响。

数据显示，广东省中医院前后共救治了112例“非典”患者，按照卫生行政部门颁布的标准，77%的病人属于重症病人，其中48名患者使用了呼吸机，8名需要插管。除7例由于年纪较大或有各种基础病死亡外，其余全部康复，治愈率超过了93%，重症病人的治愈率达到了92%。在疾病如此凶猛而人类还未来得及充分认识这一疾病的情况下，这些数据着实令人惊叹。

这与广东省中医院自身的收治能力密不可分。抗击“非典”期间，在ICU工作具有一线救治经验的韩云医生被派去北京交流分享经验。他注意到那时中医院普遍没有呼吸机，更没有监护条件，“非典”病人无法在中医院进行治疗，大多被转送至西医院。能够独立收治“非典”危重病人的中医院几乎没有。广东省中医院为什么能在“非典”期间迎难而上？这得益于医院过硬的抢救急危重症患者的人才、设备和措施。

吕玉波说：“一开始，诊断‘非典’病人没有什么特异手段，为了把‘非典’患者与普通肺炎患者区别开来，要求发热门诊接诊发热病人后，常规拍个胸片，6—8小时后再拍一次。‘非典’病人的胸片往往发生很大变化。上午拍的片，看似正常，或仅有小小的白点，但几个小时后，半边肺或全肺都白了。”病情发展如此迅猛，如果没有过硬的急救技术和设备，怎敢、怎能收治这些病人?!

从1993年开始，医院要求每一位医务人员都要熟练掌握“五衰”抢救技术，包括使用呼吸机，还派人去一流的西医院学习培训。经过严格训练，医务人员在救治“非典”病人时需要使用的气管插管、呼吸机管理、胸腔闭式引流、人工通气等都做得非常标准。这些举措，在当时中医医院领域十分超前。

方案形成上，医院就是一个开放系统，专家小组及时了解省内、国内专家对这一疾病的认识和救治办法，随时与他们交换意见，汇聚院内外、中西医专家意见共同制定诊疗方案。

全国著名温病学专家彭胜权教授来了，全国呼吸病专家晁恩祥从北京赶来了，全国名老中医任继学从长春赶来了，全国著名中西医结合抢救多器官衰竭专家崔乃杰从天津赶来了，广东的邓铁涛、上海的颜德馨、南京的周仲瑛以及焦树德、路志正、陆广莘、朱良春等名老中医，纷纷为治疗方案献计献策。可以说，医院的治疗方案集中了全国中西医精英的智慧。

当时医院呼吸科专家刘伟胜教授已近70岁高龄，仍深入病区，认真为每一个患者把脉，听心肺，零距离检查。林琳、冯维斌、张敏州、杨志敏、韩云等各科室的中青年专家，反复临证观察，认真总结疾病规律。林琳说甚至连“做梦都梦到找到了解决问题的方案”。

拨开迷雾，广东省中医院提出，把传染性非典型肺炎科学分类为早、中、极、后四个时期，中医辨证九个证型，总结了行之有效的中医基本处方十个，还有大量的随症加减的经验，受到了全国同行的称赞，并为国家中医药管理局所采纳，为颁布国家第一个治疗“非典”的中医指南以及全国抗击“非典”提供了宝贵的经验。

广东省中医院通过临床一手经验认定了中西医结合可有效缩短发热时间和平均住院时间，可明显改善恶心呕吐、疲乏倦怠、食纳减退、发热、头痛等症状，有利于疾病康复，还可加速炎症吸收，减少后遗症。出院患者中仅有两例出现肺部纤维化表现，出现股骨头坏死的病例数大幅下降，中医药的运用还可有效避免肝损害、心脏损害或消化道出血，减少全身并发症。

国医大师颜德馨批改文稿时，深情写道：“你们为中医事业操心，创造性地为非典型肺炎制定治疗方案，慧心独造，可喜可贺！”国医大师任继学特地题词“全国中医的楷模！”，用特快专递寄给医院党委。

有段时间，北京和广东专家就“‘非典’病原是不是衣原体”争论激烈，时任卫生部部长专门到广东来了解情况，约吕玉波第二天见面，了解临床一线情况。

偏偏此时，吕玉波发热了，为了不扰乱军心，不敢外传，也不敢回家，把自己关在办公室吃药。他怕自己得了“非典”传染给部长，只能委婉地告诉部长秘书，能否第二天下午5时再决定见不见。挂了电话后，他在办公室“猛服药物”，直到发热退了，才决定去见部长。他特意选择二沙岛一个露天的茶座，安排部长坐在上风口，隔着一定距离当面汇报：“根据接触过的患者的临床表现和治疗过程的变化，不能用支原体感染做出解释。”他表示支持钟南山等广东专家的意见，同时特别建议中西医结合治疗。

当时新华社记者准备写一篇内参，纯中医就可以解决“非典”问题，广东省中医院是个范例。记者发稿前打电话给吕玉波，他马上澄清：“我们从来没这么说过！说中医无效，是不对的；对于特别危重和病势发展迅猛的患者，中西医结合治疗效果最好。”

当年4月，世界卫生组织到广东考察情况，最后一站来到了广东省中医院二沙岛医院。医院派出呼吸科主任林琳汇报广东省中医院中西医结合治疗“非典”的情况。

汇报后，吕玉波补充说，现在的方案是中西医结合的方案，其中有两点还有待完善：第一是样本量不够大，只有50个病例；第二从严谨的临床研究方法学角度来看，我们事先没有严谨的临床研究方案设计，缺乏对照组，所以结论是初步的。

出人意料的是，世界卫生组织专家、美国疾病预防控制中心马奎尔博士当着所有媒体说：“吕院长，你说得不对，SARS是人类从来没有遇到过的疾病，不仅你们事先没有严谨的临床研究设计，西医也没有。”他接着说，“我只是看到了三个事实：第一，这是我所了解的平

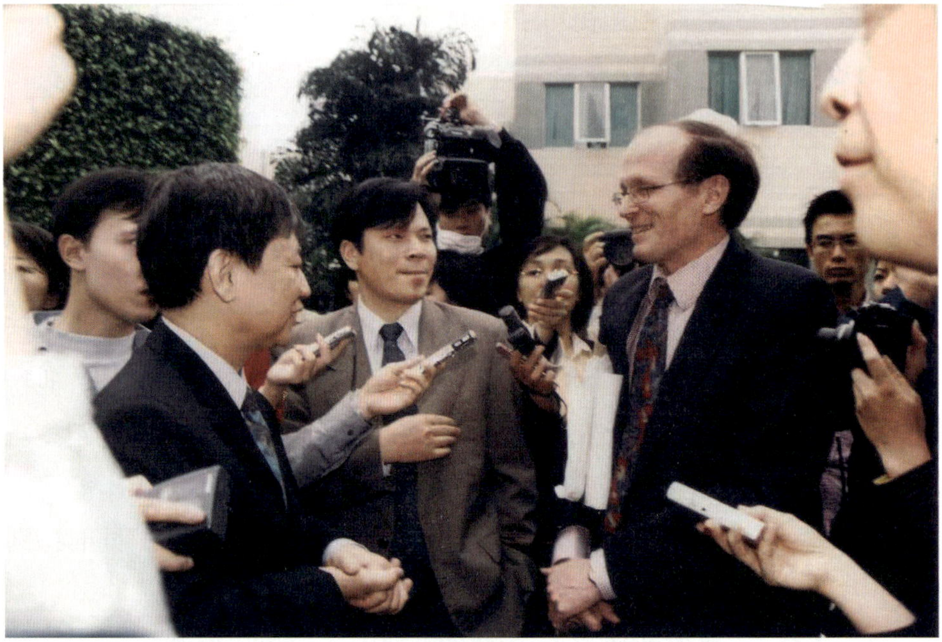

□ 2003年4月7日，世界卫生组织考察组到广东省中医院考察防治“非典”工作。吕玉波院长和马奎尔博士接受记者采访

均住院日最短的纪录；第二，这是退热时间最短的纪录；第三，发热患者退热后不反复。”媒体发布了世界卫生组织专家的意见后，立刻引起了轰动，中西医结合治疗“非典”的效果，引起了多方的关注。

赢得香港同行的尊重

越来越多的临床实践证明，用中医治疗或辅助治疗“非典”是行之有效的。2003年4月13日，中央首长到广东视察，吕玉波抓住时机建议“治疗SARS，最好中西医结合”，得到积极回应。邓铁涛等老中医上书中央，建议中医参加“非典”治疗。时任国务院副总理吴仪在当年5月8日召开的中医座谈会上，强调中医对“非典”有防治的办法。

中医终于进入了全国防治“非典”的战场。

不久后，香港医管局闻讯而来。时任香港医管局专业及公共事务总监的高永文医生带着十几位专家，两次到广东省中医院交流防治“非典”经验。回去两天后，高永文致电吕玉波，希望他们派两位中医医生到香港，为有需要的“非典”患者进行中医药的治疗。

“这事非同小可！”吕玉波犹豫了，“我回应他说，能否给我两个半小时时间考虑，再给你答复。可对方很急，思考时间被缩短为两个小时。”

院里立即商量起来，派不派人去？吕玉波当时考虑：

首先，香港是一个对外开放的窗口，如果中医能在这里向世界展示其疗效，对中医药事业发展是一个巨大的贡献。但如果中医在香港无法彰显疗效，相当于在全世界面前砸了中医的招牌，对整个中医药事业是极大的损害，能担得起这个历史责任吗？一些对中医药缺乏信心的人甚至给吕玉波打来电话，说这是香港某些人的阴谋，想借此向全世界证明中医药无效。

其次，如果去，派谁去？特别是当时香港的医疗救治环境跟广州很不同。在广州，医生可以既开中药又开西药，做到中西医结合治疗。但在香港，中医师就只能单纯用中药。在这种状况下，我们的中医师能适应吗？能把中医药的临床疗效发挥出来吗？要派就派高水平的中医师过去，但高水平的中医年纪都相对较大。当时，临床实践发现50岁以上的病人感染“非典”后，转为重危的概率比较高。被派去的医务人员万一被感染上“非典”，甚至出现生命危险，回不了，怎么办？

第三，香港的媒体很厉害，我们没有经历过这种场面，派去的医生该怎么应付香港媒体？

经过一番深思熟虑，医院领导班子咬牙决定：去！香港的患者需要我们，我们也不能错失这个向全世界展示中医药魅力的机会！“回顾两个多月的实践，我们相信中医药的临床疗效，相信医院队伍业务素质的水平，特别是年轻医生的能力，经过这么多年的培养，现在正是放到大风大浪中锻炼考验的时候。”吕玉波说。

最终医院决定派院长助理杨志敏、呼吸科主任林琳两位中青年专家前往香港。不仅是考虑到她们的年纪较轻，更是因为两名女将都有处理“非典”病人的丰富经验。她们去香港并不是孤军奋战，身后还有广东省中医院做后盾，有众多全国名老中医做参谋，有事还可以电话请教。

2003年5月3日上午，吕玉波亲自开车将林琳、杨志敏送去广州火车东站，登上11时整开往香港的直通车。

送别时，吕玉波在内心对自己说：“这次送她们过去，不知道是否还能接她们回来。”一阵酸楚涌上心头：“万一她们感染上‘非典’回不来怎么办？当时真有‘风萧萧兮易水寒，壮士一去兮不复还’的感觉。”

在那片“非典”肆虐、西医占绝对主导地位的土地上，什么样的命运在等着这两位“女郎中”？

“你们一定要集中全国最优秀的力量，去展示中医的魅力。”到了香港，杨志敏和林琳脑海里一直回响着吕玉波的这句话。

然而，如何展示中医的魅力，她们心里都没底。被选中时，她们也没想太多，只是觉得作为一名医生，哪里有病人就去哪里，把积累的经验用到实处上，为患者尽一份力、尽一份心。

与初来者的惴惴不安相比，在西医“一统天下”的香港公立医院，两位女中医的到来最初并没有掀起太大的波澜。当地医生虽然配合，但并不太热情。

香港医管局向社会宣告，满足以下三个条件的“非典”患者可寻求两位中医生帮助：一是主管医生推荐进行中医治疗；二是病人或病人家属愿意；三是杨、林两位中医生愿意诊治。

这样一来，杨志敏与林琳接触到的几乎都是病入膏肓的病人，找她们只是因为走投无路濒临死亡的病人在西医无能为力的情况下做的最后的尝试。

面对濒死病人，她们也回天乏术。两人压力很大，心里苦闷。空有一身医术而无法帮助病人，中医药确有疗效却没有施展的舞台，怎么办？

杨志敏感受到了来自四面八方的压力，政府、媒体无时无刻不在关注事态发展。她回忆，开始的几周可谓她对人生思考最多的日子。“当时自己还年轻，没有太多社会阅历，突然要应对如此沉重的任务，心里仿佛有千斤重担。”

广东省中医院的“参谋团”积极出谋划策。吕玉波在电话里询问：香港的“非典”病人跟广州的“非典”病人有什么不同？

原来，香港患者染病后有个突出症状就是腹泻，不少病人都插了肛管；同时，由于气管插管，很多病人都用了肌肉松弛的药物，手脚无力，抬不起来。

吕玉波出了个主意：“能不能这样，从解决病人症状入手，去彰显中医药的疗效，做你们能做的事？比如说，让病人不腹泻行不行？”

院长的一番话打开了她们的思路。止泻，中医是特别擅长的。杨志敏和林琳立即实践。有一名患者发病已一个多月，气管插管，四肢肿胀，大便溏泻，肌肉无力。林琳对其进行了中医治疗，用了中药。

第二天，护士查房时惊喜地发现：“患者不腹泻了！”于是报告医生。医生也觉得纳闷，一问才得知，是病人吃了中药。

第三次复诊，病人已拔管，但仍不能说话。此后，几乎每三到四天都会看到患者的进步：从能说话到手指头、肩关节、髋关节能活动，再到可以自己吃饭，直至在别人扶持下自己站立，并在辅助器支持下独立行走。

就这样，香港的医生逐渐认识到“中医药是有疗效的”，推荐的病人也就渐渐不同了。有些西医院在病人入院早期就推荐给杨、林二人诊疗。

在香港，杨志敏与林琳工作了5个月，共医治10家医院的危重“非典”病人近50名、康复期病人100余名，不仅赢得了香港同行的尊重，也赢得一大批香港“粉丝”，获颁“抗炎勇士”金质奖章。

香港抗击“非典”胜利以后，香港医管局在给世界卫生组织的报告中有这样一句话：“我们的临床实践证明，中西医结合治疗‘非典’是有效的。”

吕玉波说：“这是非常不容易的，这是香港向世界卫生组织提交的报告，更是向全世界宣告，中医是有效的。”

更具历史意义的是，这是香港第一次让中医医生进公立医院，第一次让中医医生在公立医院查房。香港医管局的会议纪要上记录着：“打破了中医药不能进入公立医院的历史。”

2003年11月，广东省中医院与香港医管局签订为期3年的协议，共同开展中医临床及科研工作。根据协议，香港医管局在其管辖的公立医院中开设中医诊室。

中医这块古老瑰宝，终于在香港这座现代城市闪耀光芒。林琳、杨志敏两个人的名字也被刻在了广州抗击“非典”纪念碑上，加上叶欣护士长，广东省中医院有三个医务人员的名字被镌刻在这个具有特别意义的纪念碑上。

广东省中医院作为广东省与“非典”战斗最早也是最久的医院之一，总结出了全国第一套中西医结合治疗方案，得到了同行的认可和世界卫生组织来考察官员的高度评价。

凸显勃勃生命力

探索的道路不会是平坦的，需要越过一道道的急流险滩，取胜之道最重要的是崇尚科学，实事求是。有人曾在一开始说过中医药治疗“非典”没有用，但广东省中医院在大量的临床实践中证明，中医药治疗“非典”是有作用的。

2009年“甲流”病毒肆虐，但外媒记者亲眼见证中医治“甲流”的显著成效。令人称奇的是，桑叶、菊花、薄荷……这些“花花草草”经过专家的精心组合，竟能取得跟西药“达菲”一样的效果，成功治愈甲型H1N1患者！来自“法兰西24”——法国国际新闻24小时电视台的工作人员，在广东省中医院近距离见证了中医药的“神奇作用”：据统计，到院接受治疗的18例“甲流”患者已有14例完全治愈，其他4例患者也在康复中，而整个过程靠的是纯中医药所发挥的独特作用。后来，卢传坚教授总结了3000多例用中医药治疗“甲流”的病例，经瑞典卡罗林斯卡医学院的专家对数据进行分析，认为中医药治疗“甲流”与“达菲”效果是一样的，但没有“达菲”的副作用，而且费用比“达菲”低。

2019年夏天，“登革热”在广州又起。广东省中医院创新性地运用中医经典“六经辨证”思路治疗“登革热”，形成“辨六经病位，析正邪水火，察胃气胃津，遵病传病解”的临床诊疗路径，指导临床，疗效确切，缩短病程，具有推广价值。特别是结合当年“登革热”发病情况，以中青年发病人数最多，占81.3%，病位多在三阳，以少阳阳明合病、少阳病、阳明病居多，病机上存在虚实夹杂、水火互兼、表里合病的状态，分别以解表法、解肌法、和胃法为治法，结合津液输布和寒热状态给予处方用药。广东省中医院所有病例均治愈或好转出院，无一例进展为“重症登革热”，平均退热时间为5.94天，平均住院天数7.08天。

2020年初，来势汹汹的新冠肺炎疫情突袭湖北省武汉市等多个地区，人民群众生命安全和身体健康受到严重威胁。危急时刻，广东省中医院在上级部门的统一部署下，迅速组建援助湖北医疗队，先后派出9批队伍共88名医务人员驰援湖北。医疗队整建制接管湖北省中西医结合医院、武汉雷神山医院3个病区累计118张床位，收治患者229人，中医药治疗覆盖率达100%，其中符合出院标准的患者有208例，症状改善比例达93.4%。此外医院派出的中医专家入驻武汉市汉口医院开展中医查房，中医药的疗效受到患者盛赞。

医疗队率先探索中西协同救治方案，让中医药广泛且深入介入诊疗全过程，以“扶正驱邪”为治则，针药并用，结合一系列中医药特色疗法，把“1+1>2”的功效发挥到最大化，大大提高了重症病例救治率，缩短了平均住院天数，降低了重症病例向危重症恶化及病死率，救治成效得到国家、广东和湖北有关部门以及广大患者的高度肯定与赞赏，为国家方案的制定提供了中医及广东救治经验，向党和人民交了一份漂亮的答卷。

以张忠德为代表的广东省中医院专家组，肩负国家使命，在抗击疫情过程中转战武汉、河北、云南、辽宁、广东、南京、福建、甘肃等地，哪里需要就飞往哪里，用高超的中医药辨证思维，紧紧把握住核心病机，用实践探索出了广东方案，为全国抗击疫情发挥了突出的作用。

张忠德回忆说：“在武汉抗击疫情最关键的时期，2月8号晚上，前线指挥部通知我，孙春兰副总理要接见我们。孙副总理一见面就说：‘今天我是专门来找临床一线专家的，了解救治新冠肺炎患者的临床治疗效果。’我实事求是做了汇报：中医药疗效好，中西医协同作战能够更好地治疗新冠肺炎患者。孙副总理回应：‘我们要坚定在武汉实行中医、中西医协同治疗的信心和决心。’这让我非常兴奋，中医药终于能够进入抗击新冠肺炎疫情的主战场了！”

果然，中西医结合协同治疗，在武汉、湖北得到了全面推广，武汉的中医药治疗参与度从不到30%迅速提升到90%以上。

在武汉，广东中医医疗队共接管了5个病区187张床位，累计收治患者348例，包括重症及危重症191例，中医参与率达到100%。

广东抗疫实践再次证实，面对突发传染病，中医药有办法、有疗效。在医院开展的回顾性研究和对照组研究中，对武汉四家定点医院新冠肺炎患者病历资料的回顾性分析显示：

一、基于4个中心，4567例新冠肺炎病例的回顾性数据分析结果表明，临床分型为重型/危重型，年龄≥65周岁，合并慢性肾脏病均增加了COVID-19病例死亡的风险，中医/中西医联合治疗降低了COVID-19的死亡风险（HR=0.135，95%CI0.088，0.208），中医/中西医联合治疗组的病死风险大约是纯西医治疗组的1/7，抗病毒治疗对死亡风险的影响无统计学意义。

二、基于武汉火神山医院2554例新冠肺炎病例的倾向性评分匹配分析结果表明，接受辅以中医治疗的中医/西医联合组患者死亡率显著降低（9.8% VS 2.4%，p=0.016）。多元Cox比例风险回归在校正人口学、合并疾病和入院实验室指标后，中医/中西医联合治疗能降低病死风险亦大约是单纯西医治疗组的1/7，抗病毒治疗对死亡风险的影响无统计学意义。

三、对武汉火神山医院2554例新冠肺炎患者的中药使用情况进行挖掘，结果显示，随着服用中药汤剂疗程的加长，病死率有下降的趋势。尤其对于COVID-19重型患者，服用中药汤剂越快，即发病后越早开始使用中药汤剂治疗，预后可能越好。再者，实际使用中药处方多以经方

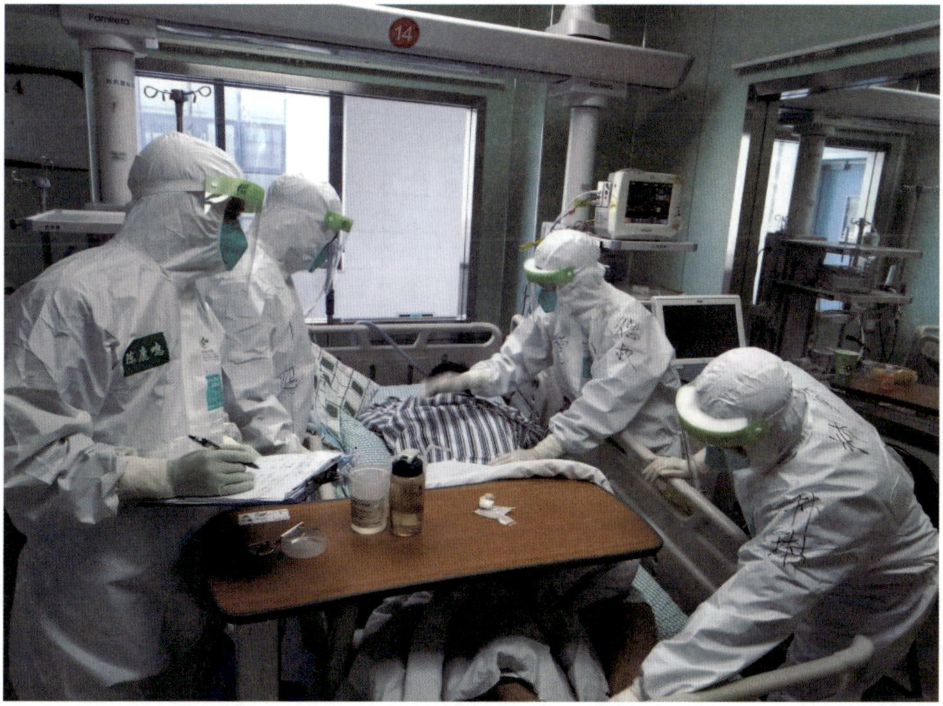

□ 广东省中医院专家张忠德、林琳、邹旭等在抗疫第一线救治新冠肺炎患者

合方为主，最常用的经方包括小柴胡汤、达原饮、麻杏石甘汤、玉屏风散、银翘散，主要体现了益气扶正、和解少阳、清热宣肺、开达膜原、辟秽化浊的总体治法。

四、对柴胡解毒方、扶正救肺方在武汉市汉口医院使用的疗效进行分析，结果表明在西医常规治疗基础上辨证使用柴胡解毒方、扶正救肺方之治疗，能够减少新冠肺炎重症患者的28天病死率（9/43 VS 2/43，$p=0.049$），并缩短发热症状的持续时间，对胸部炎症的吸收也具有促进作用。

这些数据充分说明中医药在治疗新冠肺炎中，不仅对于轻症有效，而且中医/中西医协同方案对于降低患者死亡率、促进患者恢复都优于单纯西医方案，有力地证明了中医药不可替代的疗效。

随着疫情的发展，病毒的变异，德尔塔（DELTA）病毒成为治疗的重点，张忠德等专家通过临床采集症状，准确把握核心病机，形成了独特的治疗方案，取得了显著的疗效，并及时向国家中医药管理局进行了汇报，受到了局领导的高度重视，并批示："张忠德组长的三点体会，对指导全国疫情防控救治有重要指导意义。"

抗击"非典""新冠"等战役中，广东省中医院用疗效证明了中医不单单在治疗慢性病上疗效显著，治疗急性病、传染病也一样能力挽狂澜，用事实证明了中西融合才是最佳的诊疗方案。

软与硬

“硬”指的是制度体系，“软”指的是文化管理。“软”“硬”兼备，才能构建起既有动力又有压力、既有激励又有约束的运行机制。

广东省中医院追求“软”与“硬”两手都要强，相互配合，相互促进，在员工内心建立起导航系统，引领员工自觉为实现共同目标而奋斗。

中医经典《黄帝内经》中有一句名言："其知道者，法于阴阳，和于术数。"

在广东省中医院，"道"是文化，即"以病人为中心"的价值观念；"法"是规则，即建立符合中医药发展规律的现代医院管理制度；"术"是技术，即融合中西医，提高医疗技术。

多年来，医院形成了特有的制度建设刚性与文化涵养柔性。在医护人员身上随时可见二者的平衡投射，比如，副院长张忠德。

2020年，他在武汉抗疫一线鏖战73天后回到广州。接机时，妻子难掩重逢的激动，也不禁感慨："多亏医院当年严格要求，才成就了今天的你。"

回望走过的路，张忠德深感，若没有动力与压力兼具的制度设计，没有职业规划指引与难得的学习机会，也许至今自己还是一名普通医生，不可能成为人们口中的"抗疫英雄"。

能干事、想干事的人，干成了事，体现了医院的硬实力；在危急关头，无一人瞻前顾后、自虑吉凶、护惜身命，反映的则是医院的软文化。

500多人报名，88人出征，广东省中医院是全国中医系统派出支援湖北抗疫人数最多的中医医院。不仅湖北，国内国外，哪里有疫情，哪里有需要，哪里就有广东省中医院人。像在抗击"非典"中殉职的烈士叶欣护士长那样，以生命赴使命是责任，是信念，更是医院文化的力量。

在这背后，有两只"看不见的手"在发挥作用：一是以制度建设为核心的既有动力又有压力、既有激励又有约束的运行机制，即为"硬件"；二是以价值观为核心的灵魂导航系统，即为"软件"。

软硬的"火候"，就藏在广东省中医院形成的独特管理模式中。

用机制杠杆撬动医院发展

打破大锅饭，调动员工积极性

20世纪80年代，广州大德路上，广东省中医院正惨淡经营着。

1984年，年轻的副院长吕玉波刚刚上任便被安排分管行政、财务与后勤。他很快发现这是一块烫手山芋：500多名员工守着300余张床，空着的还不少；每天的门诊量仅1000多人次。医院收入低，医生们却乐得清闲：反正干多干少待遇一样，多一事不如少一事！

对当时的广东省中医院医生而言，不管医术多高明，服务了多少病人，收入也不会因此而提高一分，工资都一样。吃着大锅饭，每天下午五时半一到，不少门诊医生就准备下班，就算还有病人，也会推托“到别处去吧”或者“明天再来吧”。病房医生也一样，尽管很多病人要住院，但他们宁愿任由病床空着，也不愿意多收病人。

在医院工作了半世纪的主任药师董玉珍回忆，当时药师们的工作态度也多是“踢一踢，动一动”。病人的药明明早上可以拿的却拖到下午，明明下午可以拿的也拖到次日。

服务量远远不能满足病人需求，服务效率也低，病人们怨声载道。怎么办？吕玉波想到了一个“笨办法”：每天下午下班前，他亲自跑到门诊，看到还有病人，就请医生们先解决病人的问题再下班。遇到需要住院的病人，他就去找科室主任，让他们先把病人收进来以免耽误病情，尽量不要让病床空着。副院长开口了，门诊医生们觉得至少得给些面子，只好多给几个病人看了病才下班。

“想办法多收点病人啊！”吕玉波总是这样苦口婆心地敦促病房医生。他们总是口头答应着“好好好”，可来来去去还是那么几个病人。

当时的领导班子成员至今记得，有一个月医院的工资总额是38000元。为何如此印象深刻？因为当时整个医院的流动资金只有3万元，还差8000元才足够发工资。总共500多人，却连工资都保证不了。

员工苦，班子也难。为了凑这8000元，当时的副院长谷守清想到了一个法子。他是从广东省干部疗养院调过来的，认识当时的省领导。谷守清硬着头皮追着省领导到了韶关，请他批经费，帮助医院解燃眉之急，好不容易才凑足了这个月的工资。

当时的医院党委书记史德林看到员工实在太难了，希望能给员工一点补贴。恰逢此时，当时广州一家著名企业为增加员工福利，特意邀请广东省中医院派专家定期到单位出诊，并给了一笔钱作为酬劳。医院班子经过商量，将这笔钱作为奖金分给了员工，算下来，一个月恰好每人5元。经历过这段日子的广东省中医院人，至今提起往事仍唏嘘不已。

该有新的激励方式了。

吕玉波一直在思考这样的问题：怎样才能使医务人员积极主动地诊治、收治病人呢?

改革开放初，在史德林带领的医院党委的支持下，一系列重要改革在广东省中医院破冰。

当时，“等、靠、要”，依靠上级拨钱给医院解决收入问题，显然是行不通的。按照当时国家的政策，医院如果能够为病人提供更高质量、更多服务，就能解决温饱问题。然而，吃着大锅饭，医生们压根没有工作的积极性。天天去催促医生们多收病人，始终不是长久之计。

当时有员工提出：“我们有这么多名医，可以开着大篷车到处出诊，这样就可以收更多病人了。”但这种方法没有调动员工的积极性，仍然行不通。

受党的十一届三中全会精神的启发，吕玉波想：如果把收入分配设计成科室和个人的切身利益与他们为医院、社会和病人做出的贡献挂钩，让干多干少、干好干坏不一样呢？大家的积极性肯定不一样!

大的思路理出来了，问题是，怎样量化医务人员的工作量呢?

开始有人提出来，用科室、医务人员取得的业务收入来衡量，这样的方法最直接、最简单，而且这样对医院增加收入能够做出贡献，与此同时，科室和个人的收入也能得到提高。但是，医院党委意识到，病人与医务人员之间信息不对称，特别是在用药上，病人只能听医务人员的，这样很容易诱发医务人员从个人利益出发，给病人多用药。当然，绝大多数医务人员不会为了取得更多收入，而把对病人有害的药物开给病人。但是，对那些可多开可少开、可开可不开的药物，在利益的驱动下，就可能会多开，从而增加了病人的负担。尽管可以为当时经济状况非常困难的医院增加收入，但是这种竭泽而渔的方法，不可持续发展。

基于这样的认识，当时设计的分配方案是“服务病人量（含门诊人次和住院人次）+（治疗收入+检查收入）的占比”，完全把药品收入排除在外。实践一段时间以后，发现把检查收入纳入分配因素，导致了滥检查的现象出现，引发了病人的投诉，这和医院所倡导的价值理念是相冲突的，也与医院当初设计分配方案时的思路相矛盾。因此，又将分配方案调整成“服务病人量（门诊病人量+出院病人量）+治疗量”。这样一来，医务人员收入的高低完全取决于服务病人的质与量。

果然，收入分配与员工切身利益挂钩以后，产生了非常好的效果，员工收治病人的积极性一下子被调动起来了。医院趁势提出“上不封顶，下不保底”，只要愿意诊治病人，收入拿多少都可以，不存在封顶；但是如果不收治病人，那就一分钱奖金都没有了。

当时，病人挂号，看哪位医生是由挂号处分配的。有位老专家为此专门找到吕玉波，向他提出，要实现个人收入与工作量挂钩，就不能按原来挂号的办法，要把门诊每个医生的宣传资料挂出来给病人选择时参考，由病人自己选择看哪个医生。门诊部如此，住院部也一样。医院把每个病区的医务人员分为几个医疗小组，由病人自由选择和更换医疗小组。病人选医生的制度，让那些疗效好、病人拥护的医务人员，在分配上体现出他们的价值。这在当时很超前。

医务人员的观念由此从根本上发生了转变。他们不再说越闲越好，而开始专注于服务量，对病人的态度也发生根本性的改变，大家的积极性被调动起来了。

医院还探索了用签订目标责任的方式来鞭策大家多干、干好。曾经的药房员工工作积极性不高，甚至上班时间劳动纪律松懈，跑到外面市场买菜，病人等着拿的药总要拖上半天才配好，“反正干多干少一个样”。为了调动科室的积极性，提高工作效率，医院第一个跟药房签订了目标责任，限定排队候药不能超过10人。药学部又和员工签订了目标责任，设定了基本工作任务，平均每天配方不能少于63张处方，在这样的基础上打破大锅饭，超过就奖励，多劳多得。平均下来每人每月收入可以增加20块钱。这对于当时一个月工资几十块钱的收入水平，有着很不错的吸引力。而对于不达标的，也会进行相应的扣罚。这下子大家的积极性都高涨起来，甚至会到计价收费处“抢方”，效果立竿见影，病人的候药时间大大缩短，病人的满意度也因此大大提升。

医院的门诊量从过去的在广州市三家大型中医医院中排名“最尾”（最末）上升到第一位，甚至超过当时广州很多西医院。在医院职能部门工作了数十年的黎慰英是见证者：“到1988年，医院的面貌有了明显的改观，门诊量和病床使用率都比以往有大幅提升。作为亲历者，我对于医院的改变感到很自豪。”

分配制度的改革，在医院的运营中解决了开源的问题，但并没有解决节流的问题。医院里浪费现象比比皆是，灯常亮，水常流，都司空见惯了。举个例子，一些职工家中完全不必花钱买纸笔，直接在医院拿就行了。一些静脉注射的针头也被职工直接拿回去给家人使用，甚至有些拿出去“炒更”（赚外快）。这些都造成了浪费。

为了解决这个问题，在设计分配制度过程中，医院也兼顾到了工作量的增长与成本控制之间的关系，逐步将成本控制纳入奖金分配中，让科室、个人与医院一起堵塞浪费漏洞，有效控制成本。实行了一段时间后，却出现了意想不到的问题。

一方面，有手术医生反映，许多手术器械反复使用已经损坏了，但科室仍然不愿意淘汰更新，就连手术布也破破烂烂的；另一方面，经过进一步深入调研发现，很多科室对于促进科室技术水平提高、推动可持续发展的先进医疗设备也不愿意申请和购买，因为这些情况都要扣科室成本，会影响科室、员工当月的奖金。从长远来看，这必将使科室的发展受到制约。控制成本本来是为了促进专科和医院发展，如今却反过来了。

控制成本是必须的，但是成本控制不当又会制约学科发展。怎么平衡这两者的关系，用什么办法既能控制成本，又能促进学科发展呢？这个问题困扰了医院很久。

当时吕玉波分管医院财务。没有系统学习过财务知识的他，为了管好财务，主动去学习财务相关知识。学习过程中，管理会计的知识给他带来了启发。管理会计根据成本与工作量变化的关系，把成本分为固定成本与变动成本。吕玉波想，能不能把科室在业务工作过程中产生的成本也分为两部分？一部分叫作固定成本。如果把这部分成本分摊到专科，那么专科就不会主动提出购买设备，也很难有长远的考虑和发展，因此，要由医院进行控制，而不纳入科室的成本管理。而另一部分会随着业务量的变化而变化的成本，包括药品和低值易耗品等变动成本，产生的费用水平高低与科室的分配挂钩，调动科室自动控制这类成本。若像以前一样由医院承担，很容易造成严重的浪费现象，因此要由科室来控制。这样就能既杜绝浪费现象，又能更好地促进专科发展。

这样一来，良好的氛围形成了。一方面，科室为了专科发展愿意积极申请、购买现代设备了；另一方面，护士长成了科室的管家，发现科里的浪费行为，会直接干预和管理，很好地解决了浪费的问题。广东省中医院初步建立起了以工作量和成本控制为基础，调动医务人员积极性的分配制度的雏形。

实行分配制度改革后，广东省中医院年门诊量每年涨幅达20%，到

1993年已经达到180万人次了。由于效果明显，广州市很多医院开始借鉴，他们的员工积极性也被调动起来了。然而此时，广东省中医院却迎来了发展的瓶颈期。

刚刚出任院长、党委书记的吕玉波发现业务量进入了增长的平台期，甚至略有下降。这可怎么向全院职工交代？下去调研发现，员工确实尽力了。真正的问题出在哪里呢？一方面，老一辈的人才已经年纪大了，新一辈的人才还没有成长起来，处于青黄不接的状态；另一方面，科室把关注点放在眼前工作量的增加上，对于专科长远发展应该如何规划、专科能力应该如何提升、专科人才队伍应该如何培养等问题缺乏解决的动力，因此，专科综合服务能力、中医特色优势发挥，特别是人才队伍建设等方面没有太大的进步。而从个人的角度来说，员工往往有这样的心理，认为自己服务病人的量足够就可以了，缺乏提升自身能力水平的动力。能力不足，被别人超越是必然的。解决医院发展的卡脖子问题就是要解决能力水平问题。

也就是说，分配制度改革的指挥棒还未能完全符合医院高知识群体用高技术服务患者的价值特点和规律，不能体现医务人员的真正价值。如果不能很好地激励专科主动提升综合服务能力，鼓励员工个人主动提高能力水平，医院便无法更好地满足病人治疗复杂疑难疾病的需求。把这些问题解决了，才能让医院再上一个台阶。

同时，随着温饱问题的解决，医院认为再往前发展，就必须进行服务能力建设，核心就是专科的业务能力、学术水平和人才队伍的建设。那个时候，医院在这些方面恰恰是薄弱环节。以专科的学术水平为例，科研是不可或缺的一部分。而当时的科研工作可以说是接近空白，不论是课题还是论文，都很匮乏。而对于员工个人，医院希望专家们能够成为所在专业的佼佼者，医院要培养“医学家”，而非“医匠”。

在医院的发展问题上，医院领导班子着眼长远可持续发展，提出“宁要基业长青的强，不要寿命不长的多”。要构建自己的核心能力和可持续发展能力，这一点，医院领导班子很坚定。思来想去，从医院全面的角度出发，专科建设、人才培养才是医院发展的根本。单纯考虑工作量只解决了眼前的问题，但没有未来，也不可持续。在考虑“量”的同时，必须兼顾“质”。归根结底还是要从分配制度上做改变，分配制度这根指挥棒必须调整好，必须建立更适合高知识群体的分配制度。

医院提出了新的分配制度原则——按劳取酬与按生产要素分配相结合。对于医院而言，所谓生产要素就是业务能力、管理能力、技术水平和学术水平，特别是学科发展状况。ABC等级制度改革便是在这样的背景下诞生的。按劳取酬与按生产要素分配相结合，就是在原来按劳分配的基础上，把奖金分配跟科室的专科水平挂起钩来。根据科室的医疗能力、学术水平、人才队伍状况等，把科室分为A、B、C三个等级。A级科室相当于卫生部重点专科和国家中医药管理局重点专科的水平，B级科室相当于省卫生厅、省中医药局重点专科的水平，C级科室就是原本的水平。此外，还根据医院承担的医教研任务、精神文明建设要求，增加了一些相应的指标。在完成同等工作量的情况下，B级科室要比C级的多拿15%的奖金，A级科室比C级多拿25%。在量、效相同的情况下，A、B、C科室之间形成了收入差距。同时，把科室的分级状况与科主任的聘任联系起来。这种方法有效促使科主任在管理科室时不光注重眼前工作量的目标完成情况，而且把更多的注意力投向长远的专科发展、特色形成、学术水平、能力提高以及人才队伍的构建上。

分配制度上除了对科室进行分级，医院在员工职称上也进行了分级管理探索。取得正高职称后，高级人才容易产生“船到码头车到站”的心态，认为自己的追求已经到头了，变得不思进取，缺少更高的奋斗目标。医院领导班子于是思考，取得正高职称之后，怎么驱动他们继续攀登高峰、精益求精呢？为了建立起对这些正高级人才科学、客观的评价和激励机制，促进他们发挥作用、持续进步，医院在2010年试行正高级专业技术职称分级聘用条例，根据业绩要求，把在岗的正高级专业技术职称人员分为一到四级，各级正高根据条件聘用，不设比例限制，对每一级别的正高都列出了非常详细的标准。要求申请者在达到基本条件的基础上，再结合可选业绩条件进行申报，达到相应级别的聘用基本条件并通过专家委员会评审就可以聘用。正高级专业技术职称采取动态管理、评聘分开的办法，聘期为2—6年，每两年组织一次申报。同时将聘用的职称级别与待遇、科室分级、人才遴选条件等挂钩。比如一级正高，要求至少满足院士、长江学者、国家级名中医、国医大师、近十年获得国家成果奖励、任科技部国家重点实验室主任中的一项。而这只是“起步”，在科研、学术影响力、行业贡献等方面还有相应的要求。每一个级别的条件都有差别，形成一道隐形的高级人才发展的“天梯”。就如林琳、刘旭生，2011年第一次聘任时已经是二级正高，2019年聘任还能更进一步成为一级正高。林琳获得首届中国青年女科学家、全国和广东省五一劳动奖、全国首届杰出女中医师、全国首届中医药传承高徒奖、抗击新冠肺炎疫情全国三八红旗手等荣誉，2018年更带领呼吸病专科成功申报为首批国家区域中医诊疗中心建设单位，带领专科成为国家呼吸与危重症医学科规范化建设项目中全国首个获得优秀评定的中医医疗单位；刘旭生目前担任国家中医临床研究基地重点病种（慢性肾脏病）负责人、国家中医药管理局肾病重点专科协作组大组长、中医肾病区域诊疗中心负责人、重大疑难疾病慢性肾衰病中西医临床协作试点项目负责人。他们不仅自己取得了更高的成就，而且带领专科共同进步，大大提升了影响力。正高级人才聘用条例有效促进正高级专家发挥作用，持续进步，建立起对正高级人才科学、客观的评价和激励机制，有效地调动了正高人员再创高峰的积极性。

医院为推动高级人才努力成为领军型人才，提出“一个高端专家就是一面旗帜”，会带领某一个领域异军突起。由于高水平人才的稀缺，用“单位所有”的形式来吸引人才，会极大地阻碍人才的聚集。因此，广东省中医院打破传统观念，树立起“不求所有，但求所用”的人才观，这里面最具代表性的举措就是建立了院士工作站。院士工作站成为医教研高质量发展的云梯。在院士为首的团队指导与带领下，借助培养与引进高端人才、资源整合、多学科合作、科学研究、成果转化等方式带动相关学科在人才培养、学科建设、高精技术、科研创新等方面进入更高的层次。比如，成立了陈可冀院士工作站，以“心力衰竭”“冠心病”等中医优势病种为突破口，以人才建设为纽带，以心血管专科重大研究项目为载体，借助陈可冀院士团队强大的科研设计、成果转化能力，把专科建设成为“综合实力过硬，中医特色与优势明显，传统中医学与现代医学完美结合，注重医疗、教学、科研全面均衡发展，岭南地区一流、国内知名的研究型心血管病诊治中心”。目前建立的院士相关工作站，还有刘良院士工作站、李兆申院士科技专家工作站、俞梦孙院士科技专家工作站等。

分配向关键岗位、关键人才倾斜

按劳分配与按生产要素分配实施几年下来，到2000年左右，各专科涌现出一批骨干人才，人才梯队逐渐完善起来。怎样进一步推动医院发展呢？这就需要调动关键岗位、关键人才的积极性。

领导班子很快进行了又一轮改革。他们首先想到的是将收入分配向关键岗位和关键人才倾斜。对全医院而言，向关键岗位和关键人才倾斜自然意味着向医务工作者倾斜。在医疗活动中，医生处于主导地位，特别是能力水平高的医生，自然就成为医疗活动中的关键岗位、关键人才。

领导班子将分配对象分为三大部分，收入最高的是临床一线医务人员，其次是辅助功能科室人员，包括药学、医技科室，最后是行政、后勤人员。院领导班子带头“自我牺牲”，与行政、后勤人员放在一起统筹安排，医院领导收入普遍低于临床一线医务人员。这一方法延续了近二十年，职能中层干部、院领导少拿了不少钱，但他们从没有怨言，反而以能为成就一所高水平的医院、培育了一支有灵魂的员工队伍做出牺牲、做出贡献而自豪！

医院实行二级分配制度。在科室进行内部分配时，奖金向关键岗位倾斜，医生、护士之间的收入拉开了差距，奖金更多被分配给更受病人欢迎的医生。

收入差距拉开了，自然有人不接受。为此，医院领导在医院的工作会议上对职工们做思想动员工作："不改不行啊，不改怎么把关键岗位、关键人才的积极性调动起来？"

还是被投诉了。

2000年的一天，医院领导接到当时省卫生厅一位领导的电话："有护士投诉，说你们把奖金多分给医生了！"

还有一次，一家兄弟医院的护理队伍到广东省中医院参观学习。这家医院的护理部主任提出了护士收入与医生差距大的问题。

在场的医院领导当场回应："你承不承认，医生是医疗活动的发动者？没有医生的医嘱，护士做什么？医生不开出处方，药学部也没活干。这是其一。其二，你承不承认一个医院水平高低，医生发挥着最重要的作用？病人来医院看病，首先是选医生，是吧？医生积极性调动起来了，病人自然增加，蛋糕自然就做大了，全体员工的收入自然也增加了。医院的主要着力点首先应该放在蛋糕怎么做大上，而非老是纠缠在蛋糕怎么分上。"

对方沉默了。

尽管在今天，关键岗位、关键人才的重要性天经地义，但当时这些激烈的争辩也从一个侧面说明，分配制度改革对整个医疗行业而言是一个巨大的冲击。

国务院领导曾到广东省中医院视察。在乘坐电梯时，他专门问了医院的分配制度，特别关注医生和护士之间，以及受病人拥护的医生和一般医生之间的奖金差距。当听到吕玉波回答"5倍左右"这一数据时，他说："还可以更高。"

"这说明我们思想还不够开放。关键岗位的高水平医生，薪酬就是要高。"就这样，低水平的平均主义被打破，高水平又具有激励性的收入分配方式将医院带入了新的发展车道。

医院首先选了两个科室做试点。黄燕是当时其中一个试点科室的科主任，她在科主任会议上介绍经验："第一个月随着分配蛋糕方法的调整，护士的奖金确实有所下降。但第二个月随着医生积极性的提高，科室的业务量上来了，护士的收入水平就慢慢地回到原来的位置了。第三个月护士的收入比以前还要高了。"话音刚落，全场都沸腾了。此后，员工的积极性真正被调动了起来，开展的治疗增加了，收治病人数特别是急危重复杂疑难疾病人数增加了，开展的新技术也更多了，平均住院日下降了，医务人员整体的收入水平也上升了。一年不到，护士的奖金比原来高了一倍。医生们很满意，护士们也很满意。改革就在这样的氛围下顺利开展起来。

随着公立医院改革分级诊疗体系的完善，外部环境发生了变化，三级甲等公立医院的立足点变成主要解决急危重复杂疑难疾病。医院的战略目标不再只是为普通病人提供服务，而需要把更多的注意力放在急危重复杂疑难病人上。

对广东省中医院内部而言，医院的发展战略要朝着医学中心和区域医疗中心奋进，成为地区解决急危重复杂疑难病问题的核心力量、专科常见病诊疗常规的制定者或示范者、治疗效果的领跑者和人才培养的摇篮，为区域内病人提供更优质的医疗服务，同时也为基层医院当好坚强的技术后盾。

面对这样的战略选择，如何提高专科解决急危重复杂疑难疾病的能力和水平成了医院发展亟须解决的难题。

广东省中医院用绩效管理的思路给出了一个不错的答案。

2017年，为了更充分地发挥绩效评价这根指挥棒的作用，医院开始探索构建第三次绩效分配改革方案。广东省中医院提出了科室绩效评价体系的四个优化原则，一是要能够反映疾病的复杂疑难程度，二是要体现医改的方向（例如降低药占比、体现医务人员的价值等），三是推动大家提高中医药临床疗效，四是评价体系为公认标准。

另一方面的考虑是，医院评价医务人员的体系也需要完善。在原来的奖金计算方法中，更多地考虑了服务病人量，但在实际工作中，诊治急危重复杂疑难疾病的病人与诊治普通病人相比，需要付出的劳动和所需要的技术要求显然不一样；在门诊诊治初诊与复诊的病人也不一样。如果在分配制度上无法体现这种区别，就不能真正体现医务人员的价值。

经多方考察调研，医院引入目前国际上公认的以DRGs（按疾病诊断相关分组）方法及标准为基础的体现住院患者急危重疑难程度的CMI值（病例组合指数）、体现门诊病人诊治难易复杂程度的OPS值（门诊医疗行为赋值）。

每一个病人出院后都有一个CMI值，其中技术难度大、资源消耗多的，其CMI值就高；难度低、消耗少的，其CMI值就低。同样，每一个门诊病人诊疗结束后都有一个OPS值，其中诊疗难度大、资源消耗多的，其OPS值就高；难度低、消耗少的，其OPS值就低。

为了鼓励中医药特色优势的发挥，在计算CMI、OPS值时，医院还会根据中医药的临床水平，在病例原有的CMI值和OPS值基础上，给予相应的分值奖励。

经过一段时间的探索，最终确定了具有广东省中医院特色的CMI和OPS值的评价体系。

刚开始实施时，大家还不太理解。后来大家发现，改革后，科室在同样工作量的情况下，收入没有下降，反而收治的急危重复杂疑难疾病病人越多，运用中医治疗越多，收入就越高。慢慢地，大家开始理解医院指引的方向。员工们开始努力开展中医特色治疗，积极使用中药饮片，主动控制药品费用，实行轻症病人不入院、减少化疗病人住院比例、提高手术病人比例等措施。在大家的努力下，各科室的生产力逐步解放，医院的主要医疗业务数据也稳步提升。而这些，更是为医院高水平建设打牢了基础。

搬掉“铁交椅”

运行机制的构建不仅要在分配制度上下功夫，还要在人事制度上下功夫。医院认为，为了科学配置人力资源和推动人们积极向上，必须改革人事制度，调动员工积极性。

过去，计划经济模式下人事制度普遍存在着这些特点：“能进不能出”“能上不能下”“论资排辈”。这让一部分员工产生了怠惰的思想。

人事制度改革的核心就在于打破职称评定、职务任命和招工用人问题上实际存在的终身制、垄断制、论资排辈、能上不能下等不利于调动人的积极性的格局。但，具体要怎么做呢？

医院领导班子认为，首先必须搬掉“铁交椅”。

当时，以身份管理为主的人事管理弊端已显现。有的员工倚仗正式工身份，自觉比临时工高人一等，出现“正式工动嘴，临时工动腿”的情况，甚至直接不干活，反正干多干少、干好干坏都一样。因此，生产效率低，管理难度大。临时工与正式工同工不同酬，在同一科室或班组内部，干多却不能得多，干好却不能奖好，既影响了临时工的工作积极性，也使得奖勤罚懒、奖优罚劣的良好风气无法形成。

为了改变这一情况，广东省中医院在1995年前后，就实行了全员聘用制，变“身份管理”为“岗位管理”，实行同工同酬，在同一个岗位就拿同样的待遇。

决定实施以定岗定员、按劳取酬为核心的人事制度改革后，全员，包括原来的正式工，都实行聘用制。护理、药剂等岗位，用合同制形式招聘了全国各地的大量优秀专业人才，并且打破了正式工和临时工的界限，实行同工同酬，极大地调动了员工的积极性。同时，对于庞大的后勤人员队伍，通过后勤社会化改革对人员进行了分流，在此基础上做到按岗定酬、同工同酬。

从“身份管理”转向“岗位管理”，必须做好岗位分析，设定好岗位责任和目标，这是改革的基础工作。而岗位责任和目标的设定，必须服务于、服从于医院的战略目标。这样就形成了“人人肩上有担子，个个胸中有目标，千斤重担众人挑”的良好局面。同时，医院在具体操作上，实行“双向选择”，根据岗位的目标责任选择合适的人上岗，而员工也可以选择合适的岗位竞聘上岗。

对于不认同医院倡导的价值观，或者认为医院不适合自己的员工，医院允许他们自行选择去留。而对于违反医院有关规定的员工，医院也不会辞退他们，而是让他们自己辞职，这样他们的履历上不会留下瑕疵，以后求职也不会受到影响。

这一系列的措施，既是压力也是动力，促进员工们不断学习和进步，在院内形成了一个“能进能出”“双向选择”的氛围。

解决了人员“能进不能出”的问题，还有“能上不能下”的问题。

为此，医院要求所有职能处室负责人任期到后，都要重新竞争上岗。而对于临床科主任，如果两个任期内能把科室从C级带到B级，或保持在B级甚至达到A级，科主任在任期满的时候则实行考任制。这意味着，临床科主任只要完成任期内的目标责任，并且科室群众、病人对其能力和业绩的满意度不低于70%，便可连任。但C级科室的科主任如果在两个任期内不能把科室提升到B级或以上便无法连任，需要重新竞争上岗，如有更合适的人选，则需要从科主任岗位上下来，以此倒逼科主任带动整个学科、专科水平的提高。

这给科主任们带来很大压力。刚刚实行时，有些科室降级了，科主任都难过得哭了。但多年以后，许多科主任都非常感谢医院这个规定，因为这促使他们带领科室快速地成长起来了。

广东省中医院对干部选拔遵循的原则是“赛马”而非“相马”，不是院领导觉得让他行就他上。对科主任的评价不管是目标责任完成情况，还是群众满意度都是量化的，其中参与评价的“群众”，不仅包括科主任所在科室的员工，还包括科室的服务对象，即病人，还有横向协调科室的评价。对于竞聘上岗的情况，医院有专门的专家小组对竞聘对象进行评价，专家小组成员涵盖了现任院领导、医院老领导、民主党派代表等。

行政部门实行竞聘上岗，临床科室实行ABC分级管理，而创新团队则实行PI管理。

关于能上能下，有的人提出“能者上，庸者下”。广东省中医院认为不能这样理解，有的人不适合在管理岗位工作，但很适合在业务岗位工作。医院提出，内部人事应该合理流动，让合适的人流动到合适的岗位上去，强调人才与岗位相匹配，能进能出，能上能下，人岗相适。

有些离开管理岗位回归业务岗位的员工如鱼得水，发挥了他们更大的价值，有的甚至在业务上成为独当一面的专家。“上去”的人并不会为此春风得意，相反更加谦虚谨慎；“下去”的人也心情舒畅，在新的角色中实现人生的价值。这种能上能下的局面，不仅形成了和谐的医院氛围，而且也使得干部更加清楚自身的责任和使命。

医院的人事制度设计也朝着这个方向走，目标是“让能干事、想干事、干成事的人有机会”。有作为的、愿干事的，都让他有位置，不光是行政的，还有业务的。班子成员从跟医务人员的交谈中了解到，相比奖金、收入的高低，绝大部分的医务人员更看重的是医院有没有平台让自己发挥，有没有舞台让自己成才。

在那个论资排辈的年代，许多能力强、想一展身手，但资历上拼不过老前辈的年轻人感觉很无奈。广东省中医院的领导班子决心改一改：要把论资排辈改一下，让有才华的人脱颖而出。

每个人才都有最佳使用期，要“用当其时，唯才是用”，就必须敢于突破很多的“格”，打破诸多的“隐形台阶”，及时起用，大胆提拔。目前广东省中医院的中层干部平均年龄在40岁左右，也曾经选拔过年龄二十八九岁的年轻中层干部，只要具备了承担一个科室管理责任的能力，就不受年龄和资历限制，打破了论资排辈的传统观念。这让员工们感觉到很有奔头，因此干劲十足。

通过这几个阶段的努力，逐渐在广大员工当中树立了职务能上能下、收入能高能低、岗位能进能出的观念，把一潭死水变成能上能下、能出能进的活水。由于广大员工的支持，医院人事制度改革进展顺利，群众积极性有了很大提高，医院发展进入了快车道。

使医院发展愿景与员工职业生涯规划相统一

随着医院逐渐发展起来，广东省中医院成为许多优秀应届毕业生心中不错的选择。问题是他们进入医院后，就自觉像进入了“保险柜”，觉得可以歇一歇了，失去了自我提高和奋进的激情。而事实上，在医疗行业，这个阶段是为今后成长为高水平人才打基础的关键时期。因此，医院领导班子认为必须采取措施，不能让他们错过了成长的黄金时间，因为对医院来说，这些年轻的员工，正是医院发展的未来。要建立一流的医院，就要有一流的人才。医院的水平有多高取决于人才水平有多高。怎么帮助他们打好基础，为他们以后成长为行业佼佼者做好准备呢？这是医院领导班子时刻思考的问题。

除此之外，人才培养上青黄不接的问题仍没有解决。人才学历结构上，当时研究生在医院里是稀缺品，屈指可数，就那么一两个。医院领导班子认为，随着医院逐步发展，广东省中医院要在学术上有所成就，最后发展成为研究型医院，这显然是一个极大的障碍。

为此，医院领导班子下决心，必须形成一种机制，只要进到广东省中医院的人，就要让他感到有一股强大的推动力，推着他向前走，不得不向前走，不向前走，内心就忐忑不安，甚至会被淘汰，打消他们认为毕业就“船到码头车到站了”的念头，要让医院成为名医的摇篮。

那时候还没有规培制，医院就要求新员工到院后首先要参加岗前培训，不仅是为了帮助他们更好地了解和融入医院，更重要的是激发他们成为行内佼佼者，成为对社会有价值、有贡献的人的激情。要把这种自觉变成行动，除了观念上的引导，还需要制度的促进。

为了让员工们，特别是年轻员工有危机感，医院建立起选留机制，对新员工实行培训制。医务人员培训期结束前没有取得执业资格的，或本科生没有取得在职研究生资格的，或科室、病人评价满意度不达标的，再给予两次争取机会，不通过则一律不再留用。后来再进一步制定新毕业生培训期制度，一个岗位留两名毕业生，经过三年培训期后，通过一系列评价，留下更优秀者。如此一来，刚毕业走上工作岗位的年轻员工们马上就能感受到巨大的动力和压力了。他们开始自觉在各自工作岗位上，为自己的职业生涯规划打下扎实基础。

此外，广东省中医院还实施了两项重要制度，其一是24小时住院医师负责制，其二是总住院医师制度，让医生们在高强度的实践中成长成才。

教育讲究因材施教，人才培养也应当根据不同年龄结构、知识结构和能力水平采用不同的培养方法。针对有培养前途的年轻“苗子”，实施“朝阳计划”培养；针对具有成为中医名家素质的中青年骨干，实施“拔尖人才”培养；对于有成为学科带头人潜质的人才，实施“领军人才”培养。中级以上职称的人员，医院要求他们在打牢基础的前提下，选好自己的主攻方向，培养成各专业亚专科的带头人，实行科研型和临床型分型个性化的培养，鼓励他们在某一个领域深入钻研下去。同时，根据个人主攻方向，为他们选择导师，给予科研启动经费和生活补助，还有到国内外一流的专业院校或科研院所进行全脱产学习的机会，帮助他们成长为这个领域内的佼佼者，为员工构筑了清晰的成长轨迹，也形成了专科发展的人才群。医院总结出了“厚基础、强能力、宽知识、深钻研”的育人之道。

学科的人才队伍建设还包括要形成合理的老、中、青三代人才梯队，以保证重点学科的可持续发展。医院认为，人才培养不能仅仅把目光放在培养了多少博士生、硕士生上，更重要的是学科带头人成熟了没有，学术梯队构建了没有，学术骨干成长起来了没有，人才群形成了没有。

为了使人才培养的观念深入到每一位科主任、每一位员工心里，医院将这项工作与科室评级管理结合起来，在制定评级条件时，把人才培养成效，即拥有青年拔尖人才，列入A、B级科室的必要条件。为了鼓励学科（专科）培养领军人才，还把入选学校、市、省、国家人才培养计划如“优才计划”“千百十工程”“珠江学者”等作为加分条件。这样一来，不仅个人有强烈的成才愿望，科室也有强烈的育人愿望，从而实现了医院目标与科室目标、个人目标的统一，为医院整体人才战略目标的实现，建立起稳固的基础。而当个人目标实现时，科室目标和医院目标也自然而然地得到实现，使人才培养真正落到了实处。

在实施人才战略时，医院既致力于创造机会让青年人扛大旗、挑担子，又注意发挥老专家的重要作用，实行“主任导师制”，使老专家受尊重、有作为、高报酬。同时，把是否培育、提携年轻人作为评价他们的重要内容，强调他们对医院的贡献不仅看在学术上做出多大成就，更看他们背后成长起来多少年轻人。广东省中医院对青年人才品德的第一条要求，就是尊重老一辈专家，要“青出于蓝而胜于蓝”，但绝不能忘记自己成长的源头。要充分认识到，老专家专业经验丰富，在行业内、患者群中，有不可低估的影响力，是医院各专科的一笔财富。这样在医院形成了新老融洽相处的风气，老一辈专家视医院为自己的家，把扶植年轻人作为自己的重要职责，致力于为年轻人铺路搭桥；年轻人也把传承老一辈专家的学术经验和优良传统作为自己义不容辞的责任。

同时，医院还用各种实实在在的措施鼓励医务人员成名成家。在资金上，设立了超过千万元的人才培养基金和邓铁涛人才培养奖励基金，支持他们完成培养目标，并奖励其中的优秀人才。为了让中青年业务骨干尽快成才，医院领导亲力亲为，为他们在国内外寻找导师，引进名师，联系学习，争取课题。

医院还特别创新了“师带徒”的教育模式，在做好本院名医“师带徒”的同时，开展跨地区的拜师活动，把全国最好的中医大师或者有一技之长的中医名家请到医院来帮助培养人才。通过“集体带集体”的培养模式，让中青年业务骨干能够在博采众长的过程中“青出于蓝而胜于蓝”。

这些努力，使一批青年骨干迅速成长起来，他们的中医临证水平和临床疗效大大提高，以中医特色与优势为特征的高质量服务，吸引了大批慕名而来的患者，他们在本专业领域已小有名气，专科门诊量与跟师前相比大幅增长，平均增幅在50%以上。

师承过程中徒弟们及时将跟师所学到的临床诊疗经验引入到专科工作中，使专科的中医特色更加突出，中医特色的临床治疗手段增多，疗效更显著。专科影响力和竞争力的增强，伴随而来的是专科门诊量和病房收治病人数的明显增多。知名度的提高，还吸引了大量境外病人前来就诊。显著的效果极大地激励了青年人学习中医的热情，过去需要依靠行政手段强制要求中青年学习中医，现在从“要我学”转变成了“我要学”，当有全国名医来医院带徒的时候，他们争先恐后，千方百计地争取跟师的机会，形成了在学术和业务上“不用扬鞭自奋蹄”的良好局面。

明晰的成长阶梯和道路，让每一个广东省中医院人能够清楚地看到自己的职业生涯发展轨迹。系列的制度设计，又为中青年业务骨干的成长多了一份鞭策作用。

对于医者而言，学习是终身制的。

医院领导班子认为，未来中医药高水平的人才，应该是中西医两套知识都能掌握，都能在临床上应用的复合型人才。这就需要解决好中医的在职教育教材，以及现代医学的教材问题。解决好这两个问题，还不够，还需要统筹安排好外出进修。

医院认为，要进一步提高骨干的业务能力，还得帮助他们到著名医院的重点专科进修。为此，医院领导亲自去找这些著名的医院，特别是北京和上海的全国知名医院。

正是在这样的人才培养机制下，广东省中医院形成了适宜人才成长的沃土，人才像雨后春笋般涌现。如今的一批学科带头人都是从那时候培养起来的，比如陈达灿、陈志强、张忠德、卢传坚、杨志敏、李俊、黄燕、邹旭、谭志健、吴万垠、王小云、林定坤、颜芳、韩云……他们如今都已成长为具有相当影响力的行业翘楚。在他们的引领下，一批更加年轻的医务人员在行业内崭露头角。比如谭志健教授带领的普外科团队，在腹腔镜微创外科手术领域享誉业界，征服了被誉为腹部外科“珠峰”的腹腔镜胰十二指肠切除及血管、重建术，并获全国普通外科3D腹腔镜手术视频大赛第一名。2020年，胰腺中心钟小生“腹腔镜原位胰十二指肠切除术”获中华医学会外科学分会第五届全国普通外科手术展金手指奖一等奖。肝胆外科何军明关于“肝蒂预处理联合腹腔镜荧光导航解剖性Ⅶ段肝切除术”的成果在国际高质量SCI期刊*J Gastrointest Surg*发表。结直肠外科刁德昌在2016—2017年全国结直肠癌手术视频大赛中获得十连冠，并被团中央评为全国青年岗位能手。熊文俊获2020年第四届中国医师协会外科医师分会“精英风云榜”结直肠手术视频比赛全国冠军。泌尿外科王树声教授团队开展的“硕通镜治疗上尿路结石有效性及安全性的临床研究”被第113届美国泌尿外科年会（AUA）录用并应邀演讲。

许多医生回望过去，都说很感谢这一系列改革创新的制度。如果没有这种动力和压力，没有医院帮助他们设计出清晰的职业生涯规划指引他们前行，没有为他们创造优越的学习条件，他们至今仍会是普通医生，而不像现在能成为行业佼佼者。

在新冠肺炎疫情阻击战中担任国家中医药管理局应对新型冠状病毒

感染的肺炎疫情防控工作专家组副组长、国家援助湖北第二支中医医疗队队长的张忠德，从武汉回到广州当天，接机时，妻子感慨地对他说：“你要好好感谢省中医院。多亏医院当年严格要求，才成就了今天的你。”

张忠德深以为然。他曾说：“随着医院发展越来越快，平台越来越高，我们越发感谢当年的高强度训练。因为打好了基础，我们才能稳稳地站上更高的平台。”正是由于这些年来医院的培养，才有了“抗非”“抗疫”英雄、长江学者张忠德今天的成就。

人才培养成效突出，而人才引进则源自一段人才进修期间对话的启发。

当时广东省中医院千辛万苦把一批人才送到上海进修。尽管工作繁忙，医院领导也不忘关心这些外出进修的员工。在他们进修了一段时间后，吕玉波带着当时医教处负责继续教育的陈海和邓镜珍前往上海慰问。当然，除了慰问，还有一个更重要的目的：了解情况。

吕玉波问谭志健：“怎么样，你觉得学完回院后能不能开展肝手术啊？”年轻的谭志健回答：“应该可以，到时再请老师过来指导一下。”吕玉波又找到吴焕林和邹旭，问他们回院后是否能开展心脏介入。他们回答：“最好能找人带着我们做。”

广东省中医院领导班子意识到，要推进医院的专科发展，除了致力于培育人才，还必须引进一些关键领域的关键人才。于是，医院班子从医院发展战略的高度，制定人才引进计划和目标，针对医院专科建设的薄弱环节，瞄准国内外一流的专科和院校，不仅筑巢引凤，而且主动出击，牵线搭桥。广东省中医院能取得在全国中医医院中第一个成立重症监护室（ICU）、第一个开展心脏介入、第一个开展心脏外科手术和脑血管介入治疗等许多“第一”，都是人才引进的结果。

为了给人才提供成就事业的条件，医院细心地考虑到了方方面面，为引进人才做到“五提前”：提前装修实验用房，提前购置和安装仪器设备，提前拨付科研启动经费，提前落实研究生招生指标，提前设计好团队配置计划。比如，为了引进美国加利福尼亚大学心脏电生理博士后，医院不仅专门成立了一个心脏电生理诊疗中心（病区），还为其建立心脏电生理实验室，招聘人员、购置设备等。对这些引进的西医人才，为了让他们更好地融入医院，发挥中西医结合优势，医院还根据他们的意愿，帮助他们拜师名老中医，进行一定的中医学习，开展“西学中”教育。对特殊人才，可以“因人设事”，体现惜才爱才之心。

“脑袋投入”与“口袋投入”同等重要

运行机制的改革可以说为医院的发展构建了一个非常好的平台，但这并不能解决所有问题。在构建核心竞争力的过程中，医院发现，许多问题并不是说只要有一个好的运行平台就行了，再完美的机制、再严厉的制度都有疏漏和管不到的地方，不可能把每个医务工作者的行为都限得死死的。在面对病人的时候，医务人员的医疗活动往往都是一对一地提供服务，也就是说医务人员对病人采取什么样的行为方式，是由医务人员自己决定的。从这个意义上来说，每个医务人员都是一个决策人，他选择什么行为方式，难以监管。在服务病人的时候，有的员工在奖金收入达到一定程度后，就没有太大的动力去服务好更多的病人了。

同时，虽然按劳取酬调动了人的积极性，但在没有正确价值观指引的情况下，很容易走向另一个极端：“多给多干，少给少干，不给不干。”这可违背了改革的初心！

任何规范、规定都只能使人完成最基本的任务，而只有帮助每一个员工树立信念，或者说让每一个员工明白自己工作的意义，才能够持久地调动和发挥其积极性和创造性。

能不能通过医院文化建设帮助员工树立正确的价值取向？能不能把员工内心对于成就自身、成就事业的激情点燃起来？能不能让员工明白工作的意义，使他们像珠江水自然而然就会向东流一样，自觉朝着医院的目标前进？

吕玉波想起去海尔参观的时候，海尔的董事长讲过这样一件事。董事长说他第一次出国，美国、欧洲的许多同行知道他来自中国，都说中华民族伟大，古代有四大发明。他听到以后很不是滋味，回来在员工大会上跟大家说：“你们看，在外国人的眼里，我们只有古代的四大发明，也就是说现代什么都没有，中华民族落后了。我们作为中国的公民，作为海尔的员工，能不能生产出最好的冰箱、最好的空调，去展示我们中华民族的风采？”

海尔让员工在造空调造冰箱时，不仅仅是为造冰箱而造冰箱，为造空调而造空调，而是跟爱国主义结合在一起，这样员工工作起来就不一样。广东省中医院领导班子很受启发。他们希望让每个员工在工作的过程中为实现医院的目标而奋斗，给他们每天的工作赋予意义，以此来激发他们内心的激情。

当时，医院发现个别员工受到社会不良风气的浸染：收受病人的红包，私自向病人推销药物，开大处方，搞大包围……这些行为一旦泛滥，必将损害病人的利益，也损害医院的整体信誉，从而影响到医院的发展。

对于这些，医院采取了一系列的制度予以制止，但并不能彻底解决。医院希望通过文化建设，使医院的大多数员工有共同的追求。

人的行为总是受内心价值观支配的。能不能用一种共同的价值取向，在员工的心中建立一个导航系统，让员工的内心世界里有一个红绿灯制度，让员工在面对病人的时候、面对各项工作的时候，都能够采取符合医院价值判断的行为方式，知道哪些事情可以干、哪些事情不可以干，自觉抵制医院禁止的行为？

医院总是希望员工为病人提供更多的人文关怀，更用心地服务病人，但这些“指挥棒”作用范围外的事情，员工往往缺乏积极性。

中华民族的文化传统是孝敬父母，但是有时父母唠叨多了，作为子女也会觉得很烦，跟他们发两句脾气也很正常，但是发完脾气以后，都会有一种内疚感。能不能让每个员工面对病人也这样，当他没有善待病人的时候也有一种内疚感呢?

医院是知识分子密集的地方，有老、中、青的问题，有南北文化的差异，随着医院的发展，每年还会不断地补充新员工，他们来自五湖四海，家庭背景、文化背景都不一样，靠什么把他们凝聚在一起呢?

这些靠行政手段无法很好解决的问题，医院渴望找到答案，希望建立起与“硬”相结合的“软”力量，让员工迸发工作激情，使员工明辨是非，使医院形成凝聚力和协同力，引领员工走向正确的道路，使医院具有独特的核心能力与惯性的力量，构建起更加“硬核”的医院核心竞争力。

医院决定向企业深入学习文化建设。为此，医院组织全院党支部书记到西安杨森总部进行了专题调研学习。这趟调研学习，让大家开阔了眼界，感触很深：原来文化建设还有这么多文章!

那个时候，大家对医院文化建设是缺乏认识的。黄慧玲副书记回忆道：“当时外出参加医院文化建设学习培训时，不少人认为医院文化就是组织员工唱唱歌、跳跳舞、搞搞画展等，也认为文化不是靠建设的，要靠时间的积累和沉淀。”

在参观了一些知名企业后，医院总结出，优秀的企业都有优秀的企业文化。如果要把广东省中医院打造成为一家优秀的医院，那就要有自己的优秀文化。同时也更加坚定，医院文化是可以构建的。

广东省中医院从20世纪90年代初开始有目的地建设医院文化，把医院文化纳入医院发展战略当中进行考虑，并且进行了很多有益的探索。

打造有灵魂的员工队伍

核心价值观与价值体系的选择

医院文化是医院的灵魂，价值观是医院文化的核心。医院文化建设首先要解决好核心价值理念的问题。这就需要认真回答好三个问题：医院存在的意义是什么（为什么做）？未来的发展方向是什么（往何处去）？在发展过程中怎样做（什么是最重要的）？

价值观的形成与提出，来自医院对医疗行业的职业特点、对自身生存和发展的把握，以及对未来发展的愿景。在医院建设和发展过程中，要坚持的价值理念很多，如“患者意识”“质量意识”“效益意识”等，这些理念集合起来就成为医院的理念体系。而在这个理念体系中，谁处在核心位置？这个问题是医院文化建设的重要内容。不同医院之间理念的区别，往往表现在理念价值排序上的区别，表现为最高价值的选择与判定各不相同。

如何选择核心理念呢？医院认为，要着眼于是否有利于医院的长久生存和持续发展，是否符合社会主义市场经济条件下的新型义利观，是否始终坚持以患者需求为导向的发展原则，是否始终把办群众满意、人民放心的公立医院作为自己的发展方向。

广东省中医院在发展过程中，逐步认识到价值观的重要性，从党的执政理念、社会主义核心价值观出发，结合行业特点，找准公立医院的定位与使命，弘扬中医药优秀的文化理念，结合医院发展实际，从回答好上述三个问题入手，提出了医院的核心价值体系。

根据医院长久发展的需要，医院把核心价值观确定为“病人至上，真诚关爱”，后来又完善为“病人至上，员工为本，真诚关爱”，让它来统领整个医院的价值体系，把它作为衡量医院一切工作正确与否的根本标准和一切行动的根本出发点。价值观的选择，决定了医院在发展过程中，必须始终坚持一切以患者需求为导向的发展原则；决定了医院始终把办群众满意、人民放心的公立医院作为自己的发展方向；决定了医院在行为选择和利益冲突时，必须坚持以病人利益为先导，把病人利益放在最重要的位置；也决定了医院进行决策，制定战略、政策、策略和方法，以及选择行为方式的指导方针。为此，医院又提出：医院发展追求社会效益与经济效益相统一，当二者发生矛盾时，要首先追求社会效益。医院相信，只要为社会做出了贡献，在社会主义市场经济条件下，社会就自然而然会回报医院。医院将此称为“善的循环”。

在此基础上，又建立起了指导医院和处理各种利益关系的一系列理念和原则，形成了医院的价值体系，包括：

医院的使命：中医水平站在前沿，现代医学跟踪得上，管理能力匹配到位，为患者提供最佳的诊疗方案，探索构建人类完美的医学。

医院的愿景：建设全国一流、国际知名的、现代化的、综合性的中医院，为中华民族的伟大复兴贡献力量。

医院的精神：仁爱、敬业、务实、进取。

医院的境界：质量第一，追求卓越；爱院如家，团队精神。

医院的作风：严（严格要求、严谨学风）、细（细致认真、一丝不苟）、实（求实、求真、扎实）、高（高标准、高要求、高层次）。

…………

价值观的选择与价值体系的建立为医院稳把航向，正确处理各种利益关系，统一医院上下的思想，以及为员工确立正确的行为指南奠定了基础。

医院始终将文化建设放在医院可持续健康发展的战略高度，重视社会主义核心价值观教育和精神文明建设；积极挖掘、传承和弘扬优秀的中医药传统文化；将党的优良作风、卫生行业精神要求以及现代医院管理理念紧密结合，塑造广东省中医院文化内核，哺育一支高素质的服务团队，不断提高医院凝聚力和战斗力；树立正确的舆论导向，塑造医院及医务人员的良好形象，弘扬医界正能量。

光有文化理念是不行的，只有保证它的落地，才能发挥文化的作用。

医院文化要落地，要让员工思想上依次进入理念、信念和习惯三种境界：从医院所倡导的理念到全体员工所理解的理念，从员工的理念到员工的信念，从员工共同的信念到员工共同的习惯。

也就是说，价值观和价值体系确立以后，必须由医院领导层的倡导转化成为广大员工的认同与自觉实践，这一阶段是价值观的转化。医院领导层从医院内外环境变化、医院发展的实际需要出发，审时度势，提出医院的理念，但这一理念并不能一下子被全体员工或大多数员工所认同，成为真正的医院群体理念。从领导理念成为大多数员工的理念，员工接受理念并用来指导自己的医疗行为，这是医院文化建设的关键。

医院内部存在着种种不同的价值观，而这些都是在特定的社会文化背景中形成的，既不能幻想旧的价值观在某个早上突然消失，也不可能在短期内把医院的主导价值观变成大多数员工都认同的医院价值观，而需要一种持之以恒的说服教育和灵活生动的教育方法，也就是“晓之以理”。

为了让倡导的价值观深入人心，医院从社会（患者）、医院、员工三者利益相统一的理念出发，提出了一系列的口号——

病人可以没有广东省中医院，广东省中医院不能没有病人。

正是有了病人，医生才有了价值，才有了个人技术水平提高的基础。

收一个红包，等于赶走一群病人；开一个大处方，等于失去更多处方。

病人选择我们是对我们的信赖，必须用精湛的医术、良好的医德医风、真诚的关爱来回报。

…………

尽管医院已经从员工和医院的切身利益出发提出了一些口号，但医院文化建设不只是要形成一些标语、口号，更重要的是要让每一个员工认同医院所倡导的文化，自己行动，并内化为自己的习惯，只有这样，医院文化才能对医院发展起到巨大的推动作用。

要使医院倡导的文化成为员工的潜意识，转化为每个员工内心的价值观念，成为他们的习惯，需要反复灌输、反复强调。

培训是很好的教育方法。医院领导班子不断创新形式、创新方法、创新载体，强化价值理念的灌输。把医院文化列入医院培训的重要内容，紧密结合各种创建活动，加深大家对先进文化的理解，并在理解中内化为一种习惯，上升为一种信念。为了加强文化建设，深刻阐明理念体系的内涵，医院组织了多场“以病人为中心”的主题培训，引导员工去理解医院倡导的文化理念。

第一次全院大型培训是20世纪90年代初启动的，在当时番禺最好的香江饭店举办，是覆盖全院员工的一次大培训。员工们对此印象很深。当时在培训会上提出“以病人为中心”的核心理念，教育员工医院的中心工作必须围绕服务病人来开展。

彼时卫生部还没有提出“一切以病人为中心”的理念。医院在培训会上提出这个理念时是有过争议的，主要有几种不同的声音。一种提出医院应该以医疗活动为中心，理由是党的十一届三中全会提出以经济建设为中心，而医院的经济建设就是医疗活动。另一种则提出应该以员工为中心。尽管如今看来，“以病人为中心”是这么的“理所当然”，但在当时要让大家接受这个理念，医院很是下了一番功夫。

为了让“以病人为中心”的理念落地，当时医院要求所有被投诉的员工都要坐下来开座谈会，所有院领导必须参加，共同分析员工为什么被病人投诉，以此不断强化医院倡导的理念。同时，医院还提出了“把

‘对’让给病人”。

对于医疗纠纷，医院认为已经超越了医患关系，演变成了法律关系，因此，会通过法律途径合理合法地解决问题。对于医务人员的正当权益，医院坚决维护。有病人打医务人员，医院态度很坚决，要求打人者必须对医务人员道歉、赔偿，医院坚决维护医务人员的尊严。这样有界线、有底线、切实维护医务人员权益的做法让医务人员感到很安心。

为了让医院倡导的理念入脑入心，医院会不厌其烦地在不同场合、大小会议和活动中，向大家反复强调。渐渐地，大家都记住了。如今，这些“名言”已经刻在每一个广东省中医院人的脑海中，“80后”“90后”，甚至“00后”员工都耳熟能详。

由于所倡导的理念是从社会（患者）、医院、员工三者利益相统一的观念出发的，所以很容易就得到了大家的认同。

实施“感恩文化”教育

文化建设，教育很关键。第一次全院性培训的主题是教育员工“以病人为中心”，第二次培训是继续强化这个概念。第三次培训就是“感恩文化”教育。

感恩文化是医院针对青年人特点提出的。为什么会提出呢？医院意识到，再用原来的说法，有些年轻员工已经产生听觉疲劳了，需要从新的角度切入。而且刚好有些年轻人的家长说独生子女不懂得孝顺父母，现在的年轻人，需要加强爱国主义教育、加强感恩教育。于是医院提出了感恩文化。

感恩文化是医院通过长期实践所积淀起来的组织与社会、组织与个人、组织内部人与人之间的感恩之情、感恩之行的总和，它集中体现了医院倡导的价值观。感恩文化不仅是“病人至上，员工为本，真诚关爱”医院核心价值观的演绎，更是医院长期以来所倡导的处理组织、社会、病人、合作伙伴、员工之间的关系的准则。

医院认为，一个有竞争意识、真正希望出类拔萃的医院要保持医院行为与医院价值观的统一，必须坚持道德高标准，即崇尚高尚道德。感恩文化，就是这样一种高尚道德。

广东省中医院的感恩文化，包含五个维度的内容，即“感恩祖国”“感恩父母”“感恩患者”“医院与员工间双向感恩”“同事之间相互感恩”。

提倡感恩祖国，因为伟大的祖国给了我们和平安定的生活环境，让我们免受战争之乱，给了我们优越的生活条件，给予了中医药事业发展的有力支持，让我们得以更好地干事创业；提倡感恩父母，因为他们给予了我们生命，养育我们长大，为我们不计代价地付出，只为让我们成长为更好的人；提倡感恩患者，因为他们成就了我们的事业，没有那么多患者的信赖，就不可能成就广东省中医院今天的辉煌；提倡医院与员工间双向感恩，因为员工为医院的发展孜孜不倦地努力，让医院创下一个又一个里程碑式的成就，在患者心目中树立起良好的信誉，与此同时，因为医院为员工提供发展的机会，搭建施展才华的舞台，使员工实现人生价值的最大化；提倡同事之间相互感恩，因为合作可以弥补个人的不足，可以形成合力，如果想与别人有效地合作，重要的一点就是要对他人怀有感恩之心。

从2009年起，医院就开始培育感恩文化。如何让员工带着感恩的心领悟自我与外界的息息相关，如何让员工带着感恩的心工作，更有责任心、更有爱心地服务患者，这就需要医院与时俱进，在实践中探索，在发展中创新。

医院通过组织开展各种富有特色的感恩文化实践活动，并且不断创新感恩教育载体和教育形式，使广大员工在实践中受到教育，在教育中升华精神，努力把广东省中医院人塑造成“感恩心待人，责任心做事”的人。

为了助推感恩文化的落地，医院围绕“病人至上，员工为本，真诚

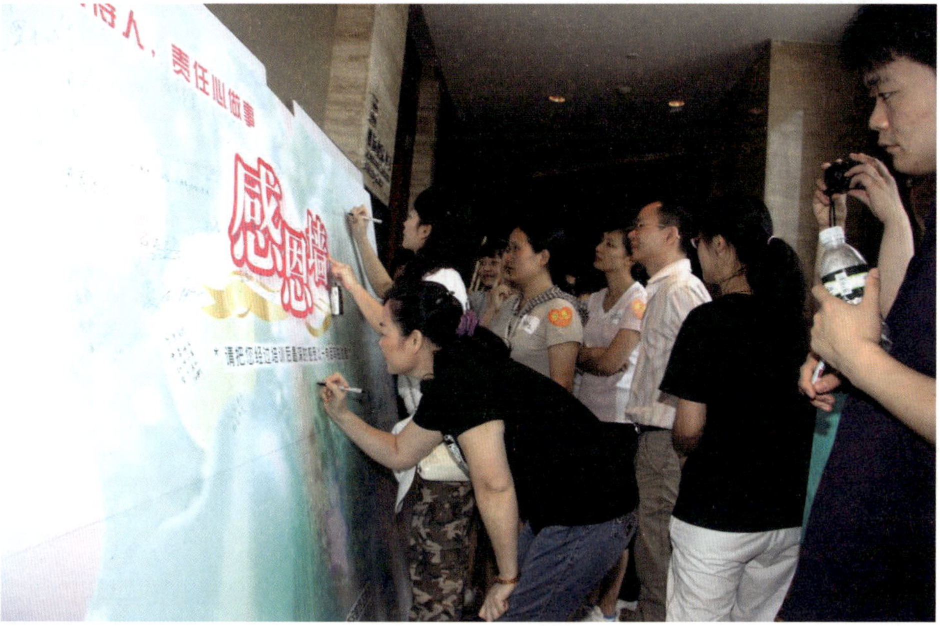

□ 医院员工在感恩墙上齐写“感恩心语”

关爱”的核心价值理念，着力加强科室文化建设，形成多姿多彩的科室文化，比如医务人员与病人都视对方为家人的脊柱专科“家文化”，专业上勇攀高峰、医患共同对抗疾病、创造生命高峰的重症医学科“峰文化”等。丰富多彩的科室文化建设使感恩之花在广东省中医院全面绽放。

医院领导常常教育员工：“患者选择我们，是对我们的信赖，我们要对得起这份信任，患者为我们提供了学习、成长和实现人身价值的机会，满足了我们的成就感。因此，我们要懂得感恩患者，设身处地地为患者着想。”感恩患者，就是要尽心尽力为患者提供优质的医疗服务，让患者感到“放心、顺心、贴心、动心”。这样的感恩教育让医院涌现出了一个个感动人心的故事。

患者感恩医护人员，医护人员感恩患者，和谐的医患关系已经成为广东省中医院一种自然而然的状态。

工作学习化，学习工作化

广东省中医院定期开展服务点评会、投诉处理经验分享会、医疗质量质询会、医疗纠纷听证会、服务典型案例分析会，促进医疗服务经验和教训的分享；组织全年无投诉科室和高满意度科室经验介绍会、低满意度科室问题剖析会等，促进科室之间的经验交流与进步；组织评选“服务之星”、优质服务“流动红旗”，让员工从中得到价值观的教育。

如果是正面案例，就要引导员工思考并回答：这类案例我经历过吗？这个案例哪些方面让我们感动？如果是我遇到这种情况，我怎么做？这个案例体现了哪些文化理念？

如果是负面案例，则要引导员工思考并回答：这个案例所暴露出的问题，我自己有没有？出现这些问题后，我应该怎么想、怎么做？怎样避免这些问题发生？其他类似问题存不存在？为什么会出现这些问题？

案例讨论之后，要总结点评，以统一结论、统一思想，明确价值取向。由于案例是对现实生活中发生的典型性事件的客观叙述，所以可信度高，说服力强，容易被人理解，并给人以震撼，让人反思和借鉴。通过引导员工从正反两方面的案例分享中体味医院文化的要义，帮助员工转变观念、强化意识。

价值观的教育还体现在每一项具体事务的处理中。

曾经有员工提出，有些诊疗项目没有收费标准该怎么办？医院明确表示：不能因为电脑新的价格系统或黄皮书没有，而使病人得不到治疗。要一切以病人为中心，就算不收费也要给病人诊治。碰到急危重病抢救的，无论有钱没钱，都要及时进行抢救！

对于不够钱交按金的病人，医院要求员工要以病人为中心，先把病人处理好，不能以没有按金为由推诿病人。在引导员工正确理解医保定额与最高支付限额的关系时，医院强调要把握好平衡点，要以病人为中心，以病情为依归，绝不能由于医保费用一到定额标准就让病人出院，因为那不符合医院的价值理念。以病人为中心，就是要合理检查、合理用药、合理收费、合理治疗。病人怎样才能得到更好的治疗，这是每个医务人员都必须思考的问题，必须是医院行事的准则。

经过反复教育，员工的服务观念发生了切实的转变，首先是观念上、意识上的转变，从“以医生为尊”转变为“以病人为尊”，从“以医疗为中心”转变为“以病人为中心”。这也是广东省中医院立足点的转变。在医院的鞭策下，员工的服务越来越好，涌现出许多“服务之星”。

事实证明，通过建设医院文化，员工的思想观念和精神面貌都发生了转变，工作热情提高了，医院凝聚力增强了，软环境得到了充分改善，为医院实施优势战略、进行机制改革和提高业务质量等多方面工作的顺利进行，提供了充足的动力和有效的保障，获得了社会效益与经济效益的双丰收。

典型引路，照亮心灵

典范人物某种程度上就是医院精神的化身。典范人物是指导医院制定发展规划、确定工作目标、设计服务流程、明确规章制度的指路灯，也是干部、员工心中的一面旗帜，引导他们做事，激励他们成长，鼓舞他们前行。

这些年，广东省中医院不断涌现让人敬爱的白衣天使，他们的高尚品格、敬业精神，给广东省中医院人带来榜样的力量。

“这里危险，让我来！”这是广东省中医院二沙岛医院急诊科护士长叶欣在抢救“非典”病人时说的一句话。正是这个坚定的声音，吹响了抗击“非典”的号角，让广东省中医院广大员工乃至全国医务工作者为了护卫病人生命健康前仆后继，让亿万人民为之感动。

为了同事们的安危，叶欣决定尽量多地包揽病人的救治工作。有的同事试图帮忙，却被她严厉“呵斥”。尽管工作又忙又累，但叶欣始终坚持每天睡前煲好汤，第二天带回医院给同事喝，帮助大家增强抵抗力。而对家人来电，她忙起来的时候却常常“视而不见”。同事们回忆说，她就像一台永不疲倦的机器全速运转着，把病人一个接一个地从死神手里抢回来。

然而，她终究是被病毒盯上了。在一次“非典”患者的紧急抢救中，她不幸感染，住进了她最熟悉的、奉献了27年的医院病房。

住进呼吸科的前几天，她还有力气叮嘱前来为她诊治和检查的同事们要多穿一套隔离服，多戴几层口罩，千万不要被自己感染了。她甚至还牵挂着自己科室的同事和病人，不忘打电话回科室叮嘱同事做好防护，交代病人护理注意事项……

当院领导前去探望时，她一丝一毫都没有把自己放在病人的位置，反而是检讨自己工作上的不足，责备自己不小心被感染了，给医院添了麻烦。她还恳求医院为她安排些自己力所能及的工作，让她多为医院分担。院领导离开病房后，禁不住悄悄流泪。后来，她的病情越来越重，住进了ICU。全身乏力的她仍然努力尝试着为自己接补液，只为了减少同事因为照顾她而感染的风险。当医生、护士靠近她，为她听肺、吸痰时，由于戴上面罩不方便说话的她，拿起了笔，颤颤巍巍地写道：“不要靠近我，会传染。”

多少人的努力和祈祷，最终也没能挽留住叶欣匆匆离去的脚步。2003年3月25日凌晨，她为了守护人民的生命健康献出了自己宝贵的生命。她的生命，永远定格在47岁。

叶欣的丈夫说，此前自己在金融系统给叶欣联系了一个岗位，她不肯去。她说她热爱护理专业，不愿意离开这个专业。“非典”开始，因为叶欣的体质容易感冒，丈夫又旧事重提，但叶欣说这个关键的时候更不能离开。“叶欣一辈子热爱护士工作，弥留之际，医院能不能拿出一套全新的护士服给她换上，让她穿着全新的护士服走完人生最后一段路？”听到这里，吕玉波泪流满面，他紧紧握着叶欣丈夫的手，马上安排人找了一套最合身的全新护士服，为叶欣换上。

叶欣的丈夫还说，他知道医院抢救叶欣已经尽力，也知道在抢救叶欣的过程中，一些医务人员不幸被感染了。他希望医院告诉他这些医务人员的名单，他要按照叶欣的遗愿，用叶欣留下的积蓄去慰问他们。面对着这样好的员工，这样好的员工家属，吕玉波泣不成声！

医院自此把叶欣牺牲的那一天，即3月25日定为“叶欣纪念日”，每年组织纪念活动。医院还在叶欣生前工作的二沙岛医院设了叶欣雕像，著名雕塑家唐大禧自愿为她挑选材料，亲自为她做雕像，著名书法家廖冰兄亲自为她题字。后来在大学城医院也设了叶欣雕像，每年新员工入职，均由院领导带领新员工在雕像前诵读《大医精诚》。每年纪念日，医院会组织前往叶欣墓前悼念，广大员工自发在网上悼念。叶欣精神成为医院精神的代表。

在抗击新冠肺炎疫情中，广东省中医院500多名员工主动报名支援湖北，先后有88名医务人员“逆行”出征，支援湖北省多家医院，成为

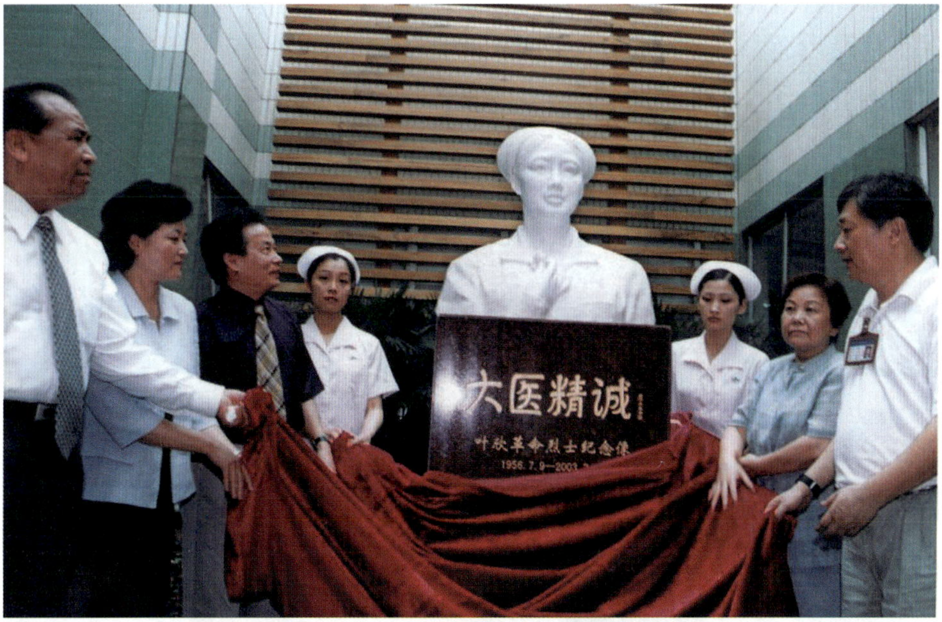

□ 2003年5月12日，时任广东省委常委、秘书长蔡东士，时任广东省人大常委会副主任李兰芳、王宁生，时任广东省副省长雷于蓝，时任广州市政协主席陈开枝等领导为革命烈士叶欣雕像揭幕

全国中医系统派出支援湖北人数最多的中医医院。以张忠德等“抗非”老将为代表的广东省中医院人再度诠释新时代“叶欣精神”。

2020年1月24日，除夕，本是万家灯火团圆时，却也正是疫情最危急的时候。由于有过抗击“非典”的实战经验，加上多年来在救治传染病上积累的丰富经验和较高的中医临床水平，张忠德被国家中医药管理局“点将”，担任国家中医药管理局应对新型冠状病毒感染的肺炎疫情防控工作专家组副组长、国家援助湖北第二支中医医疗队队长。这一天，56岁的他孤身踏上前往武汉的列车，开启了他在湖北的抗疫阻击战。他的朋友问他：“你都已经在‘非典’中死过一回了，这把年纪为啥还冒这个险？”他说：“年纪大了，信仰不会变，病人在哪里，我的战场就在哪里！”他认为，自己的命就是中西医协同作战才救回来的，自己有切身的抗疫作战经验，能够感同身受地帮助病人战胜病魔，非去不可。

2003年，当时担任二沙岛医院急诊科主任的张忠德，因抢救“非典”病人不幸与护士长叶欣一起染病倒下。不分昼夜剧烈咳嗽，像被人

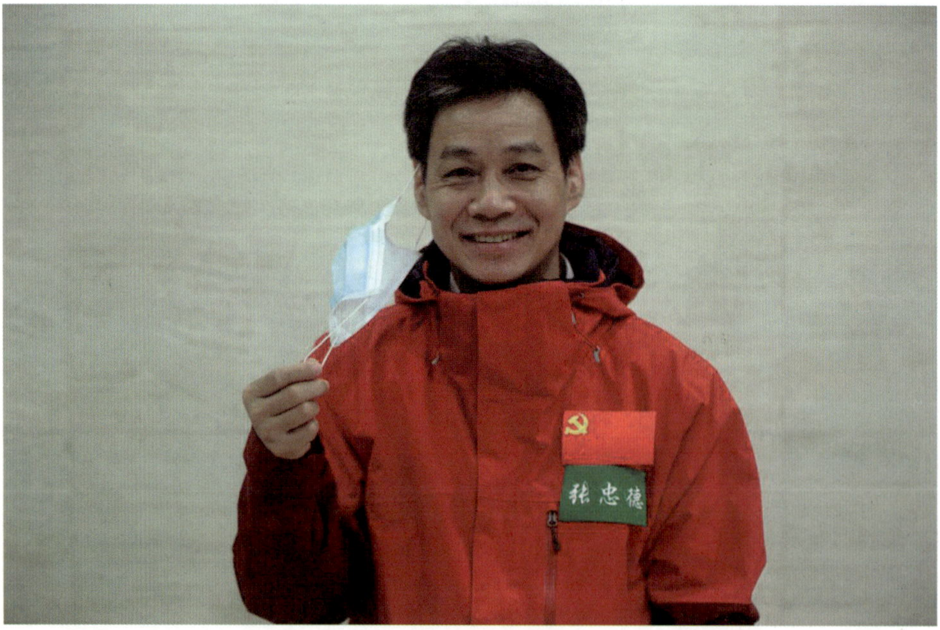

□ “全国抗击新冠肺炎疫情先进个人”、2021年全国“最美医生”获得者张忠德

按在水里无法呼吸，每天在死亡线上挣扎的感受，尽管十几年过去了，他也不曾忘记。他更忘记不了战友叶欣的牺牲。疫情在他身上刻下的烙印，比谁都要深刻。他说，“这里危险，让我来”，叶欣说的这句话一直在自己耳边回响。他决心要好好活着，完成护士长未竟的事业！于是，当疫情又一次来袭，他义不容辞，出征驰援，到最危险的地方、人民最需要的地方去。

在武汉，张忠德每天的日程都是满满的。清晨6时多起床，然后赶赴各个医院查房，下午和晚上参加专家会诊。常常深夜了，案上的台灯下仍有他笔耕不辍的身影，工作十几个小时是常态。作为100人规模的国家中医医疗队队长，张忠德每天要出入危重患者最多的病区。为了更好地运用中西医协同救治患者，他苦苦求索，又为保护队员不受感染而绞尽脑汁，这双重的压力，再加上每天要穿、脱两三次隔离服查房，长时间工作带来的过度疲劳，让他总是休息不好，一下子瘦了10多斤。当大家心疼地劝他多多保重时，他却只是说：“我是一名老共产党员，是一名医生，凭责任心做事，凭良心做事！”

张忠德这一去就是73天，成为援鄂时间最长的专家之一。他是以生命赴使命的践行者，是医院文化的传承者。他带领团队用中医药的疗效让不了解中医药、对中医药治疗缺乏信心的病人乃至医务人员坚定了信中医、用中医的决心，从而为推动中医药进入抗击新冠肺炎疫情的主战场做出了重要贡献，把中医药文化自信撒播至全国乃至全球。

在叶欣精神的感召下，在张忠德的示范带动下，短短半天时间，广东省中医院就有538名员工自愿报名支援湖北疫情重灾区。不仅湖北，广东省中医院还先后派出医务人员支援马来西亚、中国香港、河北邢台、云南瑞丽、辽宁营口、广东广州、江苏南京、福建厦门、甘肃兰州、辽宁大连、陕西西安等地，哪里有疫情，哪里有需要，哪里就有广东省中医院人！这就是文化的力量！

年逾八十的国医大师禤国维仍每周出诊6天，每天接诊病人少则

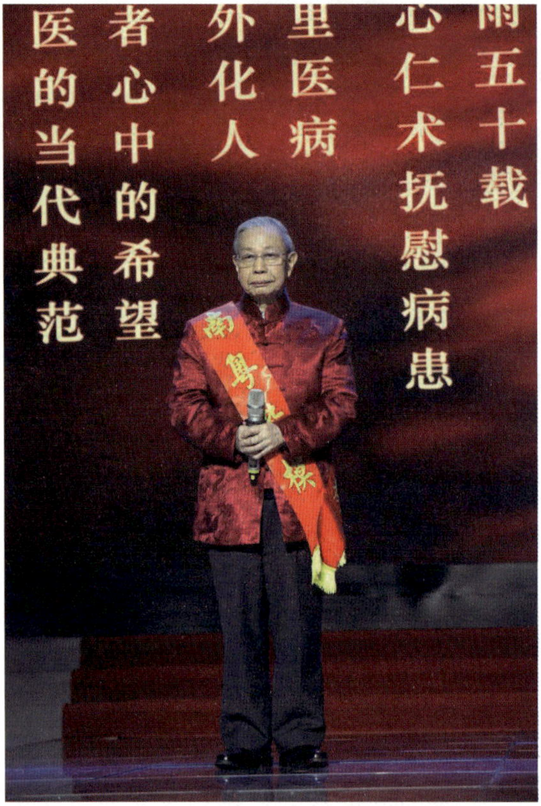
五十载
心仁术抚慰病患
里医病
外化人
者心中的希望
医的当代典范

□ “南粤楷模”禤国维

三四十人，多则上百人。他说，只要自己还能走得动、看得清，就要尽力为病人提供治疗。一次他不小心骨折，伤愈后在家没休息几天，放不下患者的他又坚持到医院来出诊。那时候的房子没有电梯，拄着拐杖的他尽管上下楼梯很困难，依然坚持出诊，为患者服务。

20世纪90年代，一天夜里，禤国维夜诊后巡视医院时不幸遭到歹徒袭击，颅骨广泛性、粉碎性骨折，伴有脑挫伤、脑血肿……昏迷了整整7天后，他终于睁开了眼睛。但谁也没有想到，他开口说的第一句话竟是：“今晚的夜诊我去不了了，快去停号，别让病人空等……”这突如其来的灭顶之灾差点要了他的命，给他带来了很大的后遗症，记忆力急速衰退，但禤国维没有向命运低头，就是在病床上，他也整天对着天花板念念有词，对着来探望他的学生陈达灿背“汤头方歌”。行医60年，禤国维全副身心专注“治病救人”，用他那颗纯真、纯净、纯粹的心，温暖了无数病人的心，照亮了无数病人的生命。同时，也正是这种纯真、纯净、纯粹，成就了他高尚的医德和精湛的医术。

庄国德是广东省中医院门诊部原主任，内科原副主任医师，以精湛的医术、崇高的医德、优质的服务，深受广大患者和医务人员的爱戴。1985年6月，庄国德被广东省政府授予“广东省职工劳动模范”称号。

1972年，庄国德不幸患上了肺癌，经肺叶切除术在家休养一段时间后，他谢绝了组织和同志们的好意，坚持按时上班积极工作。不久，他又患了胃肠溃疡，大便出血，先后做了四次大手术，身体状况每况愈下，但他仍以饱满的热情投身到党的中医药事业中，坚持在门诊第一线督导工作。无论白天黑夜，只要需要他，他随叫随到，哪里缺人，就到哪里顶班。跟他共事过的同事评价说，庄国德从来都是服从医院安排，无怨无悔地为医院奉献。

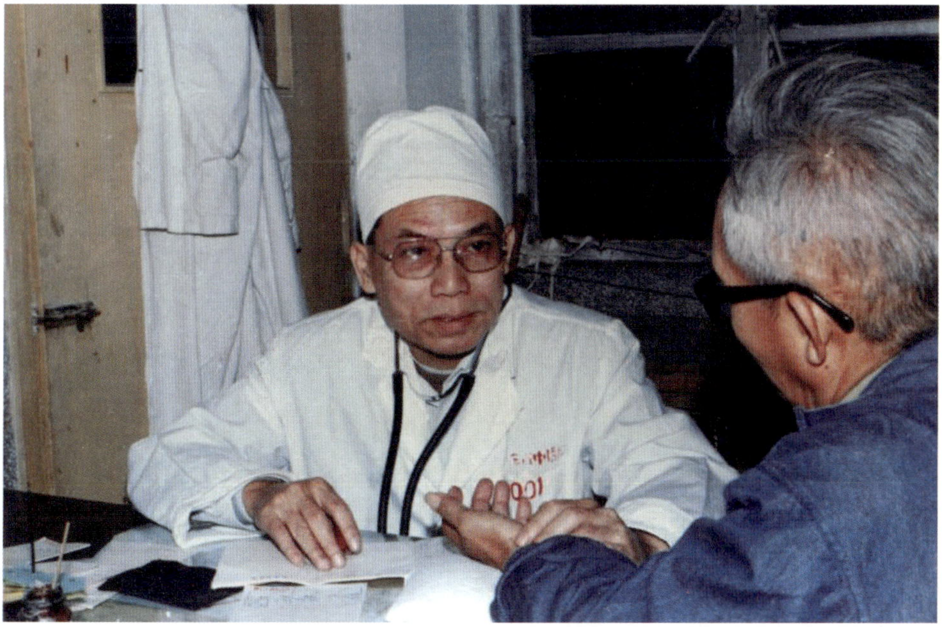

□ “广东省职工劳动模范”庄国德

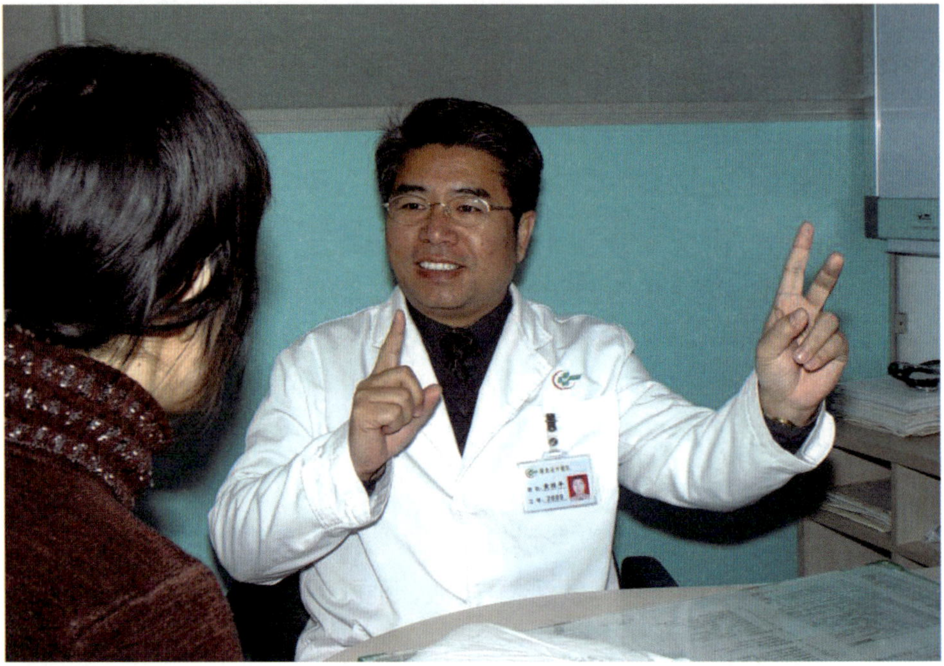

□ “广东好人”黄胜平

2014年11月10日，黄胜平被确诊罹患恶性肌纤维母细胞肉瘤。在他确诊肿瘤当天，本已安排一台较高难度的手术。“病人麻醉后，在进入手术室前，因为实在太不舒服，黄教授匆匆去做了个检查。他是医生，看到显示器上的CT图像，当然明白自己的状况。但是他仍然坚持进入手术室。”当时所有人都在劝黄胜平休息，但是他咬牙说：“这台手术难度较高，我不能让病人留遗憾。我虽然不舒服，但是还可以坚持。”手术成功结束时，看到他被汗水浸湿的手术衣，在场的医务人员无不动容。

医院能有今天，就是一批像叶欣、张忠德、禤国维、庄国德、黄胜平这样的典型引领全院员工共同努力的结果。而这，也正是医院文化建设中的榜样作用。

从心理体验入手，在潜移默化中转变

教育形式需要与时俱进。“80后”“90后”，甚至“00后”各自有他们的特点。如何根据年龄特点调动他们的积极性？广东省中医院采用了竞标青年文明号的方法，让年轻人在这一过程中张扬个性，更好地领会“病人至上，员工为本，真诚关爱”的价值观，尽快融入医院文化。

在竞标青年文明号过程中，各科室的年轻人被发动起来，去发现科室工作和管理中的问题和服务难点，再有针对性地提出解决问题的建议，形成标书，并在竞标会上充分表达自己创建青年文明号的设想。从临床诊疗规范到服务技能，从服务理念到科室管理，年轻人的触角触及科室的方方面面，他们学习像科室管理者那样去看待科室的工作，创造出了一个个崭新的服务要求和服务内容。中山大学卫生经济学专家叶煜荣教授在对医院进行考察之后说：“这个医院现在年轻人居多，可是我认为在职业道德方面，他们很成熟。”

时任神经内科主任黄燕和年轻人一样佩戴着“青年文明号”的标志。她说，这种有特色的活动极大弥补了医院服务规范所没有涵盖的内容，促进了整体服务水平的提高。医院时任团委书记胡延滨说：“制度不是万能的，依靠文化管理能填补制度管理所未及的‘真空地带’。医院用优秀的医院文化教育员工、鼓舞员工，能使医院的工作从以往追求患者的满意度向追求患者的忠诚度方向转变。”

广东省中医院以创建青年文明号竞标为载体，鼓励各科室针对自己的服务特点，分析自身差距，开展持续改进活动，创造服务新优势。青年文明号活动的开展，把占全院职工人数80%的青年调动起来，创造了许多使人感动的服务措施。重症医学科注意到隔离病人的心理孤独感以及家人的担忧心理，开展了为清醒病人读报和温暖电话向家人报平安的做法，受到了病人和家属的好评；麻醉科手术室认识到病人从进入手术室到手术前的恐怖感受，开展“温暖手术”，加强这段时间的病人身旁陪护，为病人消除对于手术的恐惧。针对病人出院后的随访问题，科室

自行开发了随访系统，并制定出了单病种的随访计划；针对新员工多的特点，开展“新员工技术培训法”，对每一个新上岗的职工进行系统的个性化考核和培养；针对平均住院日短、周转快的特点，总结了“七天健康教育培训课程”，保证在七天内教会病人及家属学习应知的健康护理技巧。这些新的服务措施使科室的服务向前迈出了一大步，并获得了广大患者的赞许。更重要的是，这些实践促进了员工对医院价值观的认同。通过这些努力，医院文化的各种理念逐渐转化为广大员工的自觉行动，同时，也让员工感到自豪。

除了青年文明号，医院还鼓励开展叙事医学、评选“病人心中的好医生、好护士”等活动，从心理体验入手，让员工接受医院倡导的价值观。

润物无声，营造氛围

氛围的营造是让员工相信理念的重要催化剂。除了通过开会、培训、案例分享灌输组织文化，医院还注重运用视觉系统渲染文化氛围。

文化视觉系统建设，是渲染好氛围的一种有效手段，可以把医院的价值观通过直接快速、耳濡目染的方式传递给员工，营造良好的组织文化氛围。

作为医院存在的物理环境，建筑物和标识虽然都是静止无言的，但都承载着某种文化理念，并时刻对身处其中的人起着潜移默化的作用，形成一种静默而强大的文化场。

医院视觉识别主色以“中医绿”为基础色，代表勃勃生机，象征医院维护和保障生命健康的使命。医院还发动员工设计院徽、创作院歌，最终把院徽确立为以旭日、白鸽、绿叶为主形象，下方或右侧为医院名称和“广东省中医院”的英文大写，院歌则确立为《南粤杏林歌》。

为了营造浓郁的中医药文化氛围，医院还建立了中医药文化广场，设立了如大学城医院“悬壶济世”“岐黄问答”“望、闻、问、切”等中医药特色雕塑，打造中医药园林，通过雕塑传递中医文化理念。一位美术学院的教授甚至称赞广东省中医院是其去过的全国那么多医院里面最有文化底蕴的一所医院，无论是候诊椅的摆设、色调的选择，还是流程的安排，处处体现医院文化的理念。

现在的年轻人很讲究“仪式感”。在广东省中医院看来，这很有必要，因为仪式活动和抽象的理念相比，往往更为生动，员工在参与仪式活动的过程中能够切身感受到医院传递的理念。医院把握每一个宣传医院文化的机会，规范医院特殊礼仪，在大型会议开始时合唱院歌，师带徒开始时举行正式的拜师仪式，出师时也要举行谢师仪式。

医院还采用各种生动活泼的方式，开展形式多样的活动，寓教于乐。如医院先后举办了以推广礼貌用语为目的的礼貌用语比赛；以倡导良好医德医风为目的的省中医院人形象设计大赛；以体现白衣天使美好形象为目的的护士小姐竞赛；以体现团队精神为目的的登山活动等。医院近年还先后开展了“优质服务年”“以病人为中心，争创百佳医院”“争创文明科室”“树美好形象，创最佳服务”和评选“十佳员工”“友善使者”“爱心天使”等活动，在评优工作中大力宣传好人好事。这些活动既使员工从中得到了先进文化的熏陶、艺术享受和人生的启迪，又使“以病人为中心”的观念潜移默化地渗入员工的心灵中去。

医院所提倡的“以病人为中心”的理念，将医院、医务人员、病人的利益统一在一起，把三者看成是利益共同体，所以很快深入人心，形成氛围。医院全体员工都自觉把病人的难处作为服务的重点，把病人的需要作为服务的内容，把病人是否满意作为衡量服务质量的尺度，从而使尊重病人、关心病人，为病人做好事、办实事蔚然成风。一批省内外著名的中医专家，如禤国维、刘茂才、林毅等人都是七八十岁高龄，却常常一连坐诊六七个小时，往往中午一两点也下不了班。他们忘我工作的热情不减，为年轻一代医务工作者树立了榜样。全院员工也和他们一样，像守护自己的生命一样守护着医院的医德医风，守护着广东省中医院在公众中的良好形象。

着力点在于价值观的“落地”

制度安排必须以文化理念为指导

医院文化从理念变为行动，需要有与文化相适应的制度，这就要求把医院倡导的价值观作为制度安排的基础，从而充分发挥制度的指引、约束、激励和强制作用。制度的安排也必须以医院的文化理念为指导，发挥制度的作用，使医院文化从理念变为行动。通过制度的文化审计，避免医院所倡导的理念与现实制度之间的冲突。

要充分发挥制度对理念落实的指引作用。在促进文化理念落地的过程中，很多职工认识和接受医院所倡导的理念，但具体到实践中，不知道怎样做才合乎医院所倡导的理念。比如，有些医务人员出于对病人的好意，以自己认为正确的行为方式对待病人，反而引起病人的不满。为此，医院制定了服务规范，指引医务人员怎样和病人交往，这大大提高了病人的满意度。又比如医院倡导“病人至上，员工为本，真诚关爱”的价值观，但对投诉的病人缺乏适当的处置。为此，医院提出要把投诉当作是病人送给医院的礼物，并且建立起了投诉管理制度，对投诉进行分类管理，不放过每次投诉得到的经验和教训，做好服务补救，使投诉成为构建新的服务优势的资源。

通过制度的强制促进理念的接受，在执行中理解，理解后成为信念，这一步也很必要。

制度奖罚要和医院文化相一致。当医务人员做出了符合医院文化理念的行为时，就予以奖励，从而使更多的人选择同样的行为方式。如果出现了违反医院价值观的行为，则通过惩戒、杜绝或警告之类的行为，从而形成了正负两方面的强化。比如在关系到病人切身利益的大是大非问题上，如索要红包、收受回扣，广东省中医院建立了“天条”，设置起“高压线”，一旦触犯，决不手软，使闻者足戒！

广东省中医院把舆论监督和制度约束相结合，形成“四不贪”廉洁行医的行风监督约束机制，构建起具有广东省中医院特色的廉洁文化。医院围绕行政权力和专业权力系统梳理廉洁风险点，形成规范、标准、透明、公开的相关工作流程图，积极实践“不能贪”机制。对行政权力形成系列约束，落实好“阳光采购”“阳光用药”“阳光物流”“阳光院务”制度，让权力在阳光下运行。医院还制定了一系列的服务规范，并按照“必须执行的内容”和“指导执行的内容”进行分类，要求每一个员工认真学习，并准确执行，从而达到言行规范的目的。

抓制度落实就要敢于碰硬，制度一旦建立就坚决执行，绝不搞“下不为例”。这也是在文化建设中建立良性机制的重要一环。医院在处理存有不正之风的人和事时，领导班子秉公办事、严肃处理。当时电话求情者有之，告状威胁者有之。对此，领导班子不为所动，硬是把刚刚冒头的不正之风压了下去，为往后的文化建设打下了良好的基础。

制度的制定不仅保证了文化理念的落实，还使文化理念转化成为一个又一个可以评价和考核的具体标准，为医院文化树立边界和指向。比如设计分配制度的时候切断与医生开“单”和开“药”的利益关系，剔除“大处方”和“大包围”的原动力；考核开出检查的阳性率，作为科室的目标责任之一，以防止滥检查；通过建立临床路径，探讨和制定最佳的单病种临床解决方案，为病人提供尽可能节约费用的最佳诊疗服务。

通过医院文化建设，良好的行业作风在医院蔚然成风。在国家卫生健康委和人民网组织的评选活动中，广东省中医院被评为“群众满意的医疗卫生机构”；在全省服务行业和卫生系统的社会评价中，医院多次获得综合满意度第一名。

干部文化决定医院文化

没有制度，领导可以推动很多事情；只有制度，没有领导者的行为文化，往往推动不了任何事情。

在推动文化落地上，干部的“言”和“行”非常关键。医院领导是医院文化的第一设计者，同时应当是第一宣传者、第一实践者、第一身体力行者。

要让员工廉洁行医，医院领导首先要廉洁行政；要求员工善待病人，医院领导就要先懂得关爱员工；要求医务人员展示白衣天使的圣洁，领导干部首先要成为党员、干部的模范。说干部文化决定医院文化，这是必需的，但远不够。价值导向要在整个医院转化为现实的道德力量，不仅要求领导干部严于律己，展示自己的人格魅力，而且还要求领导干部始终如一地坚持在医院资源配置、决策方案选择、制度安排、服务流程设置以及人员选用等方面，都以医院所倡导的价值观为评判标准，与这个价值观相悖的制度和流程都必须改过来。试想，如果领导干部一边口上说着要“以病人为中心”，但在决策等方面的具体实践上又不是这样做的，员工能信服吗？

一位工作多年的员工回忆，当时国内的医院基本上计价收费处的窗口都有玻璃或栏杆，广东省中医院也不例外。后来，医院倡导“以病人为中心”的理念，认为这样会影响跟病人的沟通交流，于是将计价收费处、挂号处、取药处等直接服务病人的窗口玻璃和栏杆拆去了，成为全国第一家这样做的医院。当然，也有一些声音说拆除后会有安全问题，医院领导班子也很清楚这点，但为了方便与病人沟通，医院宁愿在其他方面想办法做好安防，把麻烦留给自己，把方便留给病人。

让价值观落地，还要求资源分配所遵循的标准与价值取向相一致。

许多年前，有一次，医院由于供电上的原因，动力电有点不足，当时后勤管理部门不得不决定拉闸。拉电有两个选择，一个是空调，一个是电梯。空调主要是医院工作人员用的，而停电梯，那病人就要爬楼梯了。医院领导班子觉得应该首先把病人的问题想在前面，要停就先停空调，宁可自己辛苦一点，也应让病人有电梯乘坐。资源分配体现的价值取向，就表现在这些大大小小的事情上。

分配报酬所遵从的标准往往被员工认为代表着医院文化的方向。在广东省中医院逐步发展的过程中，为了鼓励临床一线发展，医院坚决把资源向临床一线倾斜。在利益分配中，医院领导与职能部门多年来只拿中下水平的平均奖，直至2017年绩效改革。

对于这个问题，广东省中医院的领导班子认为："改革是为了医院的长远利益，为了使每一个人更加富裕，但利益的调整必然会给一些人带来一时的利益损失。这种阵痛会随着医院的发展很快过去，所以我们院领导在这时理所当然地要有无私奉献的精神，要起到示范作用。我们把院领导的奖金水平放在连科主任都不如的位置，职能科长也和我们一样拿全院平均奖……如果我们把收入作为追求的唯一目标而斤斤计较，就会影响医院的发展，也会让不良风气在我们的队伍中蔓延。因此，我们在进行按劳取酬的分配制度改革时，必须同时提倡无私奉献精神，院领导和职能部门干部要做到率先垂范。"

确实如此。在广东省中医院，要求医务人员做到的，领导干部会带头首先做到；要求党员做榜样，党员领导干部会带头首先做楷模。在经济往来中，坚持廉洁行政，不插手，不干预；在人事安排中，坚持公平、公正、公开；在生死考验面前和重大事件中，广东省中医院领导带头冲锋在前；在荣誉面前，医院领导把"军功章"让给临床一线医务人员和集体；在改善工作环境时，首先改善患者和临床一线的，医院领导和职能部门办公条件是最差的；在医院宣传中，把不宣传领导个人作为宣传纪律。

医院还提出“倒三角形的组织结构”，强调医院领导、医务人员与患者之间的关系是一个倒三角形，患者在上，然后是临床一线的医务人员，中层干部在中间，领导在下，领导以及中层干部要为临床一线提供良好的服务。持续改进机关作风，简化办事流程，实行“首接负责制”，在政策允许的范围内，尽量为员工办好事、办实事。

医院处在紧急关头，对紧急事件和危机做出的反应，领导的一举一动时刻被群众看在眼里，是领导宣扬和强化医院文化的最佳时机。不管在抗击“非典”还是“新冠”疫情中，广东省中医院领导班子始终坚持做到“以病人为中心”。以人民为中心做决策，是落实医院核心价值观的最好写照。

在涉及利益的问题上，医院通过流程安排，有力制衡院领导的权力，用制度、程序、管理，形成严密的内控制度。对于那些关系到群众切身利益的事，医院规定由职代会独立自主地确定方案，领导班子成员不递条子、不做个人承诺。在经济活动中，强调公正透明、严格按规程办事，一切以医院利益为依归。

在处理患者抱怨时，医院提出把“对”让给病人，平息病人的怨气；为了提升服务水平，医院在评估患者满意度的时候，把“一般”统计到不满意之列，提升对患者满意度的要求；医院投入巨大的人力、财力、物力用于改造患者就医环境，建设智慧医疗，以方便患者。

重大决策上体现价值追求。医院让倡导的价值观融入医院的人事制度和人力资源管理中，将人事决策和医院文化的贯彻紧密结合起来。医院的每一次招募、遴选、提升和辞退的决定都是医院向全体员工昭告医院文化的机会，选用符合医院价值观的员工，选拔那些坚定信守医院价值观的干部。

除了人事任免、人员进出上遵循医院倡导的价值观，在对外合作上也坚持价值观取向，绝不含糊。每次院长办公会上讨论对外合作事宜时，总是会强调合作前提是必须符合医院倡导的核心价值观，否则即使看起来是个效益非常可观的项目，也决不考虑。

医院要求，在人员进出、职务升迁、经济往来等重大问题上，医院领导要管理好自己，不能有一丝一毫的私心，一切以医院利益为依归。这么多年来，医院一直在思考在医疗设备的采购、基建项目施工队的选择、人员选留提升等问题上，怎样把决策权交给专家、群众，领导不插手、不干预。领导干部的主要任务应该是设计科学合理的流程，监督流程的严格执行，而不是在具体项目上。

这一切使广大员工体会到了医院所倡导的价值观念不是空喊口号，而是要身体力行地实践。正是由于领导层和管理层的身体力行，医院文化才得以深深植根到组织当中，使医院文化理念伴随着决策、制度和流程，迅速转化为大家的共识。

以人为本，激发热情

要让倡导的文化理念从知道到认同，再从“心”的一致到“行”的一致，必须综合运用利益动力、行政动力、制度动力和文化动力，设计强有力的动力系统。广东省中医院是这样做的：

首先，要使医院一切都与文化理念挂钩。医院的战略目标、发展战略、管理、员工的行为等，都与医院的使命、愿景、价值观、理念、风格、评价系统和行为规范等文化观念和规则密切地结合起来，使文化成为员工干什么、想什么、怎样想、怎样感觉、怎样评价和怎样行动的标准。

其次，让激励由主要以业绩为目标向以医院倡导的文化观念和规则为目标转移，使激励不仅针对结果，更深入地针对行为、针对产生这种行为的文化。对员工的奖励，不仅仅是对业绩，而更多是对他们的敬业精神、工作方式、价值观和使命感的奖励。

再次，价值观应当成为唯一对一切进行评价的最高标准。员工无论才能多么杰出，能力多强，如果与医院文化不和谐，就可能不被重视，甚至要离开。而员工的取舍褒贬也由技能向态度、由态度向信仰递升。

医院也先推出数量标准，再推出质量标准，最后推出文化标准。

除了激励，管理上“以人为本”对于促进文化落地同样重要。

医院文化是经营人心的活动，要经营好人心，首先就要做到管理的人性化。

人性化就是以人为本。医院在推动价值观落地的过程中，最开始提出的是“病人至上，真诚关爱”的核心价值观，后来又增加了“员工为本”的表述，即“病人至上，员工为本，真诚关爱”，更显人性化。

医院核心价值观与“以人为本”的内部管理是相统一的。医院强调“没有满意的员工就没有满意的患者”，很早就提出要建设“幸福省中医院”，特别注重关爱员工，充分理解员工的追求，帮助员工在为患者服务过程中提升自身价值，寻找人生美好境界。建立了激励、公平的分配制度，注重满足医务人员的物质需要。在注重“脑袋”投入的同时，也注重“口袋”投入，花大力气改善医务人员的生活待遇，让他们的生活水平能够跟上社会发展的水平，让员工的辛勤劳动得到合理的回报，共享医院发展的红利。

“对人最大的关心，就是对其成长成才的关心。”医院倾全力为员工搭建成就事业的舞台，让员工实现最大的人生价值。医院把工作责任、学习机会、晋升、成就感等激励因素融入员工的工作之中，为他们的成长努力创造条件。比如特别邀请了全国最著名的中西医专家到院帮助中青年业务骨干成长，为他们成名成家创造条件；努力发展，扩大规模，为业已成长起来的骨干人才施展才华、实现人生理想搭建舞台。

医院还制定了一系列政策推动老中青、中西医、医护药、上下级和谐相处，营造和谐的人际关系，使大家有一个开开心心工作的人际生态环境，让员工有归属感。

“以人为本”的理念，使医务人员的合理需要得到了尊重，实现了自身价值，也就使他们在为患者服务过程中能够尽心尽力，追求卓越，形成医院发展的软实力。

上与下

上下同欲者胜，上能体下者强。

如何处理好管理者与被管理者这对关系，广东省中医院的答案是：管理就是为员工服务；管理者要凭人格魅力和能力凝聚员工队伍；领导和中层干部以服务员工、成就员工为己任，形成了倒三角形的组织结构。

早些年，医院条件不好，没有一个科室安装空调，大家都用风扇。有位来找禤国维教授看病的“大老板”，看到领导办公室吹着风扇，一个个汗流浃背，非常感动。他专门送了十多台空调给医院，希望装进领导办公室。

可医院领导一商量，把这十多台空调全部装到了门诊专家的诊室里。一个小小的举动，体现了医院办事的一个原则——坚持把最好的资源留给临床一线。

2003年，抗击“非典”疫情，形势严峻。有一天，一早来隔离病区上班的林晓忠医生看到了一场奇怪的争夺：一位护士伸手去抢一个人手里的隔离衣，那个人侧着身，硬是逃了过去。当转过头来的时候，林晓忠认出那个人就是院长吕玉波，抢隔离衣的正是护理部主任张广清。

张广清流着泪说：“吕院长，您不能再进去了。”吕玉波一句“我没事”，头也不回地走进隔离病房，不把每一个病人都看一遍，他不安心。

这两个小故事，彰显了广东省中医院的管理理念：一个单位的组织架构应当是倒三角形，临床一线的医务人员在上，中层干部在中间，领导在最下面。

曾经有人向吕玉波请教管理心得，吕玉波回答：“要管理好医院，首先要管理好自己。”

在广东省中医院领导班子看来，处理好“上与下”这对关系，关键是要求管理者在危难面前靠前指挥，在困难面前敢于担当，在名利面前淡然处之，处理问题公道正派，工作作风实事求是，与人共事胸怀坦荡，在诱惑面前坚守底线。干部要定好位，当好员工的服务员，以人格魅力自然而然地形成威信。

2010年，著名医改专家、北京大学教授李玲带队到广东省中医院调研，医院领导与员工之间的关系给她留下特别深的印象。她在调研报告中将“一位优秀的院长和一个团结向上的领导班子”，作为广东省中医院五大特色中的一条。

领导干部以身作则，形成了强大的凝聚力、向心力，带动全体员工群策群力，这家医院从发不出工资的窘况中一路冲刺，成为全国中医院的排头兵。

发挥党委的领导作用

把好航向，掌好医院发展之“舵”

广东省中医院把加强党的建设放在首要位置，充分发挥党的理论优势、政治优势、组织优势、制度优势、密切联系群众的优势，为广东省中医院这艘大船在惊涛骇浪中统揽全局，把好航向，党委在医院的全盘工作中充分体现了坚强的领导作用。

医院在发展过程中始终把加强党的建设放在首位，把好“六道关”：

一是把好政治方向关，保持正确的政治方向。医院党委要吃透中央的精神和上级党委的指示，分析透彻医院的情况，把两者紧密结合起来，从而保证中央精神、上级党委指示落到实处，要把党建工作与医院医、教、研业务工作深度融合，紧紧围绕医疗质量与安全、学科（专科）建设、提高中医药临床疗效、人才队伍建设、服务患者、教书育人、科技创新、医院文化等中心工作来开展，从而充分发挥党委的领导作用。

二是把好改革方向关。坚持公立医院公益性，是公立医院改革必须坚持的方向。医院始终把社会效益和患者利益摆在发展的首要位置。2002年，广州市政府将新建的市慈善医院授权委托广东省中医院进行管理，同年珠海市政府也将该市中医院交由广东省中医院管理，体现了政府对广东省中医院的信任和认可。

三是把好办院方向关。突出中医特色与优势，是中医医院必须坚持的办院方向。医院党委突破各种各样的思想障碍，坚持“靠中医特色与优势发展医院”，把“中医水平站在前沿，现代医学跟踪得上，管理能力匹配到位，为患者提供最佳的诊疗方案，探索构建人类完美的医学”作为医院始终肩负的使命，突出发挥中医药在疾病预防中的主导作用、在治疗重大疾病中的协同作用，以及在疾病康复过程中的核心作用。2010年医院专门建立了中医经典临床应用研究基地（中医经典科），用科学的方法探索中医药在急危重症领域的优势。该科在急危重病人治疗中，中医参与率100%，纯中医治疗率86.5%，得到了行业专家的充分肯定，成为“十三五”期间传承创新项目的示范，所编写的《中医经典病房建设与管理指南》还通过了全国专家论证，已成为行业公认的标准。

四是把好发展方向关。经历了多年的改革发展，医院取得了行内公认的进步，医院党委并没有满足于现状，在医改带来的一系列机遇和挑战面前，从把握发展机遇出发，提出从整体上推动医院实现战略转型，从着力于“规模扩展”向更着力于“内涵提升”上转变，带领医院走内涵发展之路，提出了做“专科发展的引领者，解决疑难病问题的会诊中心，救治急危重患者的坚强后盾”，致力于把医院建设成“区域患者就诊目的地”，使医院从“追踪型”转变为“引领型”。

五是把好价值取向关。在社会主义市场经济条件下，“医院应该以什么作为自己的核心价值观”一直是争论不休的焦点。医院党委力排众议，确定了“以病人为中心”的价值取向，形成了“病人至上，员工为本，真诚关爱”的核心价值观，成为医院决策选择、流程设置、制度安排、资源配置的依据。

六是把好用人方向关。坚持“德才兼备”的原则，严格把握选人用人的标准，匡正“任人唯亲”之风，形成“任人唯贤”风气，出以公心做好人才的培养、选拔、任用、考核、评价工作，真正把想干事、能干事、干成事的人才安排在合适的岗位上。

总揽全局，保证医院选择正确的战略路径

医院党委要总揽全局，就要站在党和国家的大局，以及中医药行业发展的全局中，去谋划医院的工作。通过谋全局、议大事、抓重点，确保医院运转方向正确、运行效率高效、运作效果显著。

谋全局——医院党委把握好中医医院的发展规律，谋划医院发展时，宏观上与健康中国战略相协调，中观上与中医药行业发展态势相契合，微观上与医院现状相适应。比如，随着医院运行机制改革的成功，医务人员的积极性调动起来了，来就医的病人量不断增加，6000平方米的门诊，350张的住院床位，已经难以容纳就诊病人。这时，要做强广东省中医院，使之成为全国一流的、现代化的、综合性的中医院的战略目标越来越清晰。“医院的发展就如一棵大树，先要长高、长壮才能枝繁叶茂，硕果累累。这不是盲目地做‘大’，做‘大’是为了做‘强’、做‘优’。如果没有与之相适应的‘大’，就缺乏‘强’和‘优’的基础。”医院领导班子统一了认识，要努力把医院做大，使其产生规模效应。

可是，真要做大也不容易。开始，先在原来基础上压缩非业务用房，增加业务用房空间，但很快就不够用了。最理想的选择是在大德路医院的基础上扩建。医院附近有一块房地产商拆平了的地块，要转让过来，可是天价，医院根本没有支付能力，更何况还隔了一片居民区，有300多户人家。医院根本没有能力搬迁，唯有四处寻找发展空间，可连找了几个地方，都不适合。这时候，有关部门给医院推荐了二沙岛这个地方。尽管当时二沙岛还是一个珠江上渔民工作之余栖息的地方，连通汽车的桥还没有建起来，但是这里离市区很近，河对面就是省委，按照城市规划，未来将会成为珠江上的一颗明珠。适逢当时开发二沙岛的公司的总负责人是禤国维副院长的同学，洽谈起来比较方便。医院领导班子都想把这里作为医院的第一个扩张点，但是如果把地买下来，要花3000多万元。当时医院存款就只有3000多万元，如果都用于征地，维

持医院正常运转的流动资金和月底给员工发工资的资金就没有了，处理不好，医院稳定都成问题。有些同志提出来，医院有什么资源，充分利用好这些资源就行了，不要自己为自己设置难题。开发商给出的最后期限那天刚好是星期天，要还是不要？吕玉波在家里抱着电话机纠结了一天。医院要弯道超车，不能有什么做什么，而是没有条件创造条件也要上！经过与医院领导班子反复商量，最终咬紧牙关，下决心把地买下来了。有了地，建医院却没有钱。医院抓住一次机会，向当时分管卫生的省领导做了汇报，省领导非常支持，答应在省的卫生经费中解决。由省政府投入中央属单位基本建设，在广东省卫生系统可是第一次！省领导说："无论是省属单位还是中央属单位，只要投入建设好了，都是为了当地老百姓服务的！"

随后，在接管广州市慈善医院和珠海市中医院的过程中，医院领导班子经过了多场讨论，交换了许多意见。最终，医院党委统一认识，考虑到公立医院的立院之本之责，就是要有所担当，解决好当地群众的就医需求，特别是贫困人群也应当享有良好就医环境条件，以及为改革开放前沿地区营造良好的投资环境，同意接管这两家医院。此举对于医院人才培养、搭建事业发展舞台、助力医院学科专科可持续发展，也是难得的机遇。

几个分院建成之后，医院的规模比过去是大了，也解决了很多问题。但是，这几所分院，包括总院在内，就单个体来说，却还不够大，因此真正的规模效应还没有充分发挥出来。恰逢此时，广州市的房地产市场降温，大德路总院附近的地块需要降价出售，业主还主动找医院来谈。当时，国家为了解决医疗资源缺乏的状况，鼓励多地新建医院。医院领导班子觉得，这可是"机不可失，时不再来"，错过机遇就是最大的失误。那时，广东省中医院还是国家中医药管理局的直属单位，吕玉波马上飞北京，向国家局主要领导做了汇报。整个地块拿下来，大德路总院的床位可以增加到1000床，但是仅搬迁费就需要资金近亿元，加上基建费用，总投入超过3亿元。这在当时来说，可是个天文数字！国家局主要领导出了个主意：局里先给你们立项，然后和广东省谈。整个投入资金三分之一由广东省人民政府出，三分之一由国家中医药管理局出，三分之一由医院自筹。领导还特别强调，局里也缺乏资金，局负责的三分之一经费，大部分还得压在他们头上。吕玉波咬咬牙，承诺了下来。自此，地块的拆迁紧锣密鼓地展开了，基建热火朝天地动起来了。2003年“非典”肆虐时，也没有停下来。当时的广东省领导对医院说，国家局缺钱，你们不用担心，省政府把这三分之一也承担下来。后来，在这届政府任期满前，省领导又找到了医院说：“你们是公益单位，不可能有那么多投入，政府帮你们兜底吧！”医院领导班子都感动不已。

2006年，广东省委、省政府启动了中医药强省建设，医院领导班子强烈意识到，这是医院大发展的战略机遇期。医院马上主动积极地参与到中医药强省的建设中，两个最具代表性的建设项目——广东省中医药科学院和广东省中医药研修院，都落地在广东省中医院。党委始终从谋划全局的角度出发，终于使医院的规模不断扩大，逐步成为全国规模最大的中医医院，为医院的做大做强做优和行业的更大发展创造了基础。

议大事——医院党委集中主要精力研究和解决在发展过程中面临的具有全局性、前瞻性和战略性的问题，而且要议而有决，决而笃行。比如医院还在温饱线上挣扎的时候，选择了“优势战略”，构建疗效、服务、信誉优势；当温饱问题解决后医院党委又适时提出形成核心竞争力的能力建设，致力于提高中医药的临床疗效和综合服务能力，成就了一批著名的专科和一批颇负盛名的医生；随着医院因疗效而著名，医院党委又适时提出创新驱动发展的战略，要建设研究型专科和医院，构建创新体系。

抓重点——医院党委通过抓主要矛盾，抓矛盾的主要方面，从而管好大局。比如学科专科建设是医院的核心工作，而人才队伍水平的高低，决定了学科专科水平的高低，医院党委就抓住了人才队伍建设这个牛鼻子。

在人才使用上，医院突破“论资排辈”的桎梏，启动“凝聚人心工程”“人才工程”，推动老中青、中西医和谐共处，建立主任导师制，让老专家在业务和学术建设上继续发挥骨干作用；建立继续教育制度，实施青年拔尖人才计划、朝阳计划、师承计划、名医工程、领军人才培育计划，为人才的成长与成才创造条件、搭建舞台。为了吸引最优秀的人才来医院，医院用事业、感情、待遇和机制留人，并且建立起“不求所有，但求所用”的灵活机制，有些科研人才甚至实行“因人设事”。

对于“三重一大”项目，医院党委不仅要看这些重大项目的敲定过程中流程是否合理、内控制度是否完善，还要看启动这些项目对整个医院发展贡献度如何，是否值得投入精力、时间和资源。

“面对弯道挑战，一味跟跑，早晚会被淘汰；敢于超越，才能实现领先。”这些年，医院在三个重要的历史节点“发展弯道”都面临“跟跑还是赶超”的选择，果断把握了“危中之机”，实现了“弯道超越”。

第一个“弯道”在20世纪80年代初。当时政府对医院开始“断奶”，500多人守着300多张床位惨淡经营，工资几乎都发不出来。一些名老中医只能趁着给省领导看病之机，追着要拨款。这时如果只是跟大医院拼技术，肯定很难竞争。广东省中医院选择了从当时公立医院的普遍软肋——管理服务入手，率先引入市场机制，同时也在人才培养和科研等领域暗修内功。

第二个“弯道”出现在20世纪90年代初。随着改革开放逐步推进，人们的生活发生了很大的变化，但是医院的环境却普遍显得脏、乱、差。“环境也是患者康复的条件”，医院果断决策，全面改善医院环境，到2000年左右，医院强化中医特色与优势，着力培养中西医均强的复合型人才，开展学科的分化与发展，促使医院大胆推进分院建设，很快使医院规模成为全国的佼佼者。

第三个“弯道”出现在广东省委、省政府提出建设中医药强省前后。此时医院已经清醒地认识到依靠科技推动医院发展是未来道路的选择，从“做大”到“做强”到建设研究教育型医院，以内涵建设引领医院的整体发展。

建成一批战斗堡垒，带领一群优秀党员

如果说医院党委是把握方向的舵手，党支部是领航的风帆，党员则是一个个划桨的水手。

党支部是党的全部工作和战斗力的基础，是贯彻落实党的路线方针政策的组织者、推动者、实施者。医院党委在加强党的建设中，特别注重发挥党支部的三大作用。

一是“战斗堡垒”作用。医院党委特别强调支部建设，一个支部就是一面旗帜，吸引、凝聚、引导周围的群众，为学科、专科建设发展，为广大群众提供健康保障，发挥有力的促进作用。对支部采用目标管理，把医院的医疗、教学、科研等方面的工作以及党员的先锋模范作用、组织生活状况、批评与自我批评的开展等列入目标考核体系，通过责任目标把对党支部和党员的要求具体化和量化。

二是“桥梁纽带”作用。党支部扎实做好联系服务群众工作，以群众关心的热点和难点问题为重点，特别是针对医院发展过程中出现的模糊认识，对党员群众进行教育，把群众工作做深、做细、做实，切实理顺群众情绪。比如，在医院推行后勤社会化时，有一些不理解改革的人怨气很大，个别人甚至散发纸条，诅咒漫骂。各党支部积极配合党委做好思想政治工作，疏导好反对者的怨气，帮助他们理解医院改革的道理和政策，从而做通思想，化解矛盾。党支部还主动搜集群众的意见和建议，配合党委完善分流人员的安置办法，从而使后勤改革政策合情合理，使后勤社会化得以顺利完成。

三是“服务窗口”作用。党支部始终把服务群众作为重要职责，医

院党委提出："要让临床一线医务人员为患者提供良好的服务，医院的领导和职能部门就必须为临床一线的医务人员提供良好的服务。"机关党支部带头转变工作作风，把为员工排忧解难、为员工提供主动服务作为自己的职责。

党建工作看似"虚"，却被广东省中医院实打实地践行。医院一直强调检验党建工作的成效，要看是否推动了事业发展，党建工作必须虚功实做。"在工作实际中，践行党的宗旨，坚持好医院历来党建的好传统，避免党建和业务'两张皮'，将党建工作融合到医院业务的每一个环节，在推动党建工作的同时，提升业务水平和服务能力，最终是为了让老百姓获益。"

医院党委原副书记黄慧玲说，自20世纪90年代进入班子以来，分管工作中做得最多的是思想政治工作，如进行党员教育、党支部书记培训、中层干部培训，医院文化建设、感恩文化教育、服务意识培训、行业作风建设、青年文明号竞标等等，都是医院统一思想的法宝，让"以病人为中心"的服务理念深入到每个员工心里，成为自觉的行为，落实到每一项工作中。

医院党委书记翟理祥说："始终把党的政治建设摆在首位，坚持党委会第一议题制度、党委理论中心组学习制度、党员领导干部双重组织生活会制度。要抓好头雁工程和培优项目等。"

支部当好医院"服务窗口"，药剂科党支部就是一个好例子。从2015年起，支部率先成立"十点学习班"微信群。利用业余时间，在群里分享新知识、新信息和新做法，带头开展处方审核培训，规范审核处方，更好地保证病人的用药安全。科室还开通了药师服务公众号，党员定期供稿，对患者关心的煎煮中药问题做了详细讲解，让患者不出家门也能了解权威的用药资讯。

党建是一项长期艰巨的系统工程。只有通过努力在"贴近实际"上想办法，在"服务群众"上下功夫，在"渗透业务"上花力气，切实把党建工作和医院中心工作相结合，由“后台”走上“前台”，才能真正看得见、摸得着，才能真正地促进医院的发展。

在加强党员队伍建设中，医院党委要求每一个党员在自己的岗位上，奉献精神要高于一般群众，服务质量要高于一般群众，业务水平要高于一般群众，医院党委为了充分发挥共产党员的先锋模范作用，先后开展了党员“率先工程”和“满意工程”，着力打造“五面旗帜”。

要成为“奉献精神”的旗帜，利益面前、危难时刻最能显示出党员的奉献精神；要成为“大医精诚”的旗帜，要求党员恪守“大医精诚”的医德古训，服务质量要高于一般群众；要成为“价值取向”的旗帜，面对多元价值观的冲击，党员坚守医院党委倡导的优先选择社会利益和病人利益的原则；要成为“刻苦成才”的旗帜，医院党委实行“把业务骨干培养成党员，把党员培养成业务骨干”的“双培养”模式，共产党员刻苦钻研，要带头成长为本专业的拔尖人才；要成为“开拓创新”的旗帜，党员骨干瞄准本学科的前沿，不畏艰险，兢兢业业，在科学的道路上攻坚克难，不断攀登本领域高峰。

疾风知劲草，烈火炼真金。作为共产党员，就要做好先锋模范。

面对“非典”的生死考验，为减少医务人员和病人接触的时间，医院提出从一天工作7小时改成一天工作4小时。但这就意味着在减员非常严重的情况下，还要召集更多的医务人员投入到一线。当时，急诊科护士长叶欣刚染病离世，那晚吕玉波彻夜未眠，他既感到痛心和自责，又担心这样的消息一旦传出去，会影响到整个队伍的稳定和斗志。

他很快想到了两个方案。一是“重赏之下必有勇夫”，原来医护人员进感染区没有谁提出过要任何补贴，现在谁进感染区，进去一天就补贴一天的钱，用高额补贴吸引大家进感染区；二是行政手段，规定医务人员必须轮流进去，否则自行辞职。

第二天一早，吕玉波就找了一些主任、护士长开座谈会，把医院当时面临的情况向他们做了说明，与他们商量对策。当时的外科护士长杨景红听后提议，能不能两个对策都暂时不用，先在早上交班会上把情况公开向大家讲清楚，再动员大家，让大家自动报名进感染区？吕玉波当即表示，这不失为一个好办法，他让大家马上回去协调，但必须在当天下班前做出决定，否则队伍组织不起来。

散会后，党委副书记黄慧玲又召开了党支部书记会议，要求共产党员、共青团员带头报名进感染区。

当天上午10点，护理部主任张广清向吕玉波报告，感染区300多个医务人员，没有一个人以任何理由提出离开感染区的要求。主任、护士长们动员后，反而有100多人主动请缨，报名要求进感染区。他们中间绝大部分是共产党员和共青团员。

吕玉波听后，这个钢铁汉把自己关在办公室里，大哭了一场。那一刻，他所有的担心都消散了。他说："面对着这样一支可爱的队伍，我常常自责！我为什么把这支队伍的素质低估了？为什么对他们没有信心?!我要重新认识这支队伍。"

铁一样的事实证明：共产党员、共青团员是靠得住的。"危难时刻，我不下地狱，谁下地狱！"这些震撼人心的话语，是时代最强音。有些同志立即终止了假期，从异地老家赶回医院投入战斗；有些放弃蜜月旅行，匆匆告别亲密的爱人；有些一再推迟婚期，或者给孩子提早断了奶，把牙牙学语的孩子送回乡下……就这样毫无迟疑地奔赴"抗非"前线。

2003年6月，"抗非"鏖战宣告胜利。浴火重生的共产党员和共青团员们，以舍生忘死、前仆后继的精神成为备受尊敬的人。不少民主党派人士主动要求加入中国共产党。前后共有214人向组织递交了入党申请书，医院党委根据他们以往的表现，经严格的审核，批准了其中符合条件的139人火线入党。

在广东弘扬"抗非"精神与三个文明建设协调发展高层论坛上，吕玉波做了题为《认真践行"三个代表"重要思想，努力做到爱民、为民、靠民》的发言，做出如下解释——

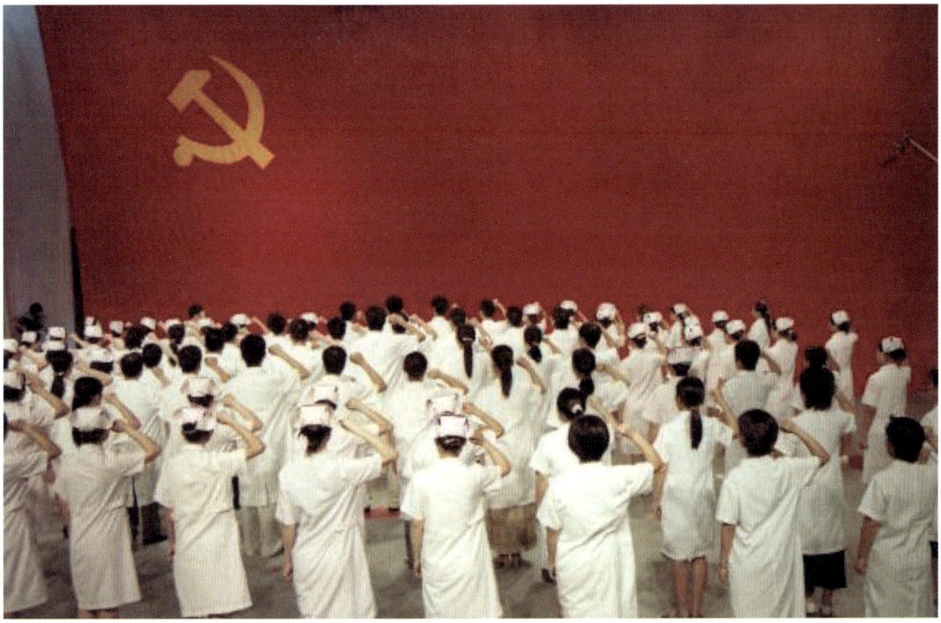

□ 2003年，医院举行抗击“非典”火线入党宣誓仪式

“爱民，就是要对职工有深厚的感情，这是一个党的领导干部必须具有的真情实感。群众心中有杆秤，谁把心献给群众，群众自然而然就会支持谁。

“为民，就是要为职工群众办好事，办实事。处于医院领导岗位的同志，手中有了一定的权力，有了施展才华的舞台，如果表演出来的剧目，不是有利于职工群众的，那还有什么价值和意义呢？因此，为官一任，就要造福一方，就要让广大职工群众得到实惠和好处。

“靠民，就是要依靠群众。医院要发展，就难免会遇到这样或者那样的问题和困难。而要解决这些问题，只能依靠群众。人民群众是历史的创造者，人民群众有无限的创造力，只要我们发挥群众作用，集中群众智慧，就一定能够克服困难，协调矛盾。”

能出色地把党委工作与时政紧密结合并落实到医院的中心工作上，这段掷地有声的发言令在场人员为之振奋，反响热烈。

员工怎么做，就看院领导怎么做

火车跑得快，全靠车头带

率先垂范，以身作则，是干部的基本要求。毛泽东的一句“治国我当以身作则”，既是他伟大人格和崇高品质的体现，更是对各级党员领导干部的一种无声鞭策。火车跑得快，全靠车头带。干部表率胜过一切管理，管理者做好带头作用，能影响一批人，最终会影响整个组织。

广东省中医院领导班子认为，干部无论大小，手中都握着一定的权力，人民群众就是从他们的行为中去看应该做什么、不应该做什么。而权力首先表现在利益分配上，表现在把有限的资源放在哪里。

早些年，医院条件不好，办公用房有限，院长吕玉波，副院长禤国维、刘茂才三位院领导共用一间办公室。全院没有一个科室安装空调。有个“大老板”送了十多台空调给医院，希望装进领导办公室。可医院各位院领导一商量，决定把这十多台空调全部装到门诊专家的诊室里。

一个小小的举动，使广大员工看到了医院领导心里装着的是员工，首先改善环境想到的也是他们。这以后，每到医院改造时，首先改善的都是患者的就医环境和医务人员的工作环境。医院越来越漂亮，可院领导的办公室却始终保持着原来的样子，使用着一线淘汰下来的工作台和空调。吕玉波常在领导班子的会议上强调这么一句话：“医院可能树立了很多典型，但患者真正相信的典型是你自己本人，还有你用的人。”

负责后勤管理的原副院长黄少英当时的办公室与其他院领导一样简陋，空调还是20世纪90年代的老式空调，运转起来还会“嗡嗡嗡”地响，书桌和置物柜还贴着临床的标签，一看就知道都是从临床科室“退伍”的。黄少英说：“这些设备，我们能用的就不要浪费，只要临床一线用的东西是最好的就行。”

对旧门诊大楼进行改造时，为了让病人有更多的就医空间，医院压缩办公用房，腾出整整一层楼来扩大门诊医疗用房。就这样，坚持把最好的资源留给临床一线成了院领导处理资源投入时的一个原则。

一天，一位患者在门诊遇到了一些不愉快的事情，气鼓鼓地爬到八楼，想到院长办公室投诉。当她看到院领导的办公条件与相对宽敞舒适的患者诊疗区域截然相反时，转身就走了。陪同投诉的工作人员问她为什么不投诉了，院长都已经在等她了。患者说："我本来想投诉的，看到你们领导的工作环境这么简陋，一定是好领导，这家医院在这样的领导下发展肯定好！我不投诉了。"

后来，在相关部门的协调下，很好地解决了这位患者的问题。就这样，一个不满意的患者被医院领导的一个管理细节转化成了满意的患者。

领导的行为是员工的指路灯。领导把谁放在心里最重要的位置，员工也就把谁放在最重要的位置上。院领导实实在在地为患者着想，员工们看在眼里，感动在心里，也提醒自己要时刻坚持患者至上。

医院党委原副书记黄慧玲记得，医院在早年建设时期，吕玉波经常睡在医院。医院早上8时上班，但吕玉波坚持每天早上不到7时就到医院，晚上总是最晚回家，上班前他还腾出时间先去看望生病住院的职工。每天早上7时30分的职能干部晨会，大家都觉得这样太累，但却总看到吕玉波院长的鞋子上沾满了泥土，原来他一大早已经跑过一圈工地了。根据他给大家布置的任务，又能猜到他昨晚很晚还没休息。他总能把每个部门工作的最新进度都掌握得清清楚楚。班子成员担心吕玉波天天这样起早贪黑太辛苦，都劝他别太累，他说："你们放心，为了实现我们建设一流医院的目标，这些都不算什么，我不累。"

分管基建工作的原副院长黄少英说，大德路总院西区大楼在短短两年内建成，当时吕玉波院长天天早上六七点就到工地去看，晚上也去盯进度。"没有这个当然我们也会老老实实干，但是这种领导的力量在这里，吕院长人格的魅力在影响着我们。这样一来，谁敢偷懒，是不是？"

一次，还在当护理部主任的张广清接到吕玉波的电话，感觉非常安静，不像平时在工地嘈杂的声音。了解后才知道电话是从病房里打过来的，原来吕玉波正躺在病床上做激光碎石。他清晰的思路和镇定的语调，就像躺在家里的床上一样。张广清一阵心疼，也更加敬佩医院的这位主心骨，有他在，好像什么事都不用怕。

医院领导的这种榜样力量对员工起了很好的带动作用，甚至还感化了他们的亲人。设备处原处长任凯红的丈夫十分敬重医院这个领导班子，也很配合妻子的工作。在非工作时间里，任凯红只要接到医院的电话请她赶回去，她的丈夫就会马上换好衣服下楼发动汽车，送她回单位。大学城医院刚投入使用时，某个周日下大暴雨，急诊科突然停水停电，备用发电机无法同时满足科室供电和抽水机的需要。情况紧急，财务处又不上班。任凯红的丈夫去市场用自己的钱先垫付购买发电机，然后载着妻子赶去大学城，在风雨里帮忙发电、抽水，一直干到晚上10时。提起这件事，大学城医院急诊科主任陈伯钧就连说："好在有任处长两夫妇，那天急诊科的运作丝毫没有受到影响。"

广东省中医院的职工们都觉得自己有这么好的火车头非常幸运，大家工作的激情被点燃了，纷纷把医院当家，心甘情愿地为这个大家庭做贡献。

名利关、金钱关、人情关

广东省中医院宣传处的墙上挂着一个牌子，上面写着医院的宣传原则："一、服从全局，不宣传医院领导个人；二、实事求是，不自我标榜；三、谦虚谨慎，不贬损他人；四、准确客观，对人物、事件、数据等要认真核对；五、深耕细作，提供最优秀的宣传服务。"

宣传纪律的第一条就是不宣传领导个人，医院班子低调到连一张集体合影都难找到。

医院规定，假如院领导个人荣誉与集体荣誉只能二选一，必须选择集体荣誉；二者可兼得时，尽量把个人荣誉让给一线医务人员。

医院党委原副书记黄慧玲说，很多人称赞吕玉波院长，他最突出的优点就是倾注心力去成就别人。由于他出色的工作，上级主管部门常常授予他各种荣誉，他每次都要求她向上级反映，转成集体荣誉或者推荐给别的同志。比如，当年学校分配了一套新的住房给他，但是为了留住专家，他让给了专家。首届邓铁涛中医医学奖评选，组委会点名推荐了他，但他马上建议颁给老中医刘茂才教授。当时国家中医药管理局分管科技工作的副局长要组织一个班子帮他总结申报管理院士，他婉言谢绝了。他说，自己的时间和精力要花在探索一条中医院发展之路上，那里还有太多的难题要解决。在利益分配上，也体现着他的高风亮节。医院改革分配制度，设计成领导层只拿全院的中下水平奖金，他的奖金和班子副手以及职能部门负责人是一样的，这个标准一直坚持了近二十年。

当时，正值医院推进分配制度改革之初，由于触动很多人的利益，不乏议论和反对的声音，科室之间比来比去，总是觉得自己不够高。

院领导向大家坦言：按劳分配很难精准计算，做不到绝对的公平。他举了个例子：在菜市场里，有个秤是公用的，专门用来给顾客评判店家给的分量是否足够，大家称之为“公秤”。但是公秤称过的东西拿到实验室的天平去测量，就又不公平了。因此，绝对的公平是做不到的，只能做到相对公平。只要大家认真做好工作，医院是不会让大家的付出吃亏的。

为了平息大家的计较，让员工理解和支持医院的改革，院领导班子在职代会上宣布班子成员和职能科室只拿平均奖，而且是去掉医院奖金最高的前五名科室的奖金后再计算的平均奖，直至大家享受到改革带来的成果后，再来考虑改变院领导的分配方法。

为了整个医院，牺牲个人利益，始终以大局为重，不计较个人得失，领导班子用自己带头降低奖金的方式化解了来自各方的压力和矛盾。原审计科科长周溢刚更直言不讳：“人家领导拿的都比你们科室低，你们还计较什么？”争论逐渐消散。刚从别的单位调任过来的学校党委书记王绵宁到广东省中医院调研后，感慨不已："我曾到这么多单位任职，却没有遇到过这样的情况，群众向上级反映，要求增加院领导的奖金。"

这个规定一直延续到2012年，前后大概有20年的时间。吕玉波说："有时候内心很过意不去，感觉自己对不起领导班子成员和职能干部，让他们应得的回报没有被体现出来，而是做出了巨大的牺牲。但令我感动的是，他们从来没有抱怨过。"

院领导这种不为名利的精神，深深感染着一代又一代广东省中医院人。1998年，湖北发生特大洪灾，广东省派出医疗队前去支援，广东省中医院组成四人的支援队伍，由时任副院长陈达灿担任队长，前去武汉抗洪救灾。一到灾区，广东省中医院医疗队立马投入救援。灾后医疗队受到了广东省委的表彰，大家都推选队长陈达灿为先进个人，但是他坚决不去，硬是让给了当时还是内科主治医生的刘旭生。

广东省中医院的科室主任和职能干部在谈到个人威信的培养时，都会感谢院领导对他们的悉心栽培；提到科室管理的时候，却会感谢院领导从不干预他们的管理。可见领导班子对下面加强管理和大胆放手的度把握得恰到好处，尤其在经济往来、人员进出、职称升降的过程中，强调公开、规范，从观念到制度上，保证医院的利益不受损害，防止任何人从中牟取私利。医院通过完善制度建设，限制院领导手中的权力，他们只需要保证流程的公平与公正，剩下的均交由负责的科室和专家严格按照规定的流程来运行。医院领导班子有个共识："我们制定制度的一个出发点，就是为了限制医院领导手中的权力。"

在招标、采购制度的问题上，院领导从来不会特别为谁"打招呼"，坚决按既定的流程走，使得招标、采购的制度得到有效的建立。设备处和审计处的几任处长均表示非常感谢院领导一直以来对他们工作的信任，从不插手干预品牌的选择，使他们的工作更加规范、透明。

以设备购置流程管理为例，在采购过程中，医院很早就实行价格—

技术分离。也就是说，临床科室只管提技术需求，价格由设备处去洽谈。这种机制充分保护了双方，既规避了临床科室主任做出较为片面性的购买决定，又能把钱花在刀刃上。

设备处处长杨景红在与同行交流时，常听到这种顾虑——做设备管理，最怕领导干预，最怕领导说要买什么，就得买什么。广东省中医院的院领导从不去干预设备购买的决定，他们唯一管的是流程规范。如此高度信任的工作环境，让设备管理人员的工作热情与信心倍增。

医院特别在周会上重申医院的内部控制制度——临床科室只需要把技术需求合理表达出来，不能指定供应商。由医院组织设备处再统一去做行业调研，摸清价格底牌，避免价格虚高或垄断，同类型产品供相关临床科室试用或进行产品介绍后，按规定由相关专业中级职称以上专家以无记名投票决定品牌选择。

院领导坚持原则的作风给职能处室吃下一颗定心丸。同时，如此在阳光下运行的规范流程让供应商们对广东省中医院啧啧称赞，并在供应商群体中形成口碑：在广东省中医院，别想用“红包”或回扣来解决问题，也不用挖空心思去处理人际关系，而是把精力放在保证产品的质量和技术先进性上，控制价格并做好售后服务。设备处原处长任凯红说：“多年来的规范工作作风给我们医院带来非常好的名声，供应商自觉保证给我们医院的供货不断货。就连在‘非典’时期，也保证了给我们的货源，而且没有哄抬货价。”

基建往往是事业单位干部集体“塌方”的危险地带。黄少英曾说：“无论社会各界环境如何、诱惑多少，我们医院却始终是净土。”无论是建二沙岛医院，还是大德路总院的北区改造、西区新建等等，工程包工头都曾这样称赞医院：“这是一家不用请吃饭的医院。”黄少英对管理团队有这样的规定，绝不允许施工队伍请吃饭，绝不收受施工队送的礼物，坚决不能逾越底线。若医院工作人员到工地用餐，必须向工地交餐费，哪怕仅是5元的一顿饭钱，做到防微杜渐。

“以诚相待，不唯利是图，是广东省中医院多年来所坚持倡导的。”黄少英如是说。

医院领导班子总结说：“思想领先，让领导干部清白做事，成为追求的境界，才能在各种诱惑面前守得住底线；制度先行，内部管理才更有力。领导以身作则，上梁正了，下梁才不容易歪，院领导必须管理好自己，带好这个头！”

身先士卒，用人格魅力感召团队

在“非典”这场骤然降临中华大地的灾难面前，在与看不到的病魔厮杀的疆场上，广东省中医院是全国最早与“非典”病魔发生交锋的中医医院，也是与“非典”病魔战斗得最久的医院之一。在那不平凡的日日夜夜中，广东省中医院人在干部的带领下，没有瞻前顾后，没有自虑吉凶，更没有护惜自身生命。他们始终冲锋在前，视人民健康重于泰山，用实际行动谱写了新时代大医精诚之歌！

一天，一早来隔离病区上班的林晓忠医生看到了一场奇怪的争夺，更衣室里，一位护士伸手去抢一个人手里的隔离衣，那个人侧着身，用身体做掩护，硬是逃了过去。当转过头来的时候，林晓忠认出那个人就是院长吕玉波，而抢隔离衣的护士正是护理部主任张广清。

原来，为了保护好院领导，护理部规定不给吕玉波每天进隔离区。要知道当时由于条件有限，所谓的保护防护装备就是普通的手术衣，再戴七八层口罩，根本就挡不住病毒的明枪暗箭。只见张广清双眼流着泪，委屈地说：“吕院长，您不能再进去了。”吕玉波一句“我没事”，便头也不回地走进隔离病房。不把每一个病人都看一遍，他就不安心。

巨大的工作压力和心理压力使吕玉波骤然老了很多，短短的时间里，头发差不多全白了，眼中布满了血丝，人显得苍老了。在战斗最紧张的3月份，他曾经三次发热，而且一次比一次持续的时间长。他怕消息传出去后会动摇“军心”，硬是自己配药治疗自己，但是又担心真的是“非典”，自己控制不了病情。因此，他早已将自己隔离起来，单独居住，并为一旦有可能确诊发病做好了预案，包括如何安排抗击“非典”的工作。他不断反复提醒自己，千万不要忘了带手机充电器，甚至偷偷进ICU，走到病床边找可供手机充电的电插座，一旦被隔离，绝不能失去与领导小组的联系。

医护人员感慨地说：“我们的医生护士可以轮休，而我们的院长却没有休息过一天。作为院领导，他们在生理、心理上经受着比常人更大的考验，他们也是血肉之躯，但却有着钢铁般的意志。他们把压力留给自己，把苦和累压在心底，而带给我们的是坚强的信心和坚定的信念。他们以身作则的人格魅力鼓舞全体将士的斗志，从他们自信从容的脸上，全院员工都相信最终会取得胜利。”

在战斗的行列中，年龄超过50岁的人被大家戏称为“最危险的人”，因为他们一旦受到感染就很可能有生命危险。年近60岁的副院长罗云坚就是“最危险的人”。

罗云坚作为专家小组的领头人，每天都要亲自查房，了解病情变化，组织专家会诊，制定治疗方案，星期天也不例外。特别是一有紧急的抢救，无论多晚他都第一时间出现在现场，坐镇指挥。后来，他累病了，心绞痛发作，就一边挂着吊针，一边听汇报，确定诊疗方案。专家和部下们都流泪了。一天傍晚，他回到办公室，听到护理部主任说没有再发现新的感染人员，他那憔悴了很多的脸上终于露出了一丝笑容。他疲惫地说：“那就好，那就好。”

院领导始终站在最前线起到了很好的先锋模范作用，他们在关键时刻挺身而出、忘我奉献的精神深深地感动和鼓舞着身边的医务人员。老专家刘伟胜，林琳、冯维彬、张敏州、张忠德、杨志敏、刘旭生、韩云等一批科室主任、业务骨干冲锋在前做出了巨大贡献。一线科室的科主任、护士长以身作则，冲锋在前；二线科室的科主任、护士长以大局为重，要谁派谁，人手紧张，自己顶班……

正是这一个个的光辉身影，不顾自身的安危，在明知危险的时候往明知危险的地方冲上去了，他们以生命和健康的代价写下了救死扶伤的光辉一笔！这一笔宝贵的“抗非”精神，苍劲而有力，在此后的日子里，一直鼓舞着广东省中医院人。

2008年汶川地震后，冲在一线的医务人员始终以自己是广东省中医院人为要求，在震中映秀付出了巨大的努力，抢救伤员，处理尸体，看到什么做什么。而那时还经常余震不断，他们每一次进入废墟都面临着生命安全的考验。由于道路封闭，他们甚至度过了一段断水断食的日子，但都顶了下来。当接到抗震指挥中心提出的派人乘坐直升机进入更加深入的、暂时没有探索到的地区时，明知危险重重，领队肖建斌主任仍然说：“我去。”同时他通过进入映秀采访的南方日报社记者带了口讯回去，一是告诉家人，他爱他们；二是告诉医院吕玉波院长，他没有给广东省中医院丢脸。

当接到收治受灾伤员的命令时，医院火速在大学城医院建立了临时病区，专门收治从汶川送来救治的伤员。时任副院长陈达灿负责大学城医院的全面工作，每天除了处理常规事务，还要操心临时病区，任何细节都要关心。

临时病区负责人刘旭生说：“我们在医院门口接转送过来的病人时，陈院长永远是冲在最前面的那个，抬起担架就走，没见他喊过累，几个身强体壮的骨科医生都跑不过他。”临时病区的护士长邱定荣说：“那段时间，因为每天不知道什么时候病人会送来，有的时候太晚了，陈院长让我们先睡，他坐在大厅里等着。我们忙到凌晨四五点，他都会陪我们一起熬，还叫后勤买好早餐给我们，有时特意叮嘱我们睡久一点，他却还是按时上班。虽然很辛苦，但觉得很温暖，陈院长带动着全院在支持我们的工作。”

广东省中医院的领导和干部用他们以身作则、率先垂范的精神鼓舞并带领全院上下组成了一支战无不胜的强壮队伍。

敢于担当，当好“变压器”

管理者不是被授予权力的人，而是被人赋予责任的人。敢于担当、勇于担当、善于担当，是对他们的必然要求。

如何做好一个管理者？吕玉波在改革开放功勋、广东省委原第一书记任仲夷那儿获得了答案。

那时，任仲夷来医院住院保健，向来看望他的吕玉波说：“如何当好一个领导？我教你两招。第一招是要懂得‘1+1＞2’，要善于团结，形成合力，谋事成人；第二招是当好‘变压器’，对于上级的政策精神，不是机械执行、生搬硬套，而要根据本单位的实际情况创造性地执行，就像把上面输送来的电流进行变压，使之成为适合本单位需要的电压。当上级的指示符合本单位实际时，就加压，借此推动工作加快落地；当上级的指示与本单位实际不一致时，就把压力留给自己，并且根据指示的本意，制定符合实际的执行办法。”

医院的建设需要全院上下齐心协力，关键在于领导班子和中层干部队伍是否团结一致。在医院党委、医院领导班子的共同努力下，果然带出了一支善谋发展、真抓实干、凝聚力量的团队。医院还特别重视老一辈专家的意见，比如禤国维、刘茂才、罗云坚等人，虽然他们早已退居二线，但医院主动征询他们的意见，让他们列席医院院长会，为医院的建设和发展提供智慧，继续发挥余热。

吕玉波在聊起做院长的体会时分享道：“要珍惜共事的缘分，相互间真诚相待。要解人情，理解人，尊重人，善于在同志之间营造轻松、和谐、愉快、相互信任的氛围；要度量大，不嫉贤妒能，不狂妄自大，存谦诚心态；要能容人，谅解和宽容他人的短处和不足，主动团结和自己意见不一致，甚至在实践中已经证明错了的同志。”

领导班子逐渐形成了一种习惯——在开内部会议时，有不同意见都摆到桌面上，公开亮明自己的观点，开诚布公，坦诚相见，不在背后议论，不在会后搞小动作。对外传达班子意见时，统一口径，统一行动，按照各自分工尽心竭力地抓好落实，每一个领导成员做到一个声音对外说话，一种意见往下贯彻，一致行动抓好落实。

班子成员们都知道，对事情有不同的看法是正常的，最后的决定往往是大家意见精华的集中，充分发扬民主，才能进行正确集中。在处理这些问题上，班子成员要懂得内外有别，内部即使有不同的意见，对外也必须是铁板一块。只有班子团结，才能赢得群众的拥护。

“领导干部的责任，就是要把中央的指示、上级的指示同本单位的实际情况结合起来，分析问题、解决问题，不能当‘收发室’，简单地照抄照转。”这是邓小平同志1978年在全军政治工作会议上，针对当时一些领导干部工作状况说的一句话。四十多年过去了，“不能当‘收发室’”的忠告，仍有很强的现实意义。

医院党委要求医院领导和干部在贯彻上级领导的指示精神时，要敢于坚持对上级负责与对广大职工群众负责相统一的原则，不仅要问是否传达了上级的指示精神，同时还要问上级的指示精神与本科室、本单位的实际结合得如何，创造性地解决具体问题，要特别重视实践中的经验。

一次，卫生部领导请吕玉波去做党员先进性教育的主题交流。有个领导提前知道了吕玉波要讲的观点，感觉不妥，私下提出让吕玉波改一下观点。她说：“第一，‘干部文化决定医院文化’，那不是个人英雄主义吗？老百姓岂不就是愚民了？第二，‘医院的价值观要反复讲、经常讲’，岂不是‘谬误重复千次就变成真理’了？”

吕玉波解释道：“广东省中医院在进行价值观教育时，提出‘干部文化决定医院文化’的初衷是为了让领导干部明白，他们的人格、办事方式以及具体决策对全院职工起着重要的示范作用。医院要求领导干部要发挥好表率作用，为广大党员群众带好头、领好路。‘反复教育、反复灌输、反复宣传’是为了将‘以病人为中心’的服务理念根植在每一个员工的内心，这样才能外化于行。这些都是医院领导班子总结的经验——干部要以身作则，价值观要反复宣传。您认同的话，我就上去说。”最后，吕玉波还是登台直言，没想到并没有遭到质疑，反而收获了领导和同行们的赞同和掌声。

还有一次，广东省中医院在改革过程中，对运行机制进行了探索实践。一天，上级主管部门的有关负责人到广东省中医院考察工作，在找吕玉波谈话时，该负责人开门见山地说，医生护士反映工作压力很大。吕玉波笑答：“我觉得您这是在表扬我呢，有压力是好事呀！说明我成功了。改革就是要构建既有动力又有压力、既有激励又有约束的运行机制。”考察人员哈哈大笑，暗暗赞叹这位敢于担当的院长。

“倒三角形”的组织结构

千方百计为员工排忧解难

医院强调领导以及中层干部应该为临床一线提供服务，秉承“管理就是服务”的理念。医院反复强调一个观点：一个单位的组织架构应当是“倒三角形”的，即患者在上，临床一线的医务人员、中层干部在中间，领导在最下面。广东省中医院认为，“要让临床一线医务人员为患者提供良好的服务，医院的领导和职能部门就必须为临床一线的医务人员提供良好的服务，从而有力地促进医院持续协调发展”。有了满意的员工，才会有满意的患者。当年，时任卫生部主要领导来医院视察，看到这个组织结构图时，给予了充分肯定：“这个组织结构好！不仅适合你们，也适合卫生部机关。”

医院党委始终强调，管理就是服务。广东省中医院的领导干部们甘愿做“服务员”，帮员工们排忧解难，为人才安心工作、潜心钻研营造良好的环境和条件。

让员工不“为五斗米折腰”。常言说得好：“日望三餐，夜望一宿。”医务人员不是不食人间烟火的“神仙”，要看得见员工各方面的需求。他们首先需要“谋生”，他们的生活需要跟上整个社会生活发展的水平，他们的辛勤劳动理应得到社会合理的回报。广东省中医院反复强调：“口袋投入与脑袋投入同等重要。绝对不能口惠而实不至，再让员工‘为五斗米折腰’。”

广东省中医院花大力气想方设法增加员工的收入，改善医务人员的生活待遇。从20世纪七八十年代，改革开放初期，医院连工资都发不出来，到在个人收入分配上按照按劳分配与按生产要素分配相结合的原则设计分配方案，把贡献大小和业务水平高低与收入挂钩，特别向关键岗位、关键人才倾斜，使医务人员有所付出就有所值、有所得。

广东省中医院在发展的同时，一直致力于改善员工的生活品质，使其跟得上社会生活的发展水平。如今，员工们的收入早已不再是当年的“惨淡”光景，大家都知道只要为社会、患者、医院、学科做出贡献，就自然而然能得到应有的回报，靠自己勤劳的双手就能过上比较好的生活。

安居乐业，方能心有所属。除了薪酬收入是员工的大事，住宿住房也是员工的大事。当年，没有房改房之前，员工的住房靠单位分配。早期由于医院空间狭小，且业务用房受限，一直没给员工分福利房，员工普遍认为，工作一辈子能够分到单位的一套房就值了，没有住房大家就很难安家立业，难以全身心投入到工作当中去。

为了让员工安居乐业，有个属于自己的家，医院下决心给员工建宿舍。其中最大的拦路虎莫过于征地和拆迁的工作，吕玉波直言这是他做过最难的工作。

一边是员工对于住有所居的向往，一边是征地拆迁工作困难重重，如何解决这对矛盾，成为最为棘手的问题。

眼看时间一天天过去，但是工作却进展缓慢。此时有人向吕玉波建议去规划局取取经，他顿时看到一线转机，毕竟规划局是负责征地拆迁方面工作的。来不及认真思考，吕玉波和主动请缨前去的庄国德前往规划局做工作了。

庄国德原是一名内科的主任医师，当时在基建科工作，虽身患肺癌，但为了医院的事业，一直兢兢业业地战斗在工作岗位上。正是他俩真诚的行为和那股改善员工生活的热切期望，深深打动了规划局的工作人员，主动帮忙支招，带上吕玉波全广州市找适合的地方。当时土地分两类：一类是征郊区农民的土地，如中山八路、流花路、芳村等职工宿舍，包括琶洲的用地，都是这样征用的。当时要做好村支书和村主任的工作，非常不容易。除了送医送药上门，为维护他们的健康提供服务，使他们感动，规划局的同志也协助做工作，才一块地一块地拿了下来。另一类是拆迁市中心的居民住房。由于没有拆迁经验，当时社会上又没有专业的拆迁公司，只能医院组织力量一家一户去谈，一家一户签协议，难度之大可想而知！回忆起当时的经历，基建处的老同志感慨道："过去征地拆迁，没有专业公司，得挨家挨户做思想工作。建设银行与我们合作，他们经验老到，居民不同意就主动去敲门。当时没有实物补偿，只有少量的资金补偿，而且没有房地产市场，居民们拿到补偿款买房也无从下手。"可见，拆迁工作的难度简直不可想象。

在20世纪80年代，迫于医院的经济状况，医院只是小规模地解决了一些员工的住房问题。比较大规模的是在20世纪90年代以后，每一块地都是院领导亲自去考察、协调和置办的。

原副院长黄少英回忆，当时为了解决职工的住房问题，医院多措并举。一方面，以部分医生的名义，向国土局和房管局提交材料申请解困房，类似于现在的公租房或廉租房，解决部分员工的住房问题。另一方面，由于大家的经济水平比较低，普遍觉得自己有一套房就有了安身立命之所。但医院考虑到自己建房周期太长，成本太高，为了节约时间和资金成本，便在比较远的地方买了一些比较便宜的楼盘分给大家，如东圃、芳村、金沙洲等地，共购买了500多套。

尽管如此，仍有大部分员工的住房问题无法得到有效解决，医院就利用建设分门诊的名义进行征地，立项后就迅速动工，下面的楼层设分门诊，上面的楼层给员工当宿舍。

除了尽心帮员工解决安居问题，医院领导为了解决员工上下班交通问题也用尽心思。早年，医院的员工只有几百人，那时城市交通网还不够完善。为了方便员工上下班，医院租用了几辆大巴，分东、南、西、北几条线专门接送职工上下班。随着发展，员工数逐渐增加，城市交通也越来越便利，交通车已无法满足职工日益增长的需求。医院福利小组公开征求全院员工的意见，经多次讨论和成本测算后，决定取消交通车，改为每月给员工发放交通费，让员工自行选择交通工具，这在当时是非常超前的决定。

尽最大努力让员工满意，设身处地为员工着想，最大程度方便员工上下班，最大范围让每一位员工感受到医院的温暖，这是医院坚守的初心，也是医院以员工为本的真实写照。

成就员工梦想是领导的使命

领导者要用自己对事业追求的激情，点燃员工的梦想，并千方百计创造条件帮助员工实现梦想，推动他们达到自己从未达到过的高度，成为本专业的佼佼者。

在广东省中医院，院领导总是想方设法地为群众服务，针对员工自身发展的需求提出“对人最大的关心是对他成长成才的关心”，使医院发展愿景与员工职业生涯规划相统一。

医院建立健全不拘一格的人才培养机制，特别重视员工的成长、成才，并提供多渠道、多形式、多层次的培训计划，为每一位员工提供一个不断成长以及挖掘个人潜力和发挥特长的机会，为每个专业、每个类别员工打造符合自身需求的成长路径，使得人人都有成才的机会。

都说“十年树木，百年树人”，1993年，新的一届领导班子刚接过担子，深深意识到人才是医院发展的瓶颈问题，于是下决心把人才队伍建设作为发展医院的第一招，致力于建设一支高水平的人才队伍，方法就是“引育结合，以育为主”。

医院开始重点抓在职教育，把人才培养放在最重要的位置。但是，当时上级部门还没有在职继续教育的方案，人才的培养谈何容易。经多方打听，得知上海有这样的方案，吕玉波立马与当时的医教科科长罗云坚一起去上海。当时上海市卫生局中医处领导听说他们的来意后，非常感动，便想办法弄了一套教材送给广东省中医院。回医院后，结合医院实际做了调整，这就形成了广东省中医院继续教育方案的雏形。

高水平的复合型人才，不仅要精通中医，还要掌握现代医学进展。医院了解到中山医科大学有继续教育的培训，目的是要求每个学科掌握该学科的前沿，因此每两年都会有一次规范化的培训。医院找到中山医科大学继续教育的负责人，表达了希望每次在中山医授课的专家第二站来广东省中医院授课的愿望，经过多方沟通，得到了中山医的大力支持，让各学科追踪到现代医学发展前沿的想法也有了着落。

帮助员工打下扎实的基本功

理论学习固然重要，强化实践锻炼，积累经验同样重要。为了促进人才成长，为了让医生们在大量的临床实践中成长，医院费尽苦心推动24小时住院医师负责制和总住院医师制度。

24小时住院医师负责制并非广东省中医院的发明。这在20世纪六七十年代就有了，后来由于“文化大革命”的冲击停了。

改革开放伊始，全国有两家医院首先提出恢复这一制度，一家是北京协和医院，另一家便是广东省中医院。

行内都知道，继续教育是北京某著名医院的三大法宝之一，是医务人员打牢基础的重要手段，在“文革”前是极为重要的经验，但是在“文革”后想要恢复显得非常困难。

这家医院的一位分管继续教育的副院长说起这一制度，直呼“难度太大”。原因是《中华人民共和国劳动法》规定了“八小时工作制”，一旦实行24小时住院医师负责制，怕有人说是违反《中华人民共和国劳动法》。

“那怎么办？只能事先就打好招呼，得到理解和认同。”当时医院明确告诉应聘的毕业生，要成为一名广东省中医院人，就必须经过24小时住院医师培训的历练，这样就能够接触到更多的急危重疑难病人，可以了解到病情的变化规律，得到更多的实践锻炼机会。医院把话说在前头：“如果不愿意，可以不来。”

第二个制度是总住院医师制度。广东省中医院规定，晋升副高职称前，必须经历过半年以上总住院医师的训练。所谓总住院，意味着需要协调科室里面所有的急诊会诊、病房安排、疑难疾病会诊等工作。这样一来，无论是业务能力还是组织协调能力，均可得到充分锻炼。因此，这一制度保留至今。

赛马机制

医院发现，很多年轻人毕业前都很努力，但是毕业后踏入广东省中医院，有种“船到码头车到站”的感觉，把主要精力放到经营自己的生活上，学习不积极、不努力。

医院反复强调，刚毕业的年轻人正处于打基础的黄金时期，千万不能放弃学习，尤其是学医出身的年轻人，医学是终身学习的专业，毕业并不代表着学习的结束，相反是新的开始。医院为每一位员工铺设好一条走向所在领域顶峰的轨道，年轻人只要朝着这个方向走，未来前途就不可估量。为了形成年轻人学习的动力和压力，广东省中医院实行人才培养机制，明确必须有“退出”机制。

医院认为，三年时间是年轻人学习和成才的黄金期，刚开始觉得医院在压他们、逼他们，但是经历过后才发现医院其实是为了他们好，内心感受会更加深刻。如今，很多年轻人很感激医院当初的培养，他们回忆刚来医院的时候，感到压力很大，但是半年后，春节期间同学聚会，已经觉得自己高于同学一筹。只有短短半年的时间，差别立马就体现出来了。

推动在职学历教育，优化学历结构

由于历史的原因，广东省中医院的青年医生普遍没有研究生学历，更遑论博士学历了。薄弱的基础、单一的知识结构严重阻碍了他们的成长。为此，医院启动了在职研究生学习。

医院鼓励员工在职学习，规定20世纪80年代后本科毕业到院的医生，七年内必须拿到研究生学历，护士和药士也要在职完成本科教育。同时，医院也创造条件让他们免费去读研究生，全额报销学费。对博士生而言，医院要求他们到了医院后必须继续到国外或者国内著名的研究机构做博士后，或者脱产跟师全国名中医，并对此尽全力支持。

就这样，广东省中医院“逼”出了一支学历结构及能力水平大大优化的硕士、博士医师队伍。实施一段时间后，学历结构得到较好的转变。

为了让员工有在职学历教育的机会，医院试探着把报告打到学校，没想到分管的校领导认为没有依据把报告退了回来。广州中医药大学原校长徐志伟当时是学校研究生处处长，他提议医院坚持走下去，当时已有可以开展在职读研的风声，尽管国家尚未颁布有关政策。医院感觉这是未来的趋势，在徐志伟的默默支持下，医院果断提出了针对20世纪80年代后毕业的医生七年内必须拿到研究生学历的“超前”要求。

连续不断的学习要求让有些年轻医生招架不住了。“我们已经很辛苦了，临床工作很忙的，现在还要在职学习，花时间，花精力。”“我们只能挑50斤，你让我挑100斤，我的扁担要断了！”……座谈会上，医生们七嘴八舌地讨论开了。

“中医药事业需要有坚强的阵地，高水平的中医院就是坚强的阵地，而高水平的医院靠的是高水平的人才。你们的父母也是期望你们成为对社会有贡献的人。相信你们来广东省中医院，肯定也是为了在更好的平台上得到更好的发展，更好地实现自己的理想。广东省中医院的人应该是充满干事业激情的人。”院长吕玉波微笑回答，语气坚定。

嘈杂的现场很快平静下来，但员工的心里还是有波澜的。很快有一个消息传到了大家耳中——医院最忙的人吕院长带头示范，报名参加了中山大学在职研究生的学习，大家心服口服了。吕玉波后来说：“这一逼也有好处，让自己的水平提高了很多，工作起来也顺手了很多。”

不仅如此，医院领导经常给年轻的医护人员一个个打电话，督促他们要坚持学习，鼓励他们不满足于按规范提供服务，而要针对自身科室存在的问题和服务难点，进行创新，倡导创建学习型组织。

为送人外出进修“打通道路”

与此同时，医院做出决定，选派人员外出进修学习，为培养学科带头人奠定坚实基础。

可外出进修谈何容易！迎来的是一盆盆冷水：“我们连很多要求来进修的省级西医院都收不了，怎么轮得到中医院呢？”“中医院的人员基础差，你们来进修跟得上吗？”

当时国家中医药管理局医政司和财务综合计划司的两位司长非常支持广东省中医院的这些想法，两位司长就如医院的“家长”那样，亲自出面，约好了北京著名医院的院长，把吕玉波叫上，吕玉波就带着几个科主任去，求他们收自己的员工去进修。经过两三年的坚持，感动他们，北京方面开始接收广东省中医院的医生、护士去进修学习。而上海方面，由于此前吕玉波主动去向他们学习，上海市卫生局中医处的领导对吕玉波印象深刻，认为他有想法、有干劲，思路正确，十分喜欢他，支持他把想法变成现实。这位领导的妻子刚好是上海市医学会学术部主任，于是非常热心地帮忙搭线。这位领导先把各著名医院分管业务的院领导带到广东省中医院二沙岛医院的招待所开会，然后参观广东省中医院，让他们了解广东省中医院。当时，二沙岛医院是国内建得最漂亮的医院之一，这使他们对广东省中医院刮目相看，安排人去进修就顺理成章了。邹旭、谭志健、吴万垠、韩云等一批骨干也因此得以顺利去上海最好的医院、最好的专科进修。这为医院的专科发展打下了良好的基础。

进修期间，广东省中医院选派进修的几个人都很争气，给上海的医院留下了深刻的印象，使得广东省中医院可以继续派人过去进修，双方从此建立了良好的关系。

如今已是针灸领域首屈一指的专家符文彬，说当年他刚到上海的医院进修时，医院压根不允许他们动手，只让在旁观看。

广东省中医院芳村医院重症医学科主任韩云说起这段求学经历哽咽了。他在上海的一所全国著名的医院进修，白天上班，晚上泡在图书馆，如饥似渴地学习。

一次，韩云请带教老师下夜班后早些回家休息，由他独立完成已非常熟练的胸腔穿刺操作。老师客气地说："没事，我看一看。"后来老师才对他坦言，是因为"不放心"。"我当时的唯一期待是早点出人头地，真的有破釜沉舟的冲劲。"韩云说。

副院长李俊至今记得，2009年的一天，他突然被吕玉波叫到了办公室，第一句话便是让他去进修。当时，李俊已是医院急诊科副主任、正高级职称。吕玉波语重心长地说："为了急诊科室的未来，进修是必要的。"于是，李俊前往北京开始了为期半年的学习。

"在进修生中我是资历最老的，他们都不好意思给我排班。我说，没问题，就给我排一线班。”通过学习，李俊开阔了视野，更好地把握了专业发展动向，理清了研究方向，回来后带动了急诊科往更高层次发展。

今天，许多医生回望过去，都很感谢当年医院这一系列培养制度。如果没有这种压力，他们可能还是一名普通医生，不可能成为行业的佼佼者。

培养有志青年成为拔尖人才

1995年，医院制定《广东省中医院青年专业技术拔尖人才管理条例》，此后不断修改完善。

该条例提出，如有较高的外语水平、取得科研成果、开展新技术新项目、在本专业学术界有一定影响等，符合条件者可破格晋升。对经专家评审认可的优秀技术拔尖人才，医院为他们在学习、工作、科研、生活等方面创造条件，搭建舞台。如医院主持的863计划项目、国家级和省级重大攻关课题主要由中青年骨干负责承担。

曾经担任过人事处处长的金卓祥对第一批拔尖人才的选拔记忆深刻。他回忆道：“当时的选拔条件是年龄要求45岁以下。科研方面不要求承接国家级的科研项目，有厅局级项目的就可以了。成果需要有一定数量的学术文章，但没有特定级别的要求。尽管入选条件现在看起来并不算高，但医院的宗旨非常坚定，那就是必须非常重视青年人才的培养，一定要助其成才！”

青年专业技术拔尖人才的选拔注重德才兼备，重点考核申报者在本专业和主攻方向上所做的努力、所取得的成绩和所达到的水平，以及今后的工作设想。选拔采用公开答辩的形式，使整个选拔充满竞争性，大大地增强了广大青年专业技术人员的进取心。经过激烈的竞争，第一批6名青年医生脱颖而出。

医院对拔尖人才实行动态管理，被选中的拔尖人才必须签署明确的目标责任书，明确在三年培训周期内的阶段目标和最终目标，并定期接受医院学术委员会的考核：一年一小考，三年一大考。对考核不符合要求的，取消拔尖人才的称号。

若能入选医院的拔尖人才计划，则获得了医院提供的多方面优惠政策：脱产参加英语学习培训半年；优先安排到国内外的著名医疗机构进修学习；到全国著名老中医处跟师学习；优先推荐申报高层次科研项目；等等。所有这些优惠政策都是令人羡慕的。

作为第一批拔尖人才培养和成长起来的广东省中医院妇科学术带头人、广东省名中医王小云15岁就从护校毕业来到广东省中医院妇科工作。按照进修的要求是毕业满三年可以提出进修申请，不过由于王小云表现非常出色，即使她还未满三年，医院仍破格送她外出进修。

让王小云动容的是医院和科室对她这个年轻人给予充分的信任和厚望。她所在的科主任是誉满海内外、有着“送子观音”之称的李丽芸教授。“小云，你出去进修，任重道远，我们医院中西医结合的工作就靠

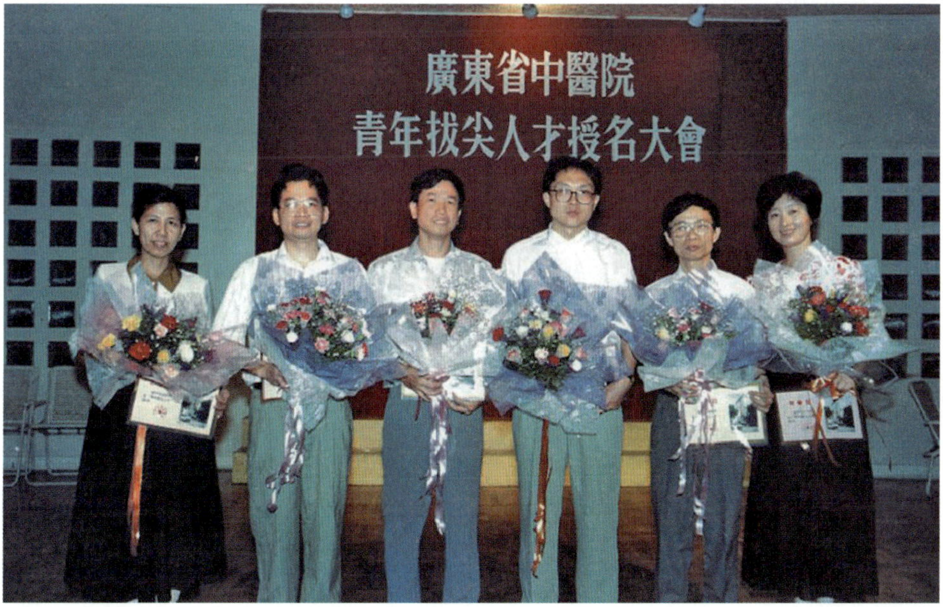

□ 广东省中医院首批青年拔尖人才

你了。”李丽芸主任的一番话，王小云至今记忆犹新。

说起进修，王小云仍有些哽咽。一开始，所在进修医院的科主任对自己的手下说：“你们要盯好王小云，他们单位就是一个卫生院的水平，别出什么事故。”王小云暗下决心：不仅要为自己争口气，更要为医院争口气！进修过程中，王小云铆足了劲儿，每天早上5时起、晚上12时才休息成了她不变的作息。她努力钻研学习，平日里虚心向老师、同仁请教，除了管好自己负责的病人，整个病区的病人情况，她也全都熟悉。功夫不负有心人，经过一年的进修，在进修班的12个人中，王小云成为佼佼者。甚至所在的进修医院向王小云抛出橄榄枝，想让她调过来。

进修归来后，王小云和科室同仁共同努力，从技术到人才建设开启了一轮新的变革。从缩短手术时间到增加手术种类，再到打造科室特色和自主培养人才，广东省中医院妇科由一个名不见经传的科室开始被业界关注。

2000年，国家把中医药防治更年期综合征作为“十五”国家科技攻关计划重大项目在全国范围内招标。当时王小云对更年期的治疗有独特的见解，医院鼓励她去申报。王小云虽有不少的临床经验，但还是有些忐忑不安，自己连部级的项目都没做过，能行吗？在医院的鼓励下，王小云带着团队开始夜以继日地准备申请材料。在答辩的前一天凌晨4时，由于准备的申报材料上有一些策略上的疑惑，她考虑再三，尽管担心打扰到领导休息，还是给吕玉波院长打了电话。没想到电话才响了一声，吕玉波就接通了，原来他没睡着，一直在挂念着这件事，生怕有什么问题。从内涵到阐述，甚至画面的设计，吕玉波都一一提出了意见。经过一番系统指导，汇报的程序和内容终于尘埃落定。

第二天，在与众多强劲对手的竞争中，广东省中医院妇科成功争取到了这个项目！专家们对王小云的汇报均给予了高度的评价。王小云第一时间向吕玉波汇报：“我很兴奋，马上想到要让吕院长也开心一下。”医院还把王小云申报的幻灯片作为样板，给接下来的申报团队参考。

答辩会上，除了王小云，还有当时担任脑病科主任的黄燕。会议结束后，国家中医药管理局科技司领导对吕玉波说：“还好你来支持她们了。你在，她们站在台上就有底气了！”确实，管理者就应该是一个排除障碍、引发激情，让员工能把胜利的红旗插上顶峰的人。

第一批拔尖人才能够圆满毕业的有5人，这就是后来成为副院长和外科学术带头人的陈志强、妇科学术带头人王小云、皮肤科学术带头人范瑞强、针灸科大科主任符文彬、耳鼻喉科主任李云英。他们都成长为领军人物，带着一大批人才，以点带面，辐射到各个专科，有效带动和提升专科的科研水平和诊疗能力。即使中途被淘汰的人，也在其他医院做了院领导。

此后医院借第一批拔尖人才的“东风”，基本上每年都会有拔尖人才的选拔和培训，激发了更多的青年去努力、去奋斗、去竞争，争取也成为拔尖人才。就这样，各专科的人才脱颖而出，形成人才辈出的局面。

“医院拔尖人才的选拔和培训效果显著，成绩突出，培养了一大批优秀人才，彻底改变了之前的面貌。”如今已八十高龄的原审计科科长周溢刚见证了医院由弱到强的过程，他说：“早年，每次去卫生厅开会，西医院总是坐在前面，中医院就坐在后面。现在不一样了，可以平起平坐，在电视上也经常能看到我们医院培养的拔尖人才在做健康宣教，这在以前都是想象不到的。”

搭建事业平台，甘当垫脚石

俗话说：“上下同欲者胜，上能体下者强。”一个卓越的团队是一群有着共同使命、愿景和价值观的人。广东省中医院一直致力于让员工的个人价值观与医院的价值观相互契合，从而最大程度调动全体人员的积极性，为实现共同愿景而努力。院领导为此付出了大量的心血。

早在1993年，广东省中医院提出建全国一流、现代化、综合性的中医院，这意味着一些重要的科室和领域必不可少，心血管科便是其中之一。

当时的广东省中医院不能开展大型手术，只能偶尔做阑尾切除之类的小手术。可是在20世纪80年代，环顾广州市的大医院，像广东省心血管病研究所在瓣膜病、冠心病、先天性心脏病及高血压等心血管病的诊治方面就已经走在国内的前列。

早期广东省中医院没有做大型手术的能力，病情较重的病人都要转到中山医科大学的附属医院或广东省人民医院。年过九旬的广东省人民医院老院长罗征祥回忆，当时的广东省中医院就是广东省人民医院的"后备病房"，一些病情轻的病人就会被送到广东省中医院。

为了提升医院的手术能力和综合诊疗水平，医院领导班子想从建立心血管科破题，但是一直苦于没有优秀人才加入。彼时社会上也有"中医院搞心脏中心是不务正业""广东省中医院不中不西，非驴非马"等声音，诸如此类的指责扑面而来。

广东省中医院领导班子面对"内忧外患"的局势，始终没有放弃建设心血管科的愿望，一直在寻求人才。罗征祥了解到医院的想法后，立马想到了一个人——他远在美国的学生阮新民，当时已是美国加利福尼亚大学洛杉矶分校医学院附属医院的心脏专家。在罗征祥看来，从事心血管病事业的人必须极其聪明，可以说是一千个人中也许只有一个人适合，甚至得万里挑一，他觉得阮新民就是这个"一"。

问题是阮新民已在美国工作了十多年，将家安在了洛杉矶贝弗利山庄，能不能挖得动？

既然是人才，那就要尽全力。吕玉波没有多想，当即订了飞往美国洛杉矶的机票，不料到了洛杉矶却扑了个空。一番询问后他得知，阮新民此时人在温哥华，吕玉波又立刻赶往温哥华。

几番周折，终于见到了阮新民。在向他伸出橄榄枝后，阮新民沉默了。“他已在美国安家乐业，这必定是艰难的抉择。”吕玉波换位思考。

听了吕玉波的一席话，阮新民的思绪飞回到多年以前。彼时，他是广东省人民医院的医生，被派到美国进修。在美国进修期间，他跟着老师一起做手术，每天都有五六台手术，大多都是早上7时进手术室，晚上7时才能出来，工作非常忙碌。锻炼了好几年，他强大的学习能力和高超的手术技巧使他成为当时在全中国为数不多的美国心胸外科学会会员、国际委员会理事。

那个年代，由于技术和管理上较为落后，国内做完心脏手术，患者无论病情如何，都必须卧床一周；但是在美国，患者术后两到三天就可以下地活动，对身体的康复有很大帮助。学成后，阮新民希望能将最先进的治疗方法引进到国内，而且更加希望把美国心血管科的科室管理模式也移植到国内，建立一个全新的心血管诊疗模式。

然而，他在美国拥有的一切，似乎已经很圆满了。他想起了恩师罗征祥到美国时说过的一番话：“如果想享福，就不要回去了。你看你现在，房子、车子样样不缺，美国梦都实现了。但是如果你想做番事业就回去，国内发展正处于关键时刻，位置不等人。”

从1994年开始，阮新民每年都要去北京、宁波、澳门、广州的医院会诊做心脏手术。当时国内心脏手术的技术还非常薄弱，多家著名医院都希望阮新民能够回来，其中也包括他的老东家广东省人民医院。但阮新民内心想：如果回国，一定要找到一个空白的地方来大展拳脚，因为一片空白可以随意书写，可以画出最美、最好的图画。

1998年5月，阮新民在温哥华再次见到吕玉波。经过上次见面，阮新民对吕玉波颇有好感。这次见面，更加让他感受到吕玉波独特的人格魅力。当时吕玉波开门见山地对他讲：“专科建设，你在行，我们都尽量尊重你的意见。需要什么条件，你都写出来。”阮新民没有过多思索，列出了检查仪器、手术器械等设备的详单，心想如果真的把这些东西都买回来，他就去广东省中医院。阮新民以为吕玉波只是说说而已，并不会认真去做。

没想到三个月后，阮新民接到了广东省中医院的电话，对方称医院已经把他想要的设备置备齐全，就等着他回来开展工作。这下可让阮新民震惊了，他记得自己列的清单里的设备价值少说也有好几百万元。在这么短的时间内筹到资金，还购置齐全所有设备，顿时让阮新民觉得广东省中医院是个踏实做事的地方，也正是他一直寻找的地方，更重要的是这里与他有共同的梦想。

此外，阮新民本人一直很喜欢中医。他上学的时候，读过一些中医的书，很多经典古籍都背诵过，还尝试过给家里人针灸治疗腰腿疼痛。广东省中医院非常想建设一个中西医结合的心血管专科，这与阮新民不谋而合。

本身的中医情结，医院又创造了那么好的条件，加上恰好是想要找的空白地方，这不就是阮新民想要的逐梦平台吗？1998年10月，阮新民回来了，他选择了广东省中医院，放弃了“美国梦”，回祖国“干事业”了！

后来，受阮新民的影响，在美国南加利福尼亚大学医学院医疗中心的心内科副研究员医生陈秋雄也回来了，他们共同撑起了广东省中医院的“大心脏”学科。

有成就事业的机会

医院是高级知识分子集中的单位，他们有着共同的高层次人生追求。作为医院，应该给他们创造成就事业的机会。以事业激励人心，以事业凝聚人心。

只有确保成长起来的每一位人才都有施展才华的机会，避免“一山不容二虎”的无谓争斗和消耗，才能留住他们。所以，广东省中医院的每一次社会发展重要时机的捕捉、每一步规模的扩张、每一家分院的建设、每一次专科的孵化，其重要的动因之一，都是为人才搭建舞台。

扩展空间、建设分院，可为有能力的员工提供平台，最大程度地发挥员工的聪明才智，同时也可以解决不断增长的患者量带来的矛盾。

脑病科的发展壮大离不开人才的培养，更离不开在适当的时机给适合的人才一个施展才华的舞台。

1979年，脑病科由从中山医神经专科进修回院的刘茂才筹建，病房设在当时的内二科，收治神经系统疾病，以中风病作为主攻方向。由于在中风病方面有较好的研究基础，刘茂才被邀请参与国家中医药管理局脑病协作组主持的“八五”国家科技攻关计划项目中风病研究课题。随着医院的发展，神经内科也得到不断扩大，1992年开设了独立病区（内五科），拥有病床39张（包括ICU病床1张）。1993年，由于临床、科研水平的进一步提高，刘茂才获得“广东省名中医”称号，享受政府特殊津贴待遇，并成为医院业务副院长。在刘茂才的栽培下，黄培新和黄燕分别任神经内科主任和副主任。

1995年，颅脑外科成立，随后又承担了“九五”国家科技攻关计划重点项目中风病研究课题，脑病科实力逐渐强大。加上此后二沙岛医院的开设给医院带来良好的影响力，1998年，医院成立脑病中心，确立了以中风、痴呆为主攻方向。此时，科室实际上已在帕金森病的领域有了一定的临床经验和研究基础，但碍于病区只有一个，能收治的患者量也不足，很难有进一步的发展。

2002年，芳村医院开张，考虑到脑病科的发展需要，医院设立内八神经科，雒晓东任主任，主攻帕金森病专病研究，在全国帕金森病协作组内广泛开展协作，制定实施帕金森病临床诊疗规范，参与“十五”国家科技攻关计划项目帕金森病研究，均取得阶段性进展。

2003年11月，医院新的门诊住院综合大楼启用，原内五科乔迁至新楼更名为神经一科，新成立神经二科（神经外科），各有病床45张，为脑病专科的发展壮大和人才培养，提供了更为广阔的平台。

2005年3月，神经三科（脑血管外科）成立，由引进的人才黄胜平任主任，蔡业峰任副主任，设立病床45张。同年5月，心理睡眠专科成立，杨志敏担任该方向的带头人，主要负责各种心理睡眠障碍的诊治，积极探索和开展各种中医疗法诊治失眠，成为脑病发展的一个新方向。

2005年8月，脑病科再次新成立神经内科（神经系统变性疾病方向），杜宝新担任主任，主要负责神经内科杂病，主攻方向为运动神经元病；2006年，康复科成立，陈红霞担任副主任，主要研究方向为神经系统疾病的中西医康复。原神经一科主任由蔡业峰主任担任，主要负责脑血管内科病的研究。

2007年大学城医院全面开业，神经内科（内五神经科）、康复科集体搬迁往大学城医院，前者更名为神经四科，两个科室各有病床43张。如此脑病中心全面扩大，快速发展，成为医院的主要龙头科室。大学城医院新安装的平板血管数字减影机是国内首台，为我国最先进的脑血管介入治疗设备之一。3.0T的磁共振以及当时最先进的CT等高精尖设备的引进，让医院脑病的整体实力位居全国同类医院的前列。

2008年，由于在学术水平、学科队伍、人才培养、科学研究、条件建设和管理水平等全面均衡建设并卓有成效，中医脑病学科建设通过国家中医药管理局的验收，获得与会专家和主管部门的一致肯定和好评。

广东省中医院善于根据人才特长，及时调整规划，发展特色学科专科。例如引进清华大学罗国安教授，医院开展了运用系统生物学研究中医药的工作；引进美国加利福尼亚大学的徐洋教授，医院成立了再生医学和转化医学中心；2015年与瑞典卡罗林斯卡医学院公共卫生学系副主任、国际抗生素耐药行动秘书长及科学顾问、瑞典国家研究委员会评价组主席Cecillia Lundborg教授团队等合作，双方建立了中医药领域除类风湿疾病外的其他自身免疫性疾病，如慢性肾病、特应性皮炎、银屑病等类似疾病科学研究平台；2017年与国际著名风湿免疫、信号转导学专家，荷兰乌特勒支大学分子医学中心Boudewijn Burgering团队合作，建立了风湿免疫疾病中西医结合诊治研究与人才交流平台。

多年来，广东省中医院为了留住关键人才，结合他们的实际情况，制定了既有共性又有个性的待遇方案，满足不同的需求。为人才搭建事业平台的做法，可谓是“不惜血本”，但这给医院带来了源源不断的动力。

当好员工的“服务员”“知心人”“指路人”

说起院领导和干部，广东省中医院的员工都饱含对他们的感激之情，他们从来没有给人高高在上的感觉，反而总在下属身边提供支持，为他们服务，帮助他们树立正确的政绩观，尤其是遇到困难的时候，领导干部们都尽一切努力帮助员工解决。

原肾病科护士长邓丽丽回忆起曾经年年被评为优秀的科室是如何渡过评级难关的经历，泪水控制不住地流下来：“有一年，肾病科评级被降为C级，这意味着大家的工资绩效要降低，我这个护士长还要重新竞聘，这对当时怀孕的我是个巨大的打击和挑战。”

黄慧玲副书记把邓丽丽叫去单独谈话，在场还有当时的护理部主任张广清。黄慧玲开导她：“邓丽丽，现在不是沮丧的时候，难过解决不了问题，倒是要好好找找背后的原因。你好好思考一下为什么你的科室是C级？是护士的技能考核不过关，还是病人满意度不达标？我们帮你一起找出解决问题的方案，一起克服困难。”

黄慧玲、张广清花了一个下午的时间，陪着邓丽丽把科室存在的问题一一梳理清楚，并给出解决方案。走出会议室，邓丽丽深吸了一口气：“现在知道自己努力的方向，就有信心了。”陪着她一起离开的张广清主任说：“丽丽，你必须对下面的人好，如果没有下面的同事支持你，是没有办法做好的。”经过一番努力，邓丽丽不仅竞聘连任了护士长，还带领科室升级了。

这么多年过去了，如今已是芳村医院护理部副主任的邓丽丽一直感慨：“他们就像我的父母辈、就像我的老师，感谢他们对我的包容和教导。他们待我这么好，我也要像他们那样待我的下属，下属的困难就是我的困难，我一定要尽力。”

戴德荣是曾经为医院服务的一位园林工人，兢兢业业，勤勤恳恳，以医院为家，是医院的模范工人。他退休后离世的事情，大家没有专门向吕玉波报告。吕玉波得知后，专门去了他的花都老家上门拜祭。对待普通的退休工人尚且如此用心，大家怎能不感动呢？所以“非典”的时候，没有一个后勤员工退缩，包括物业公司的员工。吕玉波是这样做的，黄少英说自己就是这样学的。“非典”时期，医院在赶工期盖总院西区大楼，为了保障建筑工人的安全，医院为工人另外安排住宿的地方，并且安排交通车接送。细致如尘的关怀，最是打动人。广东省中医院就是这样一个既讲原则，又有人情味的地方，艰苦奋斗，作风朴实，这是一代代广东省中医院人作风传承的结果。

营造风清气正的人际关系

一次座谈会上，有几个年轻干部认为，在广东省中医院做事，不用想着拉关系、套近乎、搞交易的行为，只要把自己的事情做好，只要肯努力，就会有机会。吕玉波认为这是对医院最高的表扬，也是最大的肯定，也是他最期待形成的风气。

一直以来，医院领导班子把在医院建立风清气正的人际关系作为自己追求的境界。他们认为，这是建设高水平医院，并且可持续发展的基础性要素之一。

“要一碗水端平，要亲者严，疏者宽。”在一个单位时间长了，总会有些人意气相投一些，有些人相对熟悉一些。但是当碰到具体问题的时候，特别是选人用人之时，医院领导强调，必须把这些都屏蔽起来，公平、公正地对待每一个人。

很多单位都难以避免在选人用人上给予一些特殊照顾的现象，更有单位存在领导直接安排或点名照顾的风气，但在广东省中医院，这些统统都行不通。当然，并不是说“主官”不能有“主见”，但是一开始只能有“腹稿”，不能有“定稿”，这里有两点：一是必须把德才兼备，且适合该岗位，能把事情做好作为最基本的准则，形成人选的“腹稿”；二是充分发扬民主，听取多方面意见，实行正确集中后才形成“定稿”。

在医院宣传典型人物、典型故事的时候，医院领导班子除了号召大家学习，更要求领导干部必须严格要求自己。“领导的行为方式决定了整个医院的氛围。你是什么样的，你重用的人是什么样的，这些才是下面人心目中真正的典型。因为，群众从这里了解你内心真的提倡什么、反对什么。说一套，做一套，就达不到树立典型的真正目的。”

思想认识一致，运用制度来保证。因此，医院建立了一系列保证选人用人公开、公平、公正的制度和程序。

在干部选拔中，医院一直贯彻“公开、平等、竞争、择优”的理念，通过建立良好的竞争机制，拓宽用人视野，提高干部选任工作的透明度和群众参与度。坚持“赛马”不“相马”，凭本事，不凭关系，凭实践实绩，不凭主观意志，力求做到公平、公正、公开，谁有本事谁就有机会，使优秀人才能脱颖而出。

在选人用人方面，新竞聘干部的候选人通过自荐或民主推荐产生，民主推荐分别由大专科（部门）的主治医师和护理组长以上人员、本科室全体员工以无记名投票方式推荐。组织人事部门深入科室进行调查，然后由医院党政领导成员、各民主党派负责人以及相关专家等组成的考核小组进行面试，并综合多方面的因素进行无记名投票，结果报医院党委。充分讨论后，按规定程序决定，力求将合适的人安排到合适的岗位。中层干部换届时，通过业绩考核、群众评议、同级评议、主管领导评价等四个方面相结合的方式进行考核，满意度低于70%的干部一律不得连任。

20世纪90年代中期以后，医院规模迅速扩大，需要大量的中层干部，这既给年轻人带来了巨大的机会，也给医院尽快建设一支高水平、成熟的中层干部队伍提出了新的课题。医院党委首先从机制建设入手，促进中层干部队伍成长。医院规定，副高以下人员被选任进入中层干部队伍时，先做一任负责人，任期满后，群众满意、考核合格的，才正式任副主任或副处长，如果考核不合格，就要离开中层干部队伍。这种既有动力又有压力、既有激励又有约束的制度安排，一方面有利于员工能上能下，另一方面对年轻干部的成长促进很大。很多经过这个阶段的主任、处长都深有感触，被选中后没有任何当了官便高人一等的感觉，反而备感“压力山大”。他们在当负责人的两三年一点都不敢松懈，而是根据岗位要求，不断提高自己的素质，积累自己的能力，从而为今后负责的工作提高了胜任力。

在人才招聘方面，应聘者首先要通过层层筛选，统一进行笔试，主要从逻辑判断和理解能力两个层面进行考核。笔试通过以后，医院规定需要到科室工作14天，然后再进行科室层面的考核，分别要经过被服务患者评议、科室群众评议，由主治医师或护理组长以上人员无记名投票，再由大科组织专门的独立评议。参加评议的专家，独立写下自己的意见，装进信封密封后交由人力资源部统计，按招聘人数1∶2的筛选比例进入医院面试环节。院领导手里只有一票，对于留谁不留谁没有决定权，更不会介绍亲戚、朋友进来。而且医院明文规定，原则上不接受员工直系亲属的应聘。只有博士毕业、专业与医院招聘岗位一致时，才允许员工直系亲属应聘，且其考核流程与其他应聘人员是一样的。

“科室在招聘的时候，院领导并没有过多参与，没有介绍什么人插进来，这在其他单位是难以置信的。”林定坤作为骨科的大科主任、学术带头人深有感触，他很开心的是，在这里能让他坚持自己的原则，在人才招聘时，从不抽应聘者任何一支烟、拿应聘者一分钱，始终坚持优中选优。

林定坤和各专科主任交流时谈道：“不管别人说我自私也好，死板也罢，如果科室丧失了应有的选才标准，招来技术不好，人品也差的人，科室就老要帮忙擦屁股，想开除又开除不了，那就等于招来一个祸害一锅粥的‘老鼠屎’。”

敢于起用年轻骨干

由于医院发展迅猛，急需人才，很多30岁出头的年轻干部都已走上了骨干位置。可对比起其他大型三甲医院的惯例，这些人才都太年轻了，起码要拿了副高职称才能竞聘担任。

颜芳就是当中的一个例子。当时，医院在筹建中医经典科，将科室定位在中医药治疗急危重症，也就是尽量用纯中医的办法救治急危重症患者。这是一个全新的科室，是全新的探索，在全国范围内没有先例。

在挑选科室主任时，有人建议在现有科主任里选择一个。但医院一直考虑，这科室的负责人必须对急危重症的救治有着丰富经验，同时在中医药临床上有较高水平，才能胜任，就是说必须对急危重症医学及中医药学都非常精通的“双面手”。

在院内经过“勇士过索桥”般的公开竞选与考核后，院领导班子锁定了一个年轻人：颜芳。

用颜芳是一个大胆的决定。他当时只有三十几岁，还是个主治医师。从年龄和资历来看，他似乎都难以担此大任。然而，颜芳在ICU工作十多年，曾获得危重病医学基础评估与支持治疗（BASIC）国际认证合格书，又有扎实的中医背景。医院领导班子一致决定，既然学科背景和工作经历合适，又是过五关斩六将赛出来的人才，那就大胆让他干!

不仅颜芳年轻，在选用科室的医护人员时，医院也大胆起用年轻人，护士长刘宇工作仅4年就挑起了科室的护理大梁。

医院党委原副书记张广清也是其中的一个好例子。她29岁就竞争上岗成为护理部副主任，是医院内护理专业的第一个硕士生导师、第一个评上正高职称的人，她一直感恩医院的栽培。

回想当年，她刚入职时没多久就担任肛肠科的护士长，还有幸前往日本参观高野医院，学习管理模式并带回科室实施。开阔了视野的张广清有了与同龄人不一样的见识和眼界，很快便被调往护理部工作。

没多久，正好护理部副主任有一职空缺。有很多年资很高的护士长参与竞聘，张广清也报名参加。在她看来，广东省中医院向来不会论资排辈，只要有能力竞聘上，就会有岗位，年龄和工作年份不是必须考虑的。张广清凭借自己的实力，被顺利选任为护理部副主任，此后还担任了医院的护理部主任、医院党委副书记、纪委书记。

“那时我还不知道这在其他医院是根本不可能的事，他们要按工作年份评级，从11级到9级必须经历至少6年，才有资格报名做副科长。”张广清回忆道，“现在想想当年还真是初生牛犊不怕虎，感谢医院平台，给年轻人机会，我才能有今天的事业。”

2005年，张广清晋升正高职称，开启了中医医院护理行业的先河。这也为医院护理专业奠定了坚实的科研基础。此后，护理方面的重大课题源源不断，一批批护理人才也因此有了更好的职业愿景，中医护理的影响力也越来越广泛。

广东省中医院能从一家发不出工资的医院成长为全国中医医院的典范，与领导和干部一直甘为人梯是分不开的，只有这样，他们才能得到全院职工的拥护，医院做出重大决策时才能得到职工的全力支持。

让员工有被尊重当主人的感受

在广东省中医院，每位员工的声音都能够被听见。这里，倡导人人参与管理的氛围，员工能感受到自己就是医院的主人翁，员工的知情权和决策权得到充分尊重。凡涉及员工利益和医院发展的重大问题，都交由职代会讨论和审议。

职工代表大会制度是充分反映民意、实现职工自我管理的重要机制。广东省中医院每年召开职代会，由医院工会委员会组织和筹备，每次会议必须有三分之二以上的职工代表出席。职代会做出的决议、决定必须由应到会职工代表过半数同意才有效。职工代表大会对于与医院员工切身利益相关的事项具有审定权，对于医院发展的重大事项和制度建设具有审议权，对于医院运营管理、人事任免等具体管理工作有建议权。医院重视群众的评议监督，定期对医院领导、中层干部进行民主评议，信任度低于70%（含70%）的，要从管理岗位上下来。选人用人前，一定要征求群众的意见，把群众推荐作为产生候选人员的最重要因素。

医院职工代表大会的代表实行常设制，不仅开会时发挥作用，平时遇到医院发展、建设、管理问题和职工的利益诉求等，都可以写成提案，交给职代会常设机构——工会，像职代会期间的提案、议案一样落实。

工会副主席胡艳梅印象最深刻的一个落地议案就是双休日的实施。过去，由于医院工作的特殊性，人员相对不足，广东省中医院在很长的一段时间里没有实行双休制，大多通过给加班费的形式提供补助。随着社会的发展和医院规模的扩大，许多员工认为应该实行双休，宁肯不要加班费，也希望能有双休。工会充分重视员工的合理诉求，组织多番论证之后，提出双休日的安排方案，由科室自行排班，在不影响医院正常运作的情况下，给员工安排休息。这个议案在职代会上获得通过，2018年3月，广东省中医院正式实施双休制，员工纷纷拍手称赞。

为了让员工参与管理的程度得到进一步扩大，医院提出让提案常态化，任何时候都可以提。与此同时，由职代会推举职工代表组成三个工作小组，分别为医院管理工作小组、医教研工作小组、生活福利工作小组。凡涉及医院改革发展、医教研工作及职工福利的事项，由相应工作小组在广泛征求职工意见的基础上，通过调查研究，提出和制定实施方案，问题得到及时解决后，最终的方案再交职代会审议，再进一步落实。

其中，与员工生活最贴近的小组就是生活福利工作小组，只要与职工的切身利益有关，福利小组都会召开会议进行讨论，并定出解决方案。福利分房时，院领导从不干预，由福利小组成员商定公平、公正的分房标准，使得在很多单位可能会造成矛盾的事情，在广东省中医院由于良好的协商和员工的直接参与变得比较和谐。

为了更好地让全院各科室和广大员工踊跃参与到医院的管理之中，提升服务质量，医院每年会拟定一个主题，根据主题定向收集“金点子”。例如“提高服务质量和水平年”的时候，开展医疗和服务质量的研究；“医疗安全年”的时候，开展以防范医疗风险为主题的活动。全院员工集思广益，为医院的发展献计献策。2007年第一次开展，就收集到193个“金点子”，李达的“实施‘5S’管理，提高工作效率和员工素养，积极培育医院核心竞争力”获得一等奖，被医院采纳立项并得到很好的实施。

当员工出现困难，全院上下都倾力支持。大学城医院急诊科有一名刚工作没多久的护士，体检发现确诊为恶性淋巴瘤，要进行骨髓移植。家境不富裕的她坚强抵抗病魔，但骨髓移植的费用实在太高了。工会了解情况后，立马发动全院的力量，不到一天就筹集到了30万元。

二沙岛医院急诊科一名护士，2012年发现纤维肌痛综合征、红斑狼疮，后确诊为肢带肌营养不良症，经多方治疗疼痛无缓解，病情持续加重，已发展到不能说话及走路，生活不能自理。她家中父母早逝，唯一的姐姐远在南非工作。自生病之日起，医院就非常关注，每年春节和“七一”前夕，医院党委书记翟理祥都会带领党办、工会前往家里探望详细询问她近况，嘱咐她要保重身体，保持乐观。在送上慰问品和慰问金的同时，还送上《医院信息报》及相关图书，让她感受医院的温暖。这名护士家住广州石井，翟理祥还特地交代石井门诊部要为她看病开药提供方便。

医院的发展，需要员工的支持。作为医院管理者应懂得：员工的主动性、积极性和创造性，将对医院发展产生巨大的作用，而这些都建立在员工得到充分尊重的前提下。

大与小

格局有多大，决定了能走多高、多远。基于远大格局所形成的愿景、思路、战略，又必须一步一个脚印落地，才能结出发展硕果。正所谓“大处着眼，小处着手”。

广东省中医院自觉服从于国家发展大局，从满足病人需求、解决行业发展痛点出发，制定医院发展战略，以踏石留印、抓铁有痕的劲头狠抓细节和落实，形成了鲜明的务实作风，实现了跨越式发展。

同行经常惊叹广东省中医院的超前：

在“荒岛”上建起二沙岛医院，打造环境舒适的“五星级医院”典范；

在“没病人”的广州大学城建分院和广东省中医药科学院，吸引珠三角病人，“医”“研”比翼齐飞；

托管“不赚钱”的广州市慈善医院，既体现公益性又激发活力，实现社会效益与经济效益双赢；

与和睦家携手建立“中外混血”医院，“敢吃螃蟹”探索医疗管理体制创新……

这些超前创举的背后，是医院对国家、行业、区域发展趋势的前瞻性把握和精准施策，观察到“风起于青蘋之末”，自觉把医院发展融入国家和行业战略中，用好一切政策，整合好一切资源，敢于先走一步，善于转化落地，推动医院高质量发展。

战略格局的“大”与注重落实的“小”，是一对辩证关系。

“不谋全局者，不足以谋一域。”对未来的期许，决定了当下的判断、立场、作为与选择。领导者格局的大小，决定了组织战略布局的高低程度、开放程度、适应程度、预见程度和完善程度，也决定了组织未来的发展方向。“大”，是一种海纳百川、开放包容的精神和胆识。不具备大胸怀，就不可能成就大事业。

“如切如磋，如琢如磨。”“小”，则指战略布局后，在具体实施过程中所体现的精细谋划、落实作风和实干精神。当组织有了战略方向后，目标的达成并非一蹴而就，需要从大处着眼、小处着手，一步一个脚印地积累和迈进，使战略构想逐步落地。

干事业做工作，方向要正确，战略要得当，又要把握好细节，把宏观微观、战略战术有机结合起来，做到谋划时统揽全局，操作中细致精确，防止因为“细节中的魔鬼”损害大局。

“于无声处听惊雷，于细节处见精神。”广东省中医院从一个不起眼的中医院成长为全国规模最大、年服务患者量最多、综合实力最强的中医院，用实践很好地阐释了“大与小”的辩证关系。

领导人的认知格局

“学习力”是基础

医院领导人的格局，反映了他们的胸襟和眼界、格调和情操，因而决定了医院能做多大、能登多高、能走多远。

医院的发展始终处于内外环境的动态变化之中，对于医院领导者来说，就会面对诸多问题，特别是在重要的发展节点上，领导者的眼光、胸襟、胆识等要素所产生的内在格局，更能为领导人的决策制定提供信念力量，往往立刻展现出高下之分。

“谋大事者首重格局”，作为医院领导班子的一班之长，吕玉波在漫长的医院发展历程中，能够率领一班人，从破解一个又一个发展难题做起，不断积累经验，不断自我革命、自我蜕变，内心格局不断升华，从而促使整个班子成员的内心格局不断成长，不断克服以下三大问题：对瞬息万变的发展趋势不敏感，对稍纵即逝的时机不在意，习惯于自弹自唱、自卖自夸；处理事情更着眼于当前利益，忽略了长远利益，只算小账，不算大账；小农经济意识浓厚，陶醉于舒舒服服过好眼前的小日子。

这就需要领导班子不断学习，改变自我知识结构，拓展自身能力，不断升华自己，从而确立起宏观与微观、眼前与长远、局部与全体、个体与群体、组织与社会相互协调的价值观。

广东省中医院领导班子在不断学习思考的过程中，提出了“八力合一”的组织核心竞争能力的观点，认为一家医院是始终处于内外环境变化和自我变革当中的，核心竞争力是一个由多方面的综合能力共同构成的复合力，即适应力、领导力、规模力、技术力、人才力、文化力、服务力、学习力。这“八力”可分为两大类：一是内在竞争力，由适应力、学习力、领导力、文化力构成，与领导者的认知格局密不可分，是领导者内在认知格局的直接外显；二是外在竞争力，即服务力、技术力、人才力和规模力，是领导者通过战略规划与实施，借助组织成长而演变转化出来的。

所谓“适应力”，是指医院适应内外环境变化的能力。它来自领导者对于变化的敏锐感知和把握，并以强烈的危机感、责任感作为先导。适应力的形成离不开分配、劳动、人事三项基本制度的改革，医院建立起与内外环境变化相适应的既有动力又有压力、既有激励又有约束的运行机制，从而充分调动广大员工的积极性、主动性和创造性，为医院发展提供可持续的内在动力。

“学习力”是基础，要求领导者不断学习成长，并带领组织成为学习型组织。早在2005年，吕玉波在科主任会上讲为什么要成为学习型组织时提到：“从本质上，评价一家医院是否具有竞争力，不只是看这家医院取得的成果，而更要看这家医院具有多强的学习力。”学习型组织产生的根本动力，是个人自我突破与实现自我价值强烈需求的契合。他提出“必须改变工作是达到个人物质目的的工具性的工作观，而转变为实现自身价值精神层面目的性的工作观，再转变为更高的满足社会需求价值需要的创造性的工作观”。医院不仅仅是工作的场所，更应该是终身学习成长的场所；学习型组织的重点是改变人的“心智模式”。“反思是最重要的学习”，学习力的成长还来自系统思想，医院就此提出“三个防止”的要求：防止分割思考，要整体思考；防止静止思考，要动态思考；防止表面思考，要本质思考。正是领导团队的自我学习、自我超越，才能为群体建立起共同愿景，促进团体学习，点燃成员内心的激情，在团体内部形成以不断超越自我为核心的氛围。

“领导力”是领导者个人工作格局的一个外化，是医院内部核心竞争力的综合体现。实际工作中，个人领导力的形成是领导者工作格局所带来的人格魅力和影响力，并进而形成了干部文化。

“文化力”的本质则是一个组织的目标、宗旨、价值排序和精神的总和。文化力的形成根本在于领导者的价值诉求和精神品格要求，归根结底也受到领导者工作格局的影响。医院的价值追求，关键在于领导者是否发自内心以此为奋斗目标，“每想起，内心激动不已，充满豪情壮志，并为此追求不息”。

由此可见，领导者的工作格局是医院内部核心竞争能力建立的根本前提，没有领导者的格局就不能很好地形成内部核心竞争能力，更遑论外部竞争能力的持续发展。

正如本书多次从不同角度提到，只有领导人的格局（包含班子的格局）率先取得提升，才能使广东省中医院在发展过程中，对于战略的选择，不断演化，不断升华，以至于每临大事有定气，每临危难有勇气，每临抉择有大气，从而使医院始终能够把握住医院发展的关键矛盾，从更广阔的视野去谋划，突破眼前利益的局限，追寻长远利益的实现，化解诸多矛盾，选择出正确的道路，突破一院利益的小算盘，成为领航业内的旗帜。历史一再证明，正是这些选择，使广东省中医院从一家弱小的医院成长为今天无论是实力还是规模，无论是社会美誉还是社会贡献，都称得上全国中医医院的翘楚。

格局决定战略选择

风起云涌中，战略迈进的足迹

战略谋划是领导人的重要任务，战略谋划的提出，则取决于领导人的战略格局。广东省中医院战略格局的确定并非一蹴而就，而是在不同历史阶段的不断前行中，在领导者的格局拓展中一步步升华。

一是从“没有病人就没有饭吃”到“以患者需求为导向”。

改革开放初期，广东省中医院面临着生存危机，工资发不出去，人员没有积极性，人才断代明显，梯队不完善，综合实力居于很低层次。由于历史原因，存在着队伍人员间错综复杂的人际矛盾，那时，可以说是各种矛盾杂陈，亟待解决的问题层出不穷。广东省中医院自然而然把如何稳定队伍、解决“温饱问题”、调动起积极性，作为首要问题处理。

通过细致分析，当时领导班子认识到，只有吸引更多的患者来医院就医，才能走出危局。因此，提出“没有病人就没有饭吃”的口号。可如何吸引更多的患者？

很多人提供了不同的思路。有一部印度电影《大篷车》甚是出名，电影中吉卜赛人的大篷车给人留下深刻的印象。于是，有人建议，医院可让医务人员组成大篷车，巡回诊疗，四处开诊，这样既能宣传医院，也能服务更多患者。这些想法看似是吸引患者的建议，可从根本上能否解决问题，真正把医院带出生存困境还是未知数。

那时，刚进入班子担任副院长的吕玉波常深入临床，看到了一种现象：门诊患者很多，医生看病却不肯加班，一到下班时间就挂牌休息，病房有很多空床，却不肯收治患者。这让他认识到，医院不是没有病人，而是有病人，但医务人员没有积极性去诊治。要改变这种现象就要改变分配制度，方能真正解决问题。

随之，在党委书记史德林为首的领导班子支持下，医院进行了分配制度改革尝试，首先确定了定岗定编定员的制度，将竞争引入科室管理，实行“上不封顶，下不保底”的“按劳取酬”。并接纳一些专家建议，门诊实行了挂牌行医，让患者可以自由选择自己要看的医生。在这些制度下，原本死气沉沉的医院顿时活力四射：医务人员不再拒绝患者，而是主动服务患者；药房人员不再按部就班抓药，而是主动招呼患者；夜诊不再无人愿意出诊，反而争相争取，以至于医院规定要副高以上的专家才能出夜诊，甚至后来还增加了中午诊和节假日诊。这些原本觉得需要苦口婆心劝导的事情都一一迎刃而解，门诊量节节攀升，很快医院就实现收支平衡，开始有了结余。“大篷车”的方法自然而然不再需要。

可医院该如何推动进一步发展?

随着探索深入，广东省中医院人渐渐意识到“没有病人就没有饭吃”这个口号，对于冲破计划经济模式下形成的“干多干少、干好干坏一个样”的“大锅饭”观念是有意义的，但不能全面反映医院的追求。

“以患者需求为导向”的格局产生，医院随之提出从患者需求出发的“三大优势”发展思路。

第一个优势，就是疗效优势。患者到医院所追求的核心价值，是解除痛苦，保住生命。如果不能解决患者的问题，那么，来就医的患者就不得不离开，可以说，疗效是办好医院的生命线。

比如，推出一个特色疗法，有一定疗效，报纸上做了报道，立即患者如潮涌来，可没多久，潮水就退去，归根结底就在于疗效并没有宣传所说的那么好。患者的疾病诉求，必须有能力接得住，才能持续吸引患者。

第二个优势，是服务优势。患者到院就医，除了用药物、治疗、手术解决病痛之外，还需要医务人员的人文关怀。缺乏人文关怀，会影响治疗效果。人文关怀也反映在医院流程设计，患者希望得到更好的安排，获得更便捷、可及的服务，有更舒适的就医环境乃至更贴心的照料，只有这样，才能使患者有良好的体验，医患之间建立起信任关系。

第三个优势，是信誉优势。所谓信誉就是让患者到院就医时，对医院感到放心，信任医院。当中很重要的因素就是良好的行业作风和高尚的职业道德，这就包括了合理诊治和合理收费。广东省中医院格外注重树立医院在患者心目中的公信力，不仅价格管理严格，而且很早就认识到“收红包”“滥检查”和“大处方”是有害医院声誉的不良行为。医院不仅及时推出系列措施重拳整治这些问题，而且引入了行政权、专业权的概念，加强了对医疗技术权力的监管，剔除了用业务收入考核医院科室和个人的做法，自觉地从社会效益的高度来认识医院的价值选择。

为使“优势战略”落地，医院以观念转变为先导，提出了“以病人为中心”的理念。当时，有不少医务人员并不认同这样的思路，他们认为医院应该以医疗为中心，以员工利益为核心。面对这样的疑问，医院坚持了“以病人为中心”的价值判断，医疗行业的本质就是为了人的健康，医院以病人为中心是天经地义的事，更何况在社会主义市场经济条件下，医疗活动要以病人需求为导向，医院有了病人，员工的价值才能实现。这就使得医院在发展过程中，坚持了正确的价值取向，从只关注自身经济收入的局部利益上升到与社会利益和患者利益相一致的高度，从而得出那句著名的格言：“患者可以没有广东省中医院，而广东省中医院不能没有病人。”大格局的思维，使医院走上了一条通过实现社会价值和患者价值，从而最终实现医院价值和员工价值的道路。

多年后，仍有很多人到医院参观时，对这一做法表示质疑。他们认为，不以业务收入考核科室和个人，就不可能促进医院业务收入增长，医院自身发展就会受到影响。有很多人认为，价值观的引导，是医院解决自身生存发展之后才可顾及的，就好比一个茶壶，只有自身有水，才谈得上分茶。

广东省中医院则不这样看，反而认为在社会主义市场经济条件下，社会效益和经济效益都是医院应该追求的，当二者出现矛盾时，应该首先追求社会效益，只要社会效益实现了，社会自然而然会回报医院。医院称之为“善的循环”。因此，医院在设计运行模式时，就强调要注重引入市场机制，建立起既有动力又有压力、既有激励又有约束的运行机制，还要通过价值观培育，确立正确价值导向，构建患者、医院、医务人员三者利益相统一的共同体发展格局。医院曾比喻说：“这两条线，就像珠江水那样自动流向大海，自然而然推动医院可持续的健康发展。”在经历了漫长的时间考验后，广大医务人员不仅没有被个人利益所蒙蔽，而且逐步认同这样的格局，最终成为习惯。历经数载风雨，最终造就了广东省中医院人独有的品格。

正是这样的格局，使得广东省中医院避开了医疗改革中出现的过分市场化的弊端，在社会上普遍产生对医院不信任时，广东省中医院“患者至上”所营造的独特氛围、良好的行业作风，被患者誉为“一片绿洲”，成为国家扭转过分市场化弊端时的先进典型。

“以患者需求为导向”成为医院谋划各项工作的灯塔，由此产生了四大战略目标：第一，努力成就一群名医；第二，为病人提供最佳的诊疗方案；第三，培育一支高素质的服务团队；第四，在群众中建立自己的公信力。相当长的时间里，这一战略目标的规划是广东省中医院各项工作不断发力，逐步走出一条强院之路的关键因素。

二是从管理好、服务好到以疗效提高为核心。

早在21世纪初，广东省中医院就已小有名气。2000年全国行业作风现场会在广东省中医院举行，2002年时任国务院领导到广东省中医院调研，评价医院“管理好、服务好，名不虚传”。从那以后，领导班子成员去全国各地交流都听到这种评价，大家觉得只有这“两个好”远远不够，作为一家医院，必须疗效好。从此，依靠内涵建设发展医院的想法在班子成员心里扎下了根。

推动内涵发展，就要从学科（专科）建设入手，推动专科向更高层次迈进。专科发展的关键在于人才队伍的培养以及技术水平和临床疗效的提高。医院提出了“中医水平站在前沿，现代医学跟踪得上，管理能力匹配到位，为患者提供最佳的诊疗方案”的办院方针，不断提高医院的综合服务能力。

为促进这一目标的实现，医院努力营造百花齐放、百家争鸣的学术氛围，及时吸纳人类文明的所有有用成果，进一步提高中医药学术水平。在大量临床实践的基础上不断总结经验，注重临床能力的提高。不断探索中医药在某个疾病治疗的全过程或某个环节、某个侧面、某个阶段的行之有效的中医诊疗思路和方法，有效发挥中医药优势。努力让每一个来医院就诊的病人，能够得到中医药最好的诊疗，当有需要的时候，医院又能提供现代医学最好的诊疗方法。病人的绝大部分问题应当用医院现所能有的最好的方法去解决，争取达到现有技术条件下的最佳疗效。

推动专科发展，人才素质的提升是重中之重，“名医、名药、名科、名院”四位一体，“名医”是关键。医院的生命力、学术水平、技术实力归根结底就是看有没有、有多少为广大患者所认可的名医，这将最终决定医院的命运。这些年，医院坚持不懈，花大力气在人才培养上，建立了比较完善的继续教育方案，相继推出了系列人才培养制度，努力构建成才机制。

医院对人才培养提出了“厚基础、宽知识、强能力、深钻研”的思路，要求科室高度重视人才成长，提出了科主任的政绩不仅要看门诊量、收治病人数、发表文章数等指标，更核心的内容是看培养了多少年轻骨干人才，绝对不能让年轻人错过自身成长的黄金时间。

为促进一批业已成长起来的中青年骨干迅速脱颖而出，成名成家，医院开展了“名医工程”，努力把医院建设成为培养现代名医的摇篮。对于综合素质好的人才，医院加大培养力度，加强个性化培养，在进修学习、跟师研修、临床实践、科学研究、提供平台、扩大宣传等方面给予了足够保证，有意识压担子，促进其快速成长。

医院聘请了全国最著名的国宝级名医到院授徒，不断加强“师带徒”的工作，不断完善其考评制度。大量实践证明，成长为名中医，必须具备四个条件：一是大量临床实践运用名老中医学术思想解决问题，二是大量阅读古典医籍，掌握中医药经典学术思想，这两点是必备条件。三是有跟师保证，四是某一主攻方向上有精研深修，后两者是重要条件。

今天，广东省中医院已成为名声赫赫的医疗中心，无论是重大专科的发展还是特色优势病种的治疗，无论是重大公共卫生事件中的表现还是重要的保健任务，都得到了全国中医药同行乃至西医同行的尊敬。如果没有突出的疗效，这些赞誉是不可能获得的。

三是从“专注医疗”到“依靠科技创新驱动发展”。

中国工程院院士桑国卫曾视察广东省中医药科学院，评价说“广东省中医院是临床研究和中医药特色做得最好的医院”，并欣然题词“中医药学是伟大的自然科学和人文科学”。

中医药科学院的建设，正是广东省中医院开始旗帜鲜明提出“以科技创新驱动发展”的标志。

早在21世纪初，医院提出要推动科学研究促进临床疗效的提高，科学研究必须紧密围绕临床问题而展开。对于医务人员想要做科研的想法，即使没拿到课题，只要是临床需要的，医院就支持。为提高临床研究水平，医院引进了我国中医界DME的创始人赖世隆教授，从解决临床疗效的关键问题入手，选择了中医证候、中医药临床疗效评价、围手术期发挥中医药的作用三个主题，作为医院科学研究的主攻方向。医院坚持“要有所为，有所不为。临床和科研必须‘一张皮’，从临床中发现问题，让科研解决问题，并最终实现疗效的提高”。

医院还提出与世界领先信息技术团队IBM公司合作，建设临床科研一体化的数字平台，运用先进的语义分析技术，对临床中的数据进行结构化处理。日常医疗工作中每一个患者信息的录入都能随机转化为科研数据，并在全国医院中率先实现了这项技术，曾入选年度亚太地区十个最重要的创新项目。

检验科申报通过了ISO认证。一家中医医院的检验科，做ISO认证？很多人不理解。医院很明白，这是以认证为抓手，推动检验科专业标准化，进而推动全院标准化建设。提高临床检测水平，为高水平临床研究打下必不可少的基础。突破了许多困难后，医院的检验科不仅成为国内最早通过ISO 15189标准和校准实验室标准认可的一家医院，还拿到了被全球104个经济体公认结果的入场券。

医院建起了GCP中心。“九五”期间，国家启动了中医药现代化的“1035”计划，即自主创新5个药并搭建了5个药物筛选平台、5个药物安全评价中心及5个药物临床研究中心。科技部的领导看到医院有积极性，也有一支较为成熟的临床研究方法学团队，就把GCP建设任务交给了广东省中医院。

吕玉波回忆说，当时根本不知道何为“GCP”，后来才了解，“GCP”是规范的临床研究。为做好这个项目，科技部有关领导带着吕玉波和赖世隆，到美国、加拿大考察，到西医院学习。大学城医院落成后，医院有了空间，建起了规范化一期临床试验中心，专门用作新药安全性评价，引进曾在美国FDA（食品药品监督管理局）工作的专家来指导建设，使研究成果能得到国际上按照美国和欧盟的监管标准建设的认可。建成后，医院邀请美国FDA的专家现场考察两次，专家认为这是她在全世界看过的100多个一期试验中心中最好的中心之一。

后来，天士力药业的丹参滴丸计划进军美国市场。按美国FDA要求，临床试验要在美国完成。但在美国做临床试验，案例费用都很昂贵。天士力提出，能否有一部分三期临床试验案例在中国国内完成。美国FDA派出专家到中国考察，认为只有北医大第一附属医院和广东省中医院两家做出临床试验的数据，他们可以认同。

伦理审查获世界卫生组织SIDCER认证。“如果没有合格的伦理审查，科研成果就不能被认可。”这是国际化进展中医院学到的功课。2010年医院取得世界卫生组织SIDCER国际伦理认证，成为当时省内首家通过此认证的单位。2015年8月顺利通过国家唯一伦理审查认证——中医药研究伦理审查体系认证CAP认证，是全国首批、省内第一家通过该认证的机构。2016年成立了全国首家中医药干细胞研究伦理委员会。

检验科ISO认证、GCP中心建设、伦理获国际认证，甚至购买先进技术设备，这看似些闲棋冷子，实则为科技创新搭建平台。若没有当年这些“闲棋冷子”一个个汇成一条大龙，就不会有广东省中医院一步步迈入全国中医药科学研究国家方队的关键步骤。若没有多年的磨炼坚持，就不会有现今的国家中医临床研究基地、国家中医药传承创新中心、大湾区重点实验室、国家重点实验室等国家级平台落户医院。这些“闲棋冷子”成了建设亮点、行业标准，成了承担国家系列重大专项的基础，成了与国际一流医学中心合作的本钱。

2002年广州要在小谷围岛建大学城，建设规划包含一家三甲综合性医院。政府最先找的，并非广东省中医院。但其他一些医院领导多次视察后连番摇头，觉得大学城无非荒草一片，地属番禺，还在一个岛上，离市区有相当距离，有谁会去那么远的地方就医？虽说大学城号称拥有20多万人，但主要是学生，身强体壮，患者从哪里来？甚至有专家公开在报纸上发话，说大学城建医院是个错误的规划。

广东省中医院看了后，却算起了另一笔账。首先，政府在大学城规划建医院，是为了确保地区群众安康，医院理应站出来。其次，大学城虽看似荒凉，但地处广州新城市中心与未来重点建设地南沙的交通枢纽上，这也是连通广州与珠江三角洲地区的交通枢纽，具有非常特殊的地缘优势。再者，凭借多年的建院经验，医院相信：“一个名医就是一面旗帜，旗帜插到那里，病人就会汇聚到那里。”“名医工程”已成就了院内一大批名医，医院品牌效应增长，也吸引了众多市外患者，有着强大的异地患者就医需求；在大学城建医院，不仅不愁没病人，还会增强对珠江三角洲地区患者的吸引力。

最为关键的，当时医院迫切需要建起一个最能代表医院建设理念，展现中医医院特色和优势的新院区。考虑到医疗、科研、教学三驾马车并驾齐驱，要打造一家研究教育型医院，则实现这重要的战略定位、空间拓展，势在必行。

一番利弊分析，使班子在问题面前看到了机遇和目标，大学城医院广东省中医院接！随之，医院班子提出要在其中建设研究中心的想法，也得到了广东省委、省政府的高度重视。以广东省中医院为依托，整合全省中医药科研力量建设广东省中医药科学院，成为中医药强省战略的一个重要内容。广东省中医药科学院的建设，使广东省中医院的科研工作有了专门的平台、专门的编制、专门的经费，形成了专门的科研体系，使医院正在蒸蒸日上的科研工作更是胁生双翼。

建成不久，一大批两院院士成为科学院聘请的专家和顾问，一大批海内外著名的医学研究专家相继加盟，与全国乃至世界一流的科学家合作，使共同推动中医药创新发展有了坚实的基础。

2012年10月，为总结好广东建设中医药强省五年来取得的成绩和经验，由南方日报社主办的“振兴中医药的广东路径”高峰论坛暨“广东中医药强省建设致敬盛典”在广州举行。时任卫生部副部长、国家中医药管理局局长、中华中医药学会会长王国强出席大会并做了重要讲话，对广东建设中医药强省五年来取得的成绩和经验给予充分肯定和高度评价，用“八个第一”概括了广东的成绩，其中与广东省中医院密切相关的就有五个“第一”。王国强副部长说，广东省委、省政府在全国第一个提出建设中医药强省，并成立高规格领导小组；广东省中医院是全国门诊量第一的医院，是全国中医界的一面旗帜；广东是全国第一个构建中医预防保健服务体系的试点省份，“治未病”工作取得突出成效；广东是全国第一个成立省级中医药标准化技术组织的省份，进一步促进了中医药的规范化发展；广东是全国经营规模第一的中药商品集散地，中药材出口保持绝对优势地位；广东凉茶成功“申遗”，成为全国销量第一的饮料品牌；全国第一个国家级中医药发展学术论坛——珠江论坛落户广东；广东在全国第一个开展中医药文化养生旅游示范基地评定，拓展了中医药文化产业的外延。他认为，广东中医药强省建设有六点经验值得学习借鉴，希望广东省开拓创新、发挥优势，在九个方面继续深入探索，出经验做示范，当好排头兵。他代表中华中医药学会向钟阳胜、雷于蓝、彭炜、邓铁涛、张学文、吕玉波、杨兴锋、李国桥、陈可冀等为中医药强省建设和振兴中医药事业做出贡献的领导专家颁发了“致敬人物”奖杯。

如果没有这个平台，也就不可能想象，临床科研团队可以拥有自己的实验室、动物实验中心，也就不会拥有第一个中医领域的生物样本库和一系列合作开展与中医药临床有关的基础研究。临床研究与基础研究

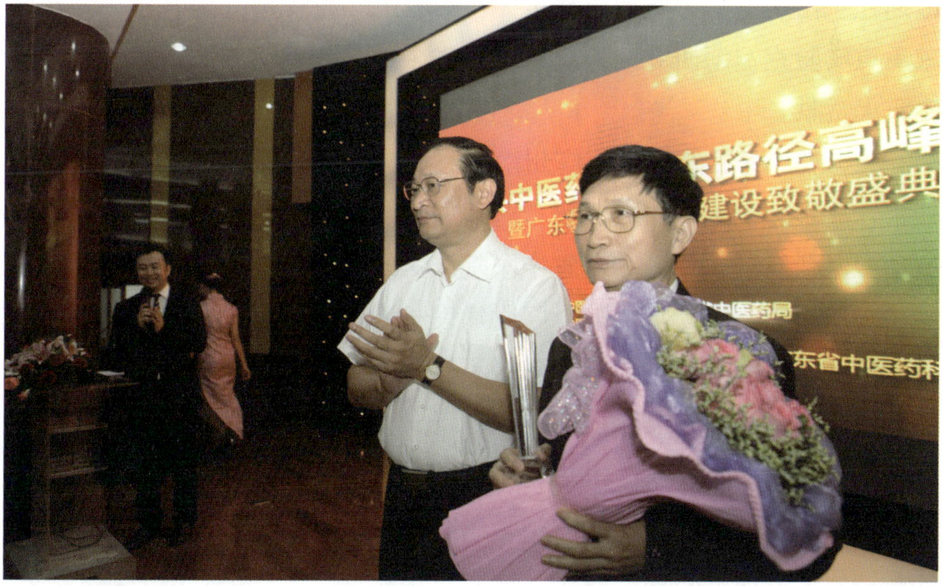

□ 时任卫生部副部长、国家中医药管理局局长王国强为广东省中医药强省领导小组组长钟阳胜颁发“致敬人物”奖杯

相互贯通，科学院如同一个中心服务器，张开协同创新的大网，不仅能够回答中医药是否有效，也能够回答中医药为什么有效。

为进一步加快推动科学院的内涵建设，医院寻求中国中医科学院的帮助。当时分管卫生的广东省领导，亲自领着吕玉波、陈达灿到北京汇报，得到了大力支持。中国中医科学院很快把广东省中医药科学院作为分院，广东省中医院的科技创新队伍开始迈步进入国家队，展开最前沿的中医药科学研究。

2016年，国家推出省部共建重点实验室的项目，这对于全国中医界来说无疑是一次难得的机遇。此时，还没有一个中医重点实验室，如果能够申报成功，必将为中医药事业的发展提供强大的助推动力。

医院意识到，这是建设国家科技创新平台难得的机遇，马上启动申报。历经艰难曲折，在申报中不断学习提高，进一步理清靠科技创新驱动医院发展的思路，最终省部共建中医湿证国家重点实验室落户广东。

新冠肺炎疫情在世界暴发，从中医角度来看，这次疫情正是湿邪，故而在抗击疫情中中医药彰显了无可辩驳的治疗优势。随着省部共建国家重点实验室湿证研究的开展，广东省中医院必将为中医药事业再次做出重大贡献。

随着改革开放的深入，广州南沙已成为粤港澳大湾区的中心区域，能否在这里建设集医、教、研于一体的医学中心，从而更有力地用创新驱动中医药发展，成了广东省中医院人又一新高度的战略谋划。初步设想建一所研究型的大型医院，同时建设一所应对突发公共卫生事件的中西医结合应急医院，再把空间已经不能适应发展的广东省中医药科学院迁建过去，从而形成集聚效应。

在省委、省政府以及南沙区委、区政府的支持下，医院首先动工建设。从开始设计，南沙医院就承载着科技创新引领医院发展的使命。目标是建成集临床、科研、教学、应急救治功能于一体的，具有国际影响力、国内一流的医学中心。期望通过南沙医院的建设，实现传承与创新一体化、临床与科研一体化、医疗中心与医学中心一体化、学术与技术一体化、人才与团队一体化，从而打造覆盖“临床—科研—产业”的创新链，形成大湾区中医药发展新高地，为国家中医药传承创新带来示范效应，为建设国家中医药综合改革示范区做出贡献。

位于南沙的这三个机构可在科研平台、人才培养、学术交流、生活服务等方面实现资源共享，为国内外科学家提供医教研综合性开放平台。其预期目标就包括建立一家引领行业的研究型医院，打造国内具有示范效应的中西医结合应急救治中心，在重大公共卫生事件中发挥中坚作用，建成省部共建国家重点实验室等国内领先的科研平台，支撑广东省中医药科技创新发展。建设好中医领域唯一的大湾区联合实验室，吸引大湾区优秀医学人才联合攻关，培育高质量研究成果，打造大湾区中医药创新高地。同时做强做大中国中医科学院广东分院，建成中医领域完备的生物资源中心，中医药领域的P3（生物防护三级）实验室，涵盖中医药古今中外文献、全国学术流派及名老中医学术思想和经验的知识仓库。

历经不同时期，医院在每个发展阶段都能提出更加高远的战略目标，从一开始解决吃饭问题，到提高服务水平、提高医疗疗效、建立公信力，再到以内涵发展为核心，建设研究教育型医院，这一步步走来，反映的是领导格局不断调整、不断提升的过程。面对“十四五”新的历史时期，广东省中医院又提出探索一条办好中国医院的发展之路，这一壮志的背后正是领导者的目光与胸怀。现在，他们正为实现这一目标，百折不挠争取成为国家医学中心。

工作格局决定战略实施的成败

战略确定后，在实施过程中，如何设计运行机制，处理社会效益和经济效益的关系、吸引人才并留住人才，如何处理医、教、研三者的关系，如何发挥中医药预防、治疗、康复的作用，如何平衡医院内部中与西、上与下之间的关系，是着眼于长远还是眼前，是局部还是整体考量，胸襟宽广还是狭隘，这都是格局问题。

一是要为别人的成功创造条件。

领导者不仅要不断突破自我心智模式，促进自身不断成长，带领组织成长，还要始终把成就他人作为自己的努力方向，要有“无我”的宽广胸怀。

曾有领导提出，要帮吕玉波组建一个团队，争取申报管理院士，但吕玉波婉言谢绝。一方面他觉得自己根本不够条件，另一方面这会占用他大量时间，他觉得更应该把工作精力和时间放在医院管理和成就他人上。

20世纪90年代，医院曾有项不成文的规定：一般不招聘研究生以上人才。因为研究生培养过程缺乏足够的临床能力锻炼，临床能力不足；另外，研究生由于学历高，一些科主任认为“不好管”。

后来，医院深深痛惜：“这影响了省中医院整整一代人的知识结构。”医院提出了一项重要的人才制度原则：从把人力看作成本向把人力看成资源转变，把开发人力资源当作人事改革的重要目标。

人才是创造价值、可持续发展的重要资源。人事制度改革的核心是最大限度调动人才的积极性和提高人才的综合素质。只有从长远发展的战略眼光来看待人才问题，才能真正把握住人才工作的着力点。

思路一变，人才招聘策略也变。医院不仅鼓励招聘硕士以上学历的医务人员，而且鼓励打破“近亲繁殖”，主动出击到全国最好的医学院校乃至国外直接招聘人才。在美国著名医学院校加利福尼亚大学旧金山分校做博士后研究的刘博对此印象深刻。在美国，他见到前来招聘人才的吕玉波院长，其求贤若渴的态度立即感动了他，他毅然选择投入广东省中医院的怀抱。今天，刘博是广州中医药大学一流学科建设中西医结合基础“中医药学研究新技术和新方法”方向的学术带头人。

医院为毕业生量身定做了系列培养计划，旨在强化能力和素质提升。所有进入广东省中医院的人都要接受为期一年的24小时住院医师培训。这一年，吃住都在医院，每到疑难危重疾病的抢救或者治疗都要参与，要完成以“三基训练”（卫生基础理论、基本知识、基本技能的训练）为核心的继续教育，不能完成的人不能获取执业医师资格。

为进一步“赛马”择人，医院出台培训制，实行岗位淘汰，每个岗位招聘两人，三年后，择优录取一人。严格规范培训和激烈竞争，激发了刚毕业就投入岗位的新员工的斗志，三年培训让很多人一下子觉得超越了同龄人，获得了更高的医疗技术。即使经过培训离开医院的，也是其他医院争相录取的香饽饽。所有到院工作的博士毕业生，建议要先做两年博士后，出站再留用。职称晋升条例也做出调整，规定凡晋升副高职称前，必须经历半年以上的住院总训练；规定不同学历的年轻专业技术人员，在一定年限内不能取得高一级学历或相应专业技术资格的，医院一律不再留用。系列激励措施，既是压力也是动力，促进年轻员工不断学习进步，在院内形成了奋发图强的积极氛围。

向海外派送优秀人才，也是一个争论很大的话题。有人说，经过在海外学习，人才很可能会选择移民，或者选择其他医院，那医院的前期投入很可能打水漂。广东省中医院不这样认为：“不用担心这问题，要相信省中医院的魅力会吸引感恩的人回来，而且即使选择了其他‘高枝’，也等于广东省中医院为中国培养了优秀人才。”从此，医院为出国学习深造甚至访问都大开绿灯，只要有邀请或有机会，就支持人才出去，待遇上还给予保证，对人才在海外的生活也给予支持。

“总守着自己的一亩三分地，不出去见世面是不行的。”苏国彬自称是个幸运儿，他硕士毕业于广州中医药大学第二临床医学院的中西医结合七年制专业，2011年到院工作。2015年，医院准备与诺贝尔生理学或医学奖评奖单位瑞典卡罗林斯卡医学院开展合作。吕玉波亲自面试，选择了他。接着又通过了瑞典导师Cecilia教授的面试，双方都非常满意。但瑞典卡罗林斯卡医学院的入学还必须通过入学答辩，苏国彬很努力，做了充分准备，一次通过，2016年1月正式注册为卡罗林斯卡医学院的博士研究生。凭着医院临床科研一体化的数据库，在瑞典专家指导下，他开展多项研究取得成果，在国际著名医学期刊上发表论文。目前主持国家自然科学基金1项、博士后基金2项，获评中国中西医结合学会肾脏疾病专业委员会“中西医结合肾病青年创新人才”。他说：“我是医院人才培养的受益者。”

能够让多少人成功，医院就能做到多好、多强、多大。当优秀人才提出开展工作需要哪些条件，医院的回答不是只能够给多少，而是需要多少。院领导千方百计为人才筹措完善。当想推动学科再上一个台阶或者个人业务水平再上一个层次时，医院领导会专门为人才“跑职称”“跑导师”“跑课题”。而所谓的“跑”并不是去拉关系走后门，而是为人才积极创造条件，协调资源，组织力量，配备设施，提供思路。

美国心胸外科学会会员阮新民在美国成功完成过万例心脏外科手术，归国的他成了广州各大医院争夺的对象，他最后选择了广东省中医院。卫生行政部门和各大报社记者都想探究其中原因，他的回答很简单：因为这里有能让他按照自己思路成就事业的空间。正是医院为他提供的工作环境和配备的人才及设施，为他创造了一个可以说话算话、可以按照自己内心想法去建立一个拥有先进管理理念和先进技术的心血管科的机会，才使他说出了这样的话。

拜师全国名老中医，不是弟子拜完师就完了，而是吕玉波亲自一个个去登门拜访老师，向他们请教，听取他们的意见。但凡听说哪一个名医很有本事，他再忙都抽时间专门邀请，希望他们来医院带徒。他甚至记得每个老师的生日，准时送上慰问，或有时间专程祝寿；他记得每个老师喜欢吃什么，当老师来医院，他精心安排老师的生活，任何一个细小的事情也不放过；逢年过节一定打电话问候……这些细节令弟子都很感动。随着名老中医年事渐高，出门来院不容易，北京的国医大师路志正向他提出：“是否可以采取脱产跟师的办法，让徒弟到老师身边来跟师？”他听后立即回院传达，医院随即制定政策：“不仅可以去跟师，而且工资奖金照发。”

高燕翔现任医院中医思维研究室主任，她拜师国医大师张琪，就是因为医院的政策，才得以脱产三年跟师在老师身边。她异常珍惜这机会，甚至专门把母亲和孩子都安排到遥远的哈尔滨张琪老的家附近住下，孩子上当地托儿所。让她感动的是，其间吕玉波多次赴哈尔滨看望张琪老和她，询问她学习的情况和家里是否有困难。等她出师考试那天，吕玉波再次赶去。不仅是她，拜师南通朱良春、北京路志正的弟子，他们出师考核吕玉波都去了。

二是把社会价值放在首位。

领导者的格局还体现在如何认识经济效益和社会效益这对关系上。医院的发展离不开经济效益，但作为医院，尤其是公立医院，讲求社会效益更为重要。没有经济效益，医院无法获得自身发展所必需的物质基础；而不讲社会效益则可能使医院走入只顾眼前利益而忽略长远利益的歧途，背离了医疗行业的本质，失去了社会支持的根本。

这种认识的形成，对于一家医院来说并不容易的，特别是经历了改革开放初那段艰难的日子以后。广东省中医院认为，医院要持续发展，就要追求效益，包括社会效益和经济效益。一般情况下，社会效益与经济效益是一致的，但出现矛盾时该怎么办？与医院密切相关的不同利益群体有社会、患者、医院自身、医务人员，怎样平衡好各方利益群体？医院的结论：要把社会效益放在第一位。只有实现了社会效益，才能最终实现医院的发展目标。这样的格局使得医院始终把善尽社会责任排在首位。

这决定了医院在构建自身运行机制过程中，始终统筹考虑社会（患者）利益、医院利益和员工利益，在分配制度改革中，剔除了影响实现社会利益的趋利动因。

三是医院发展战略要自觉服务于国家和全行业发展。

自觉把医院发展融入国家和行业战略中，抓住一切机遇，用好一切政策，整合好一切资源，推动医院从内涵到规模高质量快速发展。医院从“八五”开始，积极融入国家每个五年计划，从“九五”的中医药现代化“1035”计划，到“十五”的中医药攻坚计划，到“十一五”的中医药支撑计划，到“十二五”的国家中医临床研究基地建设，到“十三五”的中医药传承创新项目，到“十四五”的国家医学中心建设。从与国家重大项目无缘，到参与主持，再到后来成为示范，医院实现了跨越式发展。“不能抓住机遇，不能为国家和行业的发展做出应有的贡献，就是最大的失误。”

1993年，广东省中医院举办60周年院庆系列活动，邀请了国家有关部委、省市和有关部门领导参加了大会。

那时，医院已走出困境，参加会议的时任卫生部副部长、国家中医药管理局局长张文康向医院提出更高要求，要“把省中医院建设成为全国一流的、现代化的、大型综合性中医院”，“成为全国中医院界的协和”。他特别饱含感情地说起，当时全国大多数中医院破破烂烂，“我去一家中医院调研，看着医院的大门装修得不错，用手一推，却发现根本没有装玻璃，我推了个空！因为缺资金呀！如何办好中医院？是中医院的同仁们急需回答的问题。广东省中医院能否探索出一条中医院发展之路，给全国树立一个榜样？”这深深触动了刚成为院长兼党委书记的吕玉波。广东省中医院不能只管自己日子过好，还应为行业做出贡献。从此，这一使命就深埋在他的心中。

为行业做贡献，成为广东省中医院选择自身战略的又一个关键因素。

首先中医院必须“姓中”，走进医院，要有中医味。何谓“中医味”？有人说中医味就应该外表红墙绿瓦，人穿长袍马褂，摆着酸枝台椅。广东省中医院认为，外里装饰上固然要用现代感的设计传递中华文化的元素，可更重要的是要有中医药内涵，其内涵的核心是不断提高中医药临床疗效，要靠中医特色发展医院。这说起来容易做起来难，首先

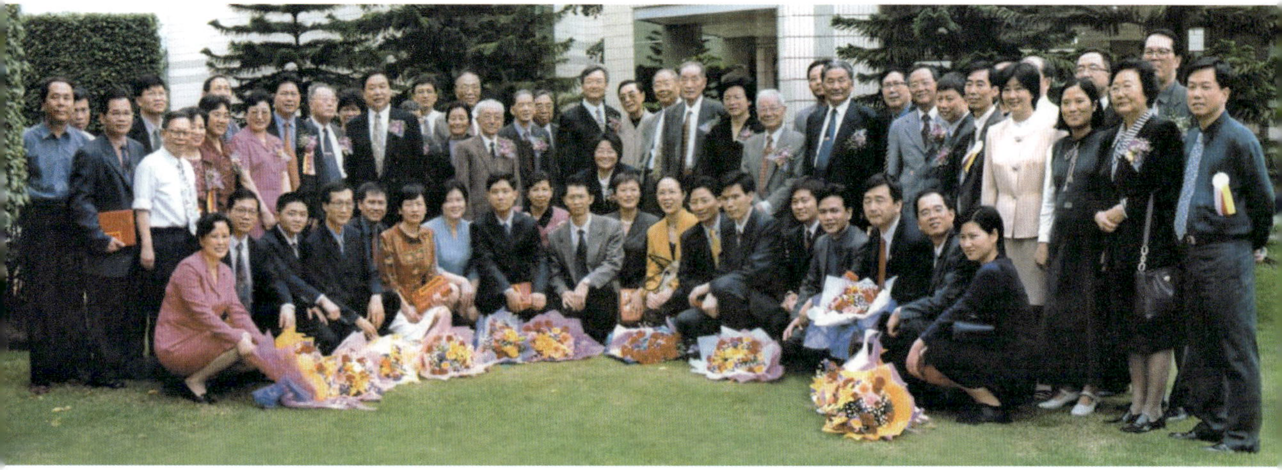

□ 全国名老中医与弟子合影

要设法提高本院中医药人才的能力。高水平中医药临床人才成长的最佳路径，就是读经典、跟名师。当时全国中医发展低迷，各方都不重视师承教育，许多身怀绝技的老中医心急如焚，担心失传，哀叹他们会成为中医药的“完人”，从而激发了“八老上书”。医院班子想，组织好全院名中医带徒，还得延请全国名老中医到院带徒，这既有利于医院培育高水平的临床队伍，还有望在全国“一石激起千层浪”，引发全国师承教育的热潮。

一次，广州中医药大学召开会议，邀请了一大批全国闻名的中医药专家。会议期间，吕玉波拜访了每个到会专家，向他们陈述自己的想法，真心实意请他们帮助广东省中医院提升中医药水平。吕玉波的真诚打动了他们。后来在国医大师邓铁涛的支持下，邀请了全国名老中医到广东带徒，从而实现了一所中医院拜师全国名老中医的创举，立即赢得了全国名老中医的支持。

这批名老中医欣慰于他们的绝技有传人，感动得落下了热泪，不顾年事已高纷纷南下，提出了“集体带，带集体”的新型“师带徒”模式。这种模式一改过去中医“师带徒”门户之别的弊端，短时间内，就为医院提升中医药临床水平打开了门户。时任卫生部部长、国家中医药管理局主要领导在广东省中医院组织的全国名老中医手植“名医树”的活动上，向到院带徒的全国名老中医们深深鞠躬。这一躬，饱含深情，饱含期待，也饱含赞许。

那时，中医院西化的批评声不绝于耳，广东省中医院这一做法，不仅做出了示范，而且为行业提振“信中医，用中医”的信心注入了一针固本强元的重剂。随之而来的系列“温书工程”“读经典、跟名师、做临床”的实践，以及“名医工作室”的建立，中医流派传承与流派门诊的设立，中医特色复杂疑难病门诊的推出，开展“杏林寻宝”活动，引进众多特色疗法，针药联用，内调外治组合拳应用，从围绕临床关键问题整合伟大宝库中的精华，形成优化的治疗方案，到建立中医经典病房，探索运用中医经典治疗急危重复杂疑难疾病，系列措施逐一出台，中医药的作用展示得越加充分，对外界一些西医院批评中医院“挂羊头，卖狗肉”、以中医之名行西医之实的说法做出了有力的回应。中医院以其自身优势和能力的提升不断挺进许多疾病的禁区、空白区和薄弱区，发挥了不可替代的作用。

2008年，国务院领导提出发挥中医药特色，倡导“‘治未病’健康工程”，广东省中医院立即着手探索。当时“治未病”还只是一个理念，如何转化为一家医院的具体服务行为，还需要大量探索。很多医院的做法是将原有的针灸门诊改挂上“治未病”的牌子；还有人提出，治未病项目不成熟，即使开展也可能因没有明确收费标准而成为“亏本买卖”，因此普遍积极性不高。医院意识到，这是发挥中医药作用，维护人们健康全过程、生命全周期的绝好契机。于是医院力排众议，请杨志敏副院长牵头，根据中医治未病的理念，形成了将病前健康评估和调理指引，欲病的干预调整和逆转发病，病后的慢病管理、康复养老等结合起来的思路，确立了众多围绕全健康过程、全生命周期的研究课题和临床服务的模式创新。

有人说，“治未病”占据太多医院原本就紧张的医疗空间，而且效益也远不如其他科室。广东省中医院领导班子认为：“‘治未病’是中医药优势发挥的重要平台，作为一家大型中医医院，有责任去探索研究中医治未病，回答好以下几点问题：如何评估人群的健康状态，不同健康状态人群的干预方案有何不同，不同体质因素对未来疾病的发生有何客观影响，如何形成各个不同病种在病前病后的干预方案。用确切的疗效不断形成优化的干预措施，为实现党和政府提出的‘健康中国’理念，做出中医药贡献提供依据。这看来，利益极大。”

今天广东省中医院已经成为全国中医治未病研究中心，所形成的方案和服务包正不断推广到基层社区和中医医院，为基层形成自身服务优势实现了知识供给。原卫生部副部长黄洁夫是西医大专家，当他视察广东省中医院慢病管理中心后，由衷地说：“这是我见到的国内最好的慢病中心之一。”

2012年6月，时任卫生部副部长、国家中医药管理局局长王国强带领国家中医药管理局各司长专程到广东省中医院调研，一方面肯定了医院的成绩，另一方面面向全国推广广东省中医院的经验。

长期以来，医院一直考虑自身发展模式是否能够适应其他医院的管理。2011年帮助康华医院通过三甲评审成为全国第一家民营三甲医院，2016年帮助康华医疗集团在香港成功上市。

不仅如此，医院在探索与外资医院合作中迈出了步伐。在中国医疗界，犹太人李碧菁这个名字有着特殊意义。作为改革开放后第一批来华创业的外国人之一，和睦家医疗集团的创始人、董事长兼总裁，她在中国待了将近40年，让来自数十个国家的数百位医学专家千里迢迢来到中国为她“打工”。

和睦家医疗是中国首家外资医疗机构。1997年，第一家和睦家医院在北京成立。在医疗界，和睦家开了诸多先河。从全科医疗到家庭产休一体化生育中心，从杂交手术室到“达芬奇”手术机器人，越来越多的中国患者不出国门，就能享受与国际接轨的医疗技术与服务。

李碧菁与吕玉波的缘分，始于20多年前，广东省中医院二沙岛医院刚建成，敏锐的李碧菁当即找到吕玉波，提出合作要求。

“二沙岛医院是我们的第一家分院，我们希望血统还是简单点。”广东省中医院有自己的考虑。两家医院的合作只好暂时搁置。

这些年，李碧菁一直关注广东省中医院。几年前，医院因发展需要在广州琶洲申请了一块地。“她又来和医院提出想合作。‘好吧，带你们去琶洲看看。’”当时，医院考虑，有了地，但没有盖医院的资金，如果有人愿意投资，也是件好事。但医院领导班子心里也有疑问，琶洲那块地还是农田，李碧菁和他们20多个美国股东会感兴趣吗？

没想到大巴走了一圈后，合作就这么敲定。“通过合作，可更快吸收国际上先进的医疗技术，学习和借鉴他们先进的诊疗模式和服务理念。和睦家定位很明确，服务在华的外国人、跨国公司高管以及对高端医疗有需求的人群。和睦家很接受中西医结合的理念。能在国际化的平台上推广中医，何乐而不为？”广东省中医院是这样考虑的。

签约仪式上，吕玉波笑着说：“还不来给我们拍照！这是‘爱情长跑’十多年的结果，现在终于要‘结婚’了！”

2018年5月29日，一间“中西混血”的医院在广州琶洲正式诞生。“父母”是广东省中医院与外资高端医疗机构和睦家医疗，这成为广东省中医院的第六家分院——琶洲分院。

医院开张的消息迅速引起关注。在广东省中医院院长陈达灿看来，这家医院有机会成为中西医结合国际医院合作办院的典范。

不单服务高端客户，这家具有广东省中医院基因的医院还承担着服务周边社区的基本医疗服务职能。

“我和李碧菁说，他们每年都会做很多慈善活动，琶洲医院每年给周边社区承担一定的基本公共服务职能，就相当于做慈善了。”吕玉波笑说，办医理念上，他与李碧菁有“公约数”，这也是合作的基础。

其实，这些努力在吕玉波看来，都是为行业发展做出探索。

四是危难中更显格局高低。

在重大考验面前，更见领导格局的高下。危难中、重大考验面前，领导者的格局首先受到挑战。危机之中的“危”是被放大还是被克服，“机”是被牢牢抓住还是稍纵即逝，决策往往高下立判。

2003年“非典”，广东省中医院与整个国家一样猝不及防。这是人类首次遭遇的疾病，当时人们还无法弄清楚是什么造成的感染，这种感染的传播路径是什么、如何去治疗，都是未知数，更不要说检测手段和特效药物了。大量涌入的患者很快使医务人员染病倒下，社会恐慌不断增加，医疗系统根本没有相应的防护衣物，医务人员只能是身穿几层的手术衣，戴上六七层的口罩与“非典”病魔正面“拼刺刀”。

广东省中医院并非一家救治传染性疾病的医院，但强烈的社会责任感和使命感，让这家医院第一个向广州市有关部门报告了疫情，并且第一时间开始了抗击“非典”救治患者的殊死搏斗。

在这过程中，有些医院因为医务人员染病，而采用关闭科室、暂停收治“非典”患者的做法；有些急救车将发热和疑似患者放在广东省中医院急诊就立刻离开，而大量发热患者还在不断涌进急诊。此时此刻，广东省中医院要不要接收这些病人？

党委组织的主要专家和相关科室的会议上，有人提出了各种各样的建议，吕玉波坚定不移地、落地有声地表达了自己的决心：“继续收治患者，医院党委已经决定了，抗击‘非典’的大堤绝不能在广东省中医院这里打开决口！”

系列应急措施因此展开。由于当时判断手段主要是依靠X光片，如果胸片显示肺部感染进展很快，就是“非典”患者，因此，急诊设立了专门的观察区，对疑似病人进行单独隔离，以免交叉感染，直到确诊后才收治入院隔离治疗。医院立即转移了呼吸科原有的患者，腾出床位辟为隔离病区；将医院唯一的重症医学科ICU全部腾出，收治重症的“非典”患者；将刚刚建设完成的芳村医院一整层楼腾空改建成“非典”患者的康复区。这一系列决定都是迅速做出的，一系列举措只在一夜间完成。若没有全局意识，没有坚定信念，没有强大的社会责任感和历史使命感，这些措施不可能如此迅速到位。

患者不断增加，医务人员也不断受到感染，双重压力之下，吕玉波一夜之间苍老了，但是他咬牙坚持。此时，他接到了广东省卫生厅厅长的电话：“吕院长，我知道你的担子很重，要不要考虑不再收患者，把患者转移到别的医院去？”

吕玉波反问道：“您有地方转移吗？”

电话那边沉默了。吕玉波知道，卫生行政部门也难呀，当即表示，自己的困难自己克服，不影响抗击“非典”的大局。之后广东省卫生厅的领导对广东省中医院赞不绝口，认为他们有大局意识。

广东省中医院在抗击“非典”的过程中，虽然有77名医务人员染病倒下，叶欣烈士更是献出了宝贵的生命，但广东省中医院自始至终没有放弃收治一例患者，相反，成为全省收治重症“非典”患者最多的医院之一，也是与“非典”鏖战时间最长的一家医院，与此同时院内收治的其他患者没有停止治疗，而且无一例被感染。

也正是因为如此，广东省中医院才有可能在治疗“非典”的过程中用高水平的疗效，探索出一条中西医结合救治患者的方案，并为国家抗击疫情提供了宝贵的经验。这一方案，平均退热时间更短，患者恢复更快，死亡率更低，受到了世界卫生组织专家的肯定。

世界卫生组织的专家还问了吕玉波一个问题：“是什么支持你的医务人员这样舍生忘死抢救病人？”

吕玉波不假思索地回答：“是他们的职业素养！”

这句话满含血泪，背后隐藏着一个领导者对自己队伍的高度评价、高度信任。

当危难的折磨逐渐被克服，危难中的机遇也随之而来。香港医管局因为广东省中医院扎实的救治疗效，向医院投来了求救信号。吕玉波同样经过深思熟虑，出于对中医药疗效的信心以及对支援香港的强烈使命感，想充分利用香港这个窗口，向全世界展示中医药的魅力，果断地派出了“非典”中经历考验的两位年轻女中医师——林琳和杨志敏，而她们也出色地完成了任务，赢得了香港西医同行和社会的普遍赞誉，获颁“抗炎勇士”金质奖章。这为中医药走进香港公立医院开了先河，也为提升中医药的国际影响力带来了深远的影响。

2009年，新型甲型H1N1流感暴发并在全球迅速蔓延。社会上普遍质疑治疗“甲流”中医药是否有效。6月11日，广东省中医院在门诊筛查出第一例“甲流”患者时，一些主管部门的领导不同意广东省中医院就地隔离治疗的请求，医院领导班子再次力排众议，果断决策，把原本就是为收治“非典”一类急性传染病患者而特意建设的大学城医院传染楼，立即转为隔离病区，同时根据“甲流”的临床表现，果断决策不使用热门药物“达菲”，而运用纯中医辨证论治甲型H1N1流感。结果中医药彰显了自己的优势，纯中医治疗获得了成功，病人迅速康复并出院，一经报道，一时轰动，关于中医药不能治疗“甲流”的谣言不攻自破。时任卫生部副部长、国家中医药管理局局长王国强还专门到现场视察，并通过视频的方式与被隔离治疗的“甲流”患者通话，了解中医药治疗的情况。此后陆续的收治，也为中医药治疗“甲流”提供了宝贵的经验，并用数据做出了响亮的回答。卫生部、国家中医药管理局高度重视广东省中医院的实践经验，立即邀请医院专家到北京汇报治疗“甲流”的情况，到会的领导和专家均给予高度评价，国家中医药治疗“甲流”专家组主要负责人在会上激动地说：“中医药事业要发展，就要像广东省中医院那样敢于担风险，敢于承担责任，杀出一条血路来。”专家组把医院的治疗经验收进了国家中医药防治“甲流”的指导意见中，还委托医院负责国家防治“甲流”重大科研项目。

2020年，在抗击新冠肺炎疫情中，广东省中医院反应迅速，立马组织专家团队，义无反顾奔赴抗疫前线，挺进战场。以张忠德为代表的一批批优秀中医药专家骨干，以其高尚医德与精湛技艺，在探索运用中医药抗击新冠肺炎疫情中发挥了专家智囊以及主力救治的作用，有力证明了中医药在应对突发公共卫生事件中的疗效，促进了新冠肺炎全国诊疗方案中的中医智慧融入。

大事面前，危难时刻，医院党委高度的责任感和使命感，全院上下奋勇争先的担当表现，使医院在中国共产党成立100周年大会上被授予“全国先进基层党组织”称号。医院党委书记翟理祥赴京参加了大会，并接受表彰。

在此背景下，广东省中医院再次敏锐认识到，在应对突发公共卫生事件中，必须有中医药的阵地。为此，医院及时提出，申请在兴建中的广东省中医院南沙医院的旁边，增拨土地，建设平战结合的中西医结合应急救治中心。这一设想得到了广东省委、省政府和南沙区委、区政府的大力支持，马上得到落实。这样的敏锐度和把握时机的能力，背后发挥作用的仍然是领导者的格局。

领导者的格局胸怀，表现出一种大意识、大魄力、大手法，其背后是高站位的宏大视野、社会责任感和事业使命感的自觉，以及为此忘我的付出和巨大的努力。

大处着眼，小处着手

让大战略落地，谁肩负责任？

有了好的战略，还要一步一个脚印，一件事一件事具体落实。广东省中医院喜欢讲落实，总结了一个务实的工作作风牌，挂在了每个部门的办公室。内容如下：

开会+不落实=0

布置工作+不督促检查=0

好思路+不行动=0

抓住不落实的事+追究不落实的人=落实

抓住想要做的事+做出预期的成果=成功

最后一句是刘耕陶院士参观医院院史馆，看到这务实工作作风牌，非常赞赏，立即建议吕玉波加上的。

落实，是指战略意图执行力的问题。对于执行力，有人认为领导制定战略，执行是中层和基层人员的责任，就是说谈执行力指的是职能部门、科室负责人和员工的事。但广东省中医院在实践中深深体会到，医院领导对战略意图的落实负有主体责任。

领导有责任把医院的使命、愿景、战略目标清晰地传达给职能部门、科室和员工，让他们明确为什么，做什么，怎样做，做到何种程度，取得怎样的结果。领导班子充分意识到："领导者抓落实必须擅于与实际相结合。在吃透精神的同时，把握好本单位的实际情况，有针对性地去对症下药、开处方。否则便是空对空，起不到作用。"

有段时间，上级党委布置加强党员的先进性教育，发挥好共产党员的先锋模范作用。医院党委在深刻领会上级党委指示精神的同时，深入实际调查研究，发现医院有些党员混同于一般群众，党员意识淡薄，在医院的各项工作中，特别是医院的中心工作中没有发挥好先锋模范作用；有些党员在利益面前不能严格要求自己，与群众争名争利；有的党员缺乏服务意识，常常被病人投诉；有的党员专业学习得过且过，技术不能精益求精，医疗工作不能尽职尽责，医疗缺陷不断；有的党员在困难面前避重就轻，相互推诿等。针对这些实际存在的问题，广东省中医院在上级党委指示精神下，不仅将规定动作做到扎实到位，而且创新性地抓住这些问题，提出一个"率先工程"、两个"满意工程"。"率先工程”，即领导、干部、党员，争做五个率先：率先践行核心价值观；率先做到优质服务；率先推动学科（专科）建设；率先成为本领域人才；率先坚持勤政廉洁。“满意工程”，一是让群众满意，二是让服务对象满意。这种联系实际的做法，既体现党委的领导作用，推动了医院的中心工作，又在实践中加强了党员保持先进性的教育，从而增强了医院党委的向心力和凝聚力。

在贯彻医院的战略谋划时，要兼顾科室的实际。比如，在推动专科（学科）建设发展时，医院对科室提出了较高的工作目标，可如何落实？医院领导班子有两个担心：“一个担心，专科带头人对专科建设的要点不了解，感到力不从心，无从下手；另一个担心是有些同志只研究评价标准，把追求满足评价标准作为专科建设的目的，而理解不到专科建设背后的实质，结果把手段当成了目标。”结合工作实际，医院提出了八个建设内容，有些是需要科室发挥主观能动性去实现的，有些则是医院帮助科室去解决的。

这八个内容一是基本条件设施建设。这需要科室提出规划后，医院支持科室去实现。二是技术能力建设。要求科室主动追踪学科发展的前沿，并为科室引育人才、能够开展最前沿技术去开绿灯。三是中医药特色和能力建设。创造条件让科室选派人员拜师全国名老中医，围绕专科建设，开展特色疗法，组织流派传承，以及治未病、慢病管理等领域，都要求与各专科紧密结合。四是医院引入现代知识管理的方法，为科室解决按照病种整理的历代文献数据库分类与标注的难题，并最终建成数字化的中医临床决策平台，为临床服务。五是学术能力建设。组织全国知名专家，帮助各专科选择稳定的研究方向，并且允许专科在一定条件下组织创新团队，支持专科取得高水平的研究成果。六是人才队伍建设。一方面为产生高水平的学科带头人创造条件，另一方面为人才梯队的完善提出要求。七是制度和机制建设。通过制度安排，指引科室围绕专科规划目标的实现形成既有动力又有压力、既有激励又有约束的运行机制。八是专科文化建设。要形成不断攀登高峰、追求卓越的科室文化，形成实事求是、科学严谨的治学态度，形成开放包容、吸纳所有对本专科发展有利的知识、技术、人才的胸怀。这样就为科室的发展提供了工作指南，使得每一个科室在谋划自身发展时，都能做到有的放矢。

领导有责任坚持“要事第一”，抓好关键问题、重点问题，亲自部署，亲自推动，亲自协调，亲自督查，在这些问题上，既当“指挥员”，又当“施工队长”。二沙岛医院的建设，医院有很多困难，但为了建成一所可作为样板的花园医院，吕玉波日夜泡在工地，和工程师具体商量每个细节，亲自跑建材市场，选择质美价廉的材料。最终医院建成了，前来考察的建筑专家说：“你们是用最低廉的成本做出了最美的医院。”

领导在安排工作时，要做到心中有数，要在脑海里看到执行过程中出现的“景象”，能够预计到职能部门或科室哪件事或做到哪一个环节会卡壳，哪里需要领导出面协调。

物价管理过程中，由于涉及多个部门协调，不可能仅要求财务部门把医疗物价管理起来，有很多医疗收费项目都与医疗业务相关。没有专业人员的参与，不可能管好物价。这需要领导者及时组织跨部门协作，推进工作。

在工作实践中，要坚持“两点论”和“重点论”的统一，一定要善于抓住主要矛盾，对牵一发而动全身的事情，要采取过硬措施，抓深、抓细、抓实，不能“眉毛胡子一把抓”，结果什么都抓不住，也不能演“独角戏”“单打一”。抓好要事的同时，要统筹兼顾抓好其他事情，在弹好“主旋律”的同时，弹好“协奏曲”，奏好“交响乐”。

医院在构建疗效、服务、信誉优势时，深知疗效优势的形成需要比较长的时间积累，而服务优势相对于疗效优势的形成有“短、平、快”的特点。于是在医院刚起步时，集中抓服务水平的提高，两三年时间就取得了明显效果。这段时间医院并没有放弃构建疗效优势，因此当服务优势建设取得阶段性成果之后，医院集中精力抓疗效优势。由于已有一定基础，很快就显现出效果。

领导有责任在布置任务后为完成好任务，为部下提供足够多的资源。用形象点的话说，就是要为冲锋陷阵的战士，提供应有的掩体和火力。如专科建设需要很多资源，大多是科主任层面解决不了的。此时，医院领导应该及时为科主任创造工作条件，在设施配备、设备购置甚至团队安排等方面创造条件。

领导有责任坚持好“时、度、效”相统一，把握好关键的时间节点和工作节奏。国家和省里每五年都会推出系列推动行业发展的重大谋划，医院如何抓住时机准确制定自身的战略目标，这关系着医院未来发展的五年进程。若把握不住，失去了机会，就会错过重要的医院成长机遇，也错过了为行业做出更大贡献的可能。

广东省中医院在把奋斗目标设定为全国一流的、现代化的、综合性的中医院以后，从“八五”计划到“十四五”规划期间都是如此。吕玉波呕心沥血，精心安排，全力以赴。他说：“一所医院要做大做强做好，必须融入国家和行业的发展大局，必须服务于国家和行业的发展战略。”“十四五”期间，一定要争取到国家医学中心和传承创新中心的建设项目。

对于一些不当的苗头性问题，领导需要及时抓住，早处理、早干预、早刹车、早整顿，及时压制，若放任发展，一旦蔓延开来，就会出现罚不责众的情况。

从辩证法来看，“度”是对立统一的平衡点，是量变与质变、肯定与否定的分界线。做任何事情，不做到位，或做过了头，都会使事情的性质发生改变，只有适度，即恰到好处，才能使事情变得越来越好。广东省中医院早在20世纪八九十年代，就以良好的行业作风、高尚的职业道德、优质的医疗服务而闻名于全社会。省纪检委在全省纪律教育月学习活动中，要在医院拍一个纪录片，反映广东省中医院的风貌，要求全省各行各业向医院学习。摄制组到医院做了初步调查之后，提出纪录片的主题是“花最少的钱获得最好的医疗服务”。吕玉波听了以后，坚决不同意。他认为这不符合医疗行业的实际情况。医务人员坚守自己的职业道德，为病人提供优质的服务，这是医务人员仁爱之心的体现。只有从社会、患者和医务人员的根本利益出发，医院才能可持续发展。提供医疗服务之后，医院按国家规定合理收费，是必须的。如果掌握不好这个度，引起大家反感，反而会产生负面效应。摄制组接受吕玉波的意见，再度深入调查研究，最后定名为《守护生命》，纪录片在全省播放后，反应非常积极。

前几年，国家放开医务人员多点执业，鼓励医务人员多点执业，为更多的患者服务。但如何处理本职与兼职的关系，广东省中医院吸收了当年刚开放时实行主任导师制的经验，不用“堵”的方法，而用“导”的方法，有组织有计划地组织医务人员多点执业。医院与社会资本合作，设定合作点，在不影响医院正常运作发展的前提下，安排医务人员在这些地方执业。这些措施既得到医务人员的支持，又受到患者的欢迎。

领导有责任在面对问题矛盾时敢于担当。抓落实，往往是直面问题矛盾，也是解决问题矛盾，领导者不能绕开问题矛盾，要主动接烫手山芋，绝不能把手下推到风口浪尖上，自己却躲在后面观望。“为官避事平生耻。”改革常是人们利益关系的调整，难免会触动一些人的奶酪。改革初期，医院落实科主任负责制，有名医务人员，科主任认为他不适合自身的岗位，要求将他调整到别的岗位。这名医务人员非常不理解，扬言要自杀。吕玉波知道后，一方面支持科主任的大胆管理，另一方面，和这名医务人员谈话进行开导。当时的工会主席吴俭玲更是做深入细致的思想工作，最终化解了矛盾，这名医务人员愉快地走上了新的岗位，这才使改革能够顺利进行。又如后勤社会化改革，一些工人听到风吹草动，怕降低收入、失去岗位，顿时怨声四起，有些人甚至发短信诅咒吕玉波。可吕玉波丝毫不以为意，既不去批评，也不利用权力开除，而是认真思考他们的需求，在感情上和实际措施上得到了后勤人员的支持，之后这些人再无怨言。抗击“非典”的时候，有些人还专门去求了“护身符”送给吕玉波，祝福他平安。人民群众的眼睛是雪亮的，谁真心为大家好，他们是懂得感恩的。

领导有责任用以身作则的方式形成执行文化。不能开会布置了、决心表了、文件也下了，就当成落实了。这样只会让医院的战略意图落为“水中月，镜中花”。对自己和部下要求不是“已传达”，应该是“已做”，但“已做”还不够，应该是“已经做好了”，毕竟“做了”和“做好了”不是同一层面的水平。“喊破嗓子，不如做出样子”，只有亲力亲为，率先垂范，才能形成医院追求“严、细、实、高”的风气。

善用考核推动工作

管理人最重要的是调动人的积极性。考核激励是指挥棒，起着强有力的激励作用和导向作用。要使战略目标落地，光喊口号是无济于事的，必须完善考核评价机制，对“落实与否”“落实得怎样”建立明确的衡量标准，并且充分运用考核结果，在分配方式、职称评审和干部任免上，建立起科学的绩效管理体系，调动各方面的积极性，推动工作的落实。

要充分发挥考核评价的作用，必须建立起纵向到底、横向到边的责任体系，科学分解任务，把目标分解到各职能部门、各个科室，落实到岗位，量化到个人，形成“千斤重担众人挑、人人肩上有目标”的局面。

医院把总体的战略目标从服务病人的质和量、业务能力和学术水平、精神文明、成本控制四个维度，分解到科室，以此为依据设定各科的目标责任以及薪酬分配的依据，并与科主任任免、岗位评聘结合起来，从而构建了既有动力又有压力、既有激励又有约束的运行机制，保证了医院战略目标的实现。

要把干部的任免与考核结果结合起来，真正做到客观、公正，区分干与不干、干多干少、干好干坏的情况，做到奖罚分明，真正让“上”的干部上得堂堂正正、充满激情，让“下”的干部下得心服口服、不怀怨恨，努力营造崇尚实干、恪尽职守、敢于担当、勇于奉献的工作氛围。

用好一个干部，就是树立了一面旗帜，会在医院中形成良好的工作氛围；同样，用错一个干部，负面影响是不可低估的。要不断匡正选人用人的风气，努力形成人心齐、人性真、干劲足的局面，使医院成为人才汇聚的洼地。

以考核标准为依据，设定严格的选拔机制。实行职能部门干部三年任期满后重新竞争上岗的机制。对于临床科室的科主任，与目标完成挂钩，达到科室发展目标的科主任采取考任制，考核合格可连任。对于没有达到目标的科主任则采用竞聘制，把岗位拿出来，重新竞聘上岗。无论考任制还是竞聘制，都充分尊重群众意见，对竞争上岗的干部采用360度民意测评的方式，征询上级部门、服务对象以及自身科室的意见，满意度不达标准的则一票否决。

对于干部的任免，更看在关键时刻的考验。

2003年“非典”，张忠德是二沙岛医院急诊科主任，在抢救患者的过程中，他曾与叶欣护士长一道坚持冲在最前面，感染了“非典”，九死一生。战“疫”之后，医院特别提出，对于那些在“非典”疫情中舍生忘死的人在同等条件下要优先重用。他们已经受过健康与患病、生存与死亡的考验，实践证明经受得住考验。就这样，张忠德成为医教处处长，后来又被推举为医院副院长。2020年新冠肺炎疫情暴发，他作为国家专家组成员，是最早抵达武汉一线的中医专家之一。一到武汉，他就投身抢救患者的工作中，此后承担了多个病区的救治任务，带领队伍出色完成抗疫任务，并安全地把88名同事带回来，没有一人受到感染。之后，国内各地一有疫情，他就赶赴一线，无论是河北、辽宁、云南，还是广州、江苏，成了真正的抗击新冠肺炎疫情的“飞将军”。

曾子说："用师者王，用朋者霸，用徒者亡。"管理中的识人用人，是事业成败的关键。只有让想干事、能干事、干成事的人涌现出来，让其有平台，才能使既定的目标落实。

管理者很容易使用那些用起来顺手的人，这就要克制自己个人的喜好。公平判断一个人的能力，选择恰当的人选，这无疑是对一个领导者的考验。

医院是高级知识分子聚集的地方，个别有才华的人，脾气往往很大。但能够听取他们的好的建议，把他们当作自己的老师，与之和睦共事，体现的是领导者的胸怀和水平。

20世纪80年代，赖世隆从国外学成归来，开始担任广州中医学院临床药理研究所的负责人，试图把临床流行病学/DME的方法运用于中医药领域。他是一个在科学研究上非常严谨的人，同时在很多人看来有着怪脾气。

为提高科研能力，医院四处搜罗人才。像赖世隆教授这类高水平人才，正是医院苦苦寻觅的人选。找到赖世隆教授后，医院希望与他合作，把他的科学方法运用到临床研究中。赖世隆非常高兴，欣然而来。可实际工作中，他的严谨作风，以及遇事直言不讳、毫不客气的做法，让与他合作的一些专家以及职能部门的同志战战兢兢，使得工作关系变得紧张。有人抱怨他过分苛求，凡事都刨根问底，凡事未达到要求都批评。赖世隆一点不客气，发现问题就立即找医院领导反映。面对四面八方的"微言"，医院领导班子没觉得厌烦，相反更加信任赖世隆，因为这些"微言"所反映的，正是赖世隆实事求是、坚持深入实际、反对"二传手"的工作作风。

"做我们所写的，写我们所做的"是赖世隆一直反复强调的。他说，这是作为科研工作者在做科研时，应有的一种实事求是的正确态度。正是在赖教授的反复教导强调要求下，医院的科研水平逐渐提高。为了持续地提高临床医务人员的素质，医院后来把临床流行病学/DME

纳入继续教育的内容当中，而且考试过关了才能晋升职称。

领导班子认为，一个出类拔萃的人才，有时候缺点可能会很突出，但仍然要看他的长处。吕玉波在院长会上说："好的管理者要能容言、容事、容人。作为班子的一员，要有容人之短的胸怀，做到大是大非不含糊，细枝末节不纠缠；要有容人之短的美德，做到不妒贤嫉能、不埋没人才；要有容人之异的肚量，做到求大同、存小异、去偏执、纳诤言，善于尊重和欣赏别人多姿多彩的个性。"这使得赖世隆这个"怪人"一直把吕玉波视为知己，为医院科研工作的开展奠定了基础，还扼制了浮躁不实的风气，形成了良好的文化氛围。

善用其人，是懂人心、尊重人性、理解他人、换位思考的综合体现。

无规矩不成方圆

无规矩不成方圆，健全完善的制度是提升执行力的重要保障。

要发挥制度的作用，一定要解决好制度的系统性、协调性、完整性和可行性的问题。医院定期对制度进行审计，这是广东省中医院创新性地把"审计"和"清产核资"的概念灵活运用到对医院制度的管理上。在医院的日常工作中，有时由于信息不对称，个别内容会存在矛盾；随着医院的发展，部分旧有文件已不适应新的形势，需要废止或重新修订；等等。基于这些实际情况，由医院办公室负责统筹组织处理，把这项工作称之为"制度审计"。

目前，医院办公室定期组织对现有院内制度做"审计"，评估每项制度是否不适应医院新的发展形势，如有，则按照归口管理的原则要求相关部门进行清理废除或者重新修订；对于需要修订的制度，给予限定时间，督促落实，最后由医院办公室组织制作制度汇编。2021年，通过"制度审计"，共废除了164个文件。

对于重大事项建立台账制度，将工作任务清单化，明确目标要求、责任主体和时间节点，完成一项销账一项，对于不落实或者延时完成的

“亮黄牌”。广东省中医院创新性地把“台账”运用到管理工作中。“台账”有两个要点，一是明确解决每个问题的第一责任人，二是实行销账制。就是说，对需要解决的问题，像财务管理现金一样，建立明细台账，采取“一事一账，一改一销，不改不销”，只有真正解决了问题，经检查评估达到标准方可销账。

2006年，医院在建设现代化综合性中医院典范的总体规划中就运用了建立台账的方法，针对医院建设的各项内容和要求，列出具体计划、实施时间和负责部门，采用销账制，“一改一销，不改不销”，确保各项具体工作落到实处。由于责任落实到具体的人，踢皮球现象大大减少。台账明确了完成时限，对于提高效率也大有裨益。台账管理制度对于各项工作的督办落实起到很好的促进效果。

后来，台账的运用越来越广泛，“大”至医院五年规划通过台账逐年推进落地，“小”至后勤部门定期召开膳食委员会议，饭堂主管每月走访科室广泛收集病人和职工对餐饮的意见和建议，都通过制定台账逐个落实；“常规”如医院每季度文明科室检查和院领导现场办公会，采取问题台账管理，推动各项制度的落实；“专项”如每年医院领导班子民主生活会会前召开的征求意见座谈会，对于群众反映的问题会及时梳理形成整改台账，明确责任人，限时完成整改，定时反馈进度，及时回头查看，确保每项民主建议落到实处；“日常”如医院通过多种渠道收集各方意见，无论是自查发现的问题，或者广州市12345政府热线等上级部门转来的问题，还是大型中医医院巡查中专家发现的问题，省直行评团、省卫生健康委、省中医药局对医院行评工作督查指出的问题，以及第三方满意度测评发现的问题，都一一归并整理，列入台账，明确负责人，限时整改，及时反馈。

对布置工作实行闭环管理，建立起督办机制，有追踪、检查、监督和反馈，形成规范的管理制度。

制度建立后，督促检查就变得非常重要，医院建立起两个查房制度。一是精神文明查房，将医院各项工作必须遵守的内容，转化为检查的具体内容，每个季度一次大检查，不打招呼，临时通知，所有职能部门按照检查的内容，逐一去一线。并在科主任会议上开展服务点评、医疗质量与安全点评、科研工作点评，以及教学、后勤工作点评，直接指出问题，提醒科室改善和提高。二是行政查房，院领导亲自带队到一线，听取各科室的意见，能够立马解决的问题就当场拍板，不能一下子解决的就建立台账，逐一督促落实。

医院有句话传得很广："人们只做你检查的事情。"督促检查看似简单，但长期坚持下来，就使上下成为一盘棋，每项工作都落到了实处。

唯大能包容，唯高可望远，唯实可执行，唯小可聚力。在"大与小"的辩证统一中，医院的领导力与管理力相得益彰，保证了医院万丈高楼平地起，走过了一个个坎坷，迈过了一个个险峰，向着国际知名、国内一流的现代化综合性中医院发展。

跋

南方日报社和广东省中医院为什么要合作研究广东省中医院的发展探索，并且专门编写和出版一本《致中和——读懂广东省中医院的第一本书》呢？我想这是读者在看完这本书之后第一个希望了解的问题。其实促使双方合作的动机就是源于一种高度的社会责任感和使命感。

作为全国最有影响力的新闻媒体之一，《南方日报》自改革开放以来一直都十分关注广东医疗卫生事业的发展，其中当然也包括广东省中医院的发展。作为“社会的良心”，几代负责广东医疗卫生事业的记者和领导不仅全程跟踪和报道了广东省中医院的发展，全方位了解患者、同行、社会和各级政府对广东省中医院的看法，而且深刻理解广东省中医院能够承前启后、从弱到强和持续领先实在是来之不易，希望向社会讲讲广东省中医院这个好故事。出于新闻工作者的社会责任，南方日报社组建了熟悉医疗卫生事业的团队，运用新闻采访与案例研究的方法，对改革开放以来广东省中医院的发展进程进行了嵌入式的研究，希望为社会把广东省中医院这个故事讲好。

在全面深化改革和中医药发展进入新阶段之际，广东省中医院更关注医院的可持续发展。在外部环境变化越来越动态、复杂、不确定和模糊的趋势下，不忘初心，砥砺前行，不断探索创新就显得越来越重要。在这种情况下，讲好自己的故事不仅有利于加强医院的核心价值观、战略承诺和企业文化的传承，更有利于推动我国中医药事业的共同进步，于是广东省中医院也组建了自己的团队去配合南方日报社的团队。

在外部和内部两个团队的密切合作下，这本书从想法提议、调研、初稿到付梓前后经历了接近十年的打磨。这不仅反映了编者，尤其是广东省中医院做事情的原则，也使此书在一系列故事的描述中体现了深刻的哲理，表现了鲜明的特色。

第一，在此书的编写过程中，编者对广东省中医院改革开放以来的发展进程进行了情境嵌入式的研究。将广东省中医院在不同历史阶段的发展还原为一系列具体情景，包括环境、医院和员工的具体特征，直面具体场景中各种尖锐的甚至是敏感的问题，描述了广东省中医院的领导、医护人员和职工创造性解决这些问题的具体行动及其效果。

第二，在此书的编写过程中，编者在对外部环境，尤其是制度环境变化的描述中凸显了以下四个特点及其给医院决策和行动所带来的影响，即环境的动态性、不确定性、复杂性和模糊性；揭示了广东省中医院作为一种特殊公共医疗服务机构在应对上述环境变化特征构成中所面临的八大矛盾；以“守正创新、传承发展”为核心，揭示了广东省中医院历届领导在有效处理八大矛盾关系过程中所表现出的价值取向、决策思维和领导艺术。

第三，在此书的编写过程中，编者在呈现广东省中医院“守正创新、传承发展”管理实践的一系列决策和实践的过程中，揭示了战略管理和战略管理者的关键作用。首先，无论医院所面临的外部环境有多么的动态、不确定、复杂和模糊，广东省中医院的历届领导者都能够基于医院的属性、特点和核心价值观对事关医院发展的前五对矛盾关系做出辩证的分析，做出清晰的取舍和保持坚定的承诺，以不变应万变；一些探索和变化也万变不离其宗，使守正创新、传承发展得到了战略决策上的保障。其次，在此前提下，通过领导班子的建设和管理水平的提升，有效地处理好后三对矛盾的关系，为广东省中医院以具体问题为导向，科学决策、行动迅速而富于创新地提供了战略领导、管理机制和企业文化上的保障。

面向未来，随着全面深化改革的推进和科学技术的进步，中国中医医院，乃至整个医疗卫生事业所面临的经营环境将更加动态、不确定、复杂和模糊，“守正创新、传承发展”仍然是新时代中医振兴的核心，也是实现中医梦的要义。本书希望向广东省中医院内外读者所传递的核心内容不仅在于“守正创新、传承发展”对发展中国综合性中医医院的重要性，更重要的是在应对环境变化、制度约束和竞争压力的过程中如何将“守正创新、传承发展”落实到具体的行动上。这就是当前和今后中国综合性中医医院发展面临的难题。本书对广东省中医院40年战略实践故事的解读，既嵌入于当时的情景，让读者理解广东省中医院如何守正创新，又超脱于历史故事，让读者体味和思考其中的理论逻辑，启发读者寻找实现传承发展的思路、逻辑和做法。本书的出版恰逢其时，具有十分重要的社会价值和意义。

最后请允许我对两个团队能够携手奉献如此精彩的中国故事表示由衷的敬意，并且衷心祝愿中医药事业不断振兴，中医梦早日实现！

华南理工大学工商管理学院　蓝海林

2022年立春于广州五山

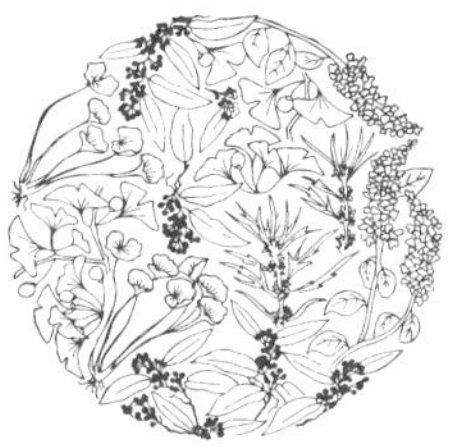

1933 年建院图

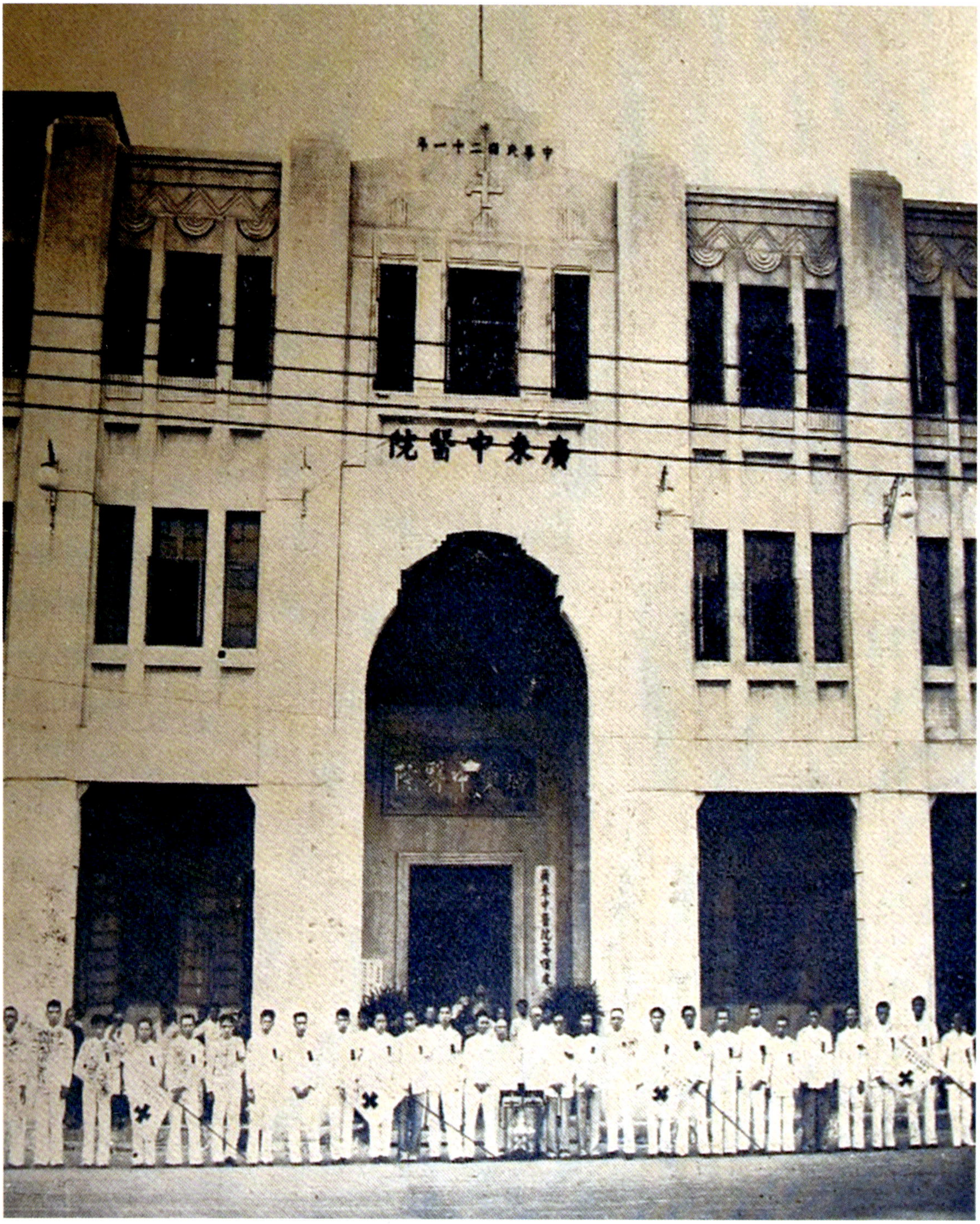

注：1933 年建院，主要建筑一直维持到 1985 年。

大德路总院

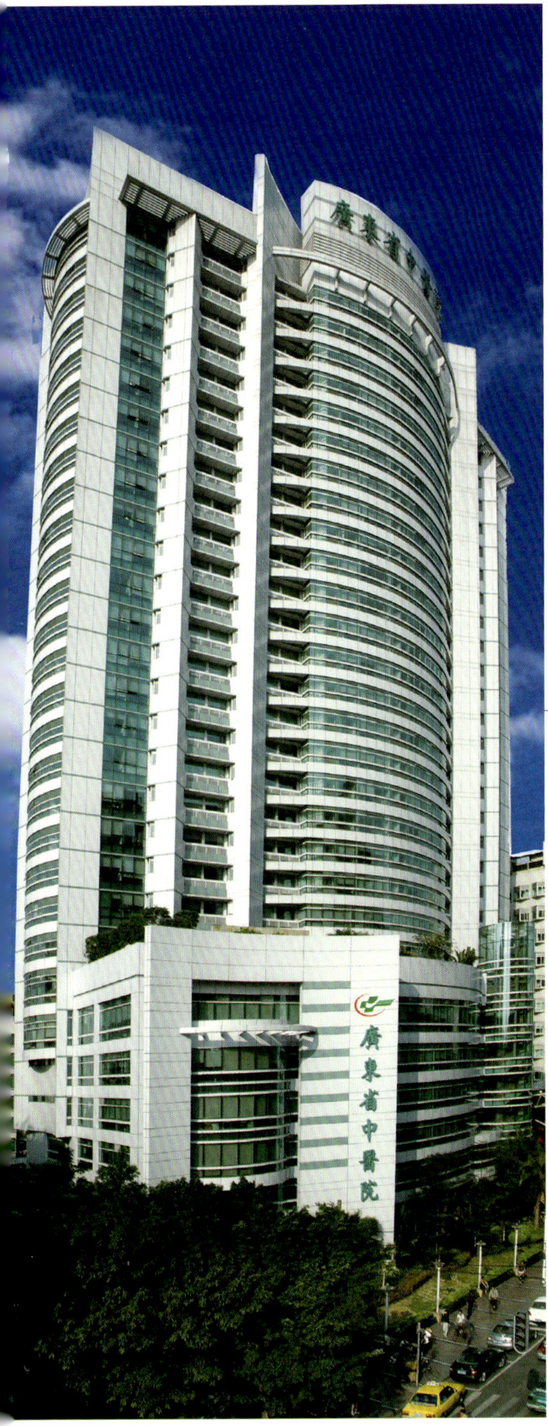

二沙岛医院

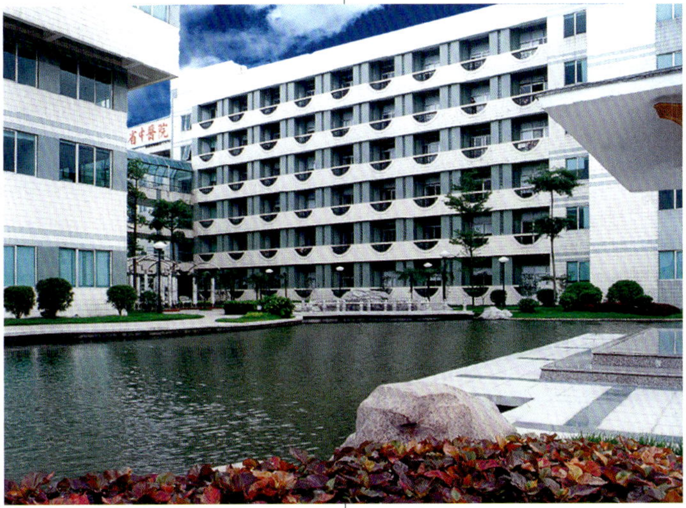

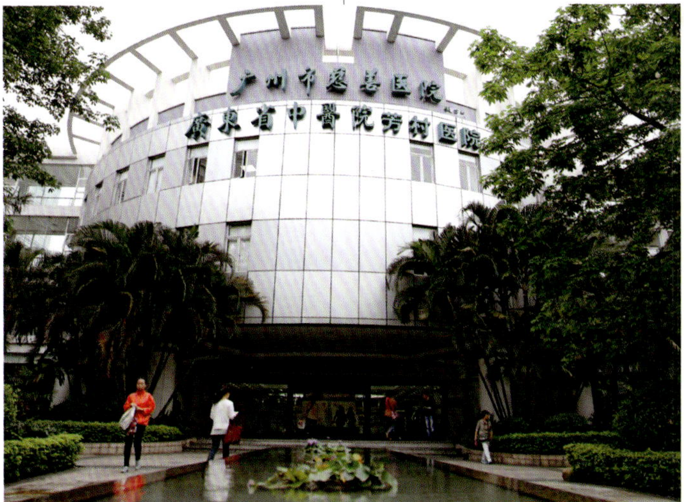

芳村医院（广州市慈善医院）

广东省中医院今昔图

琶洲医院

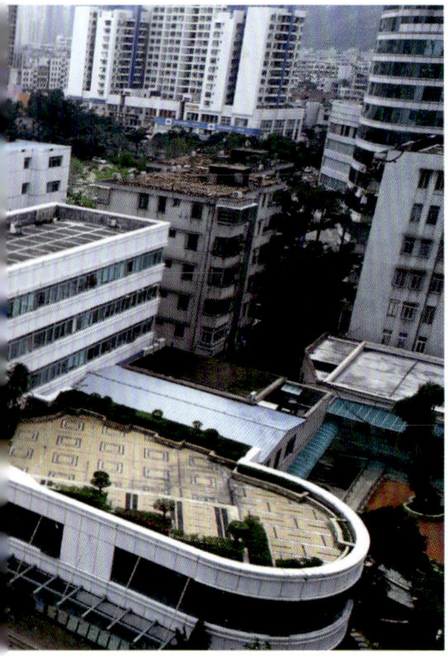

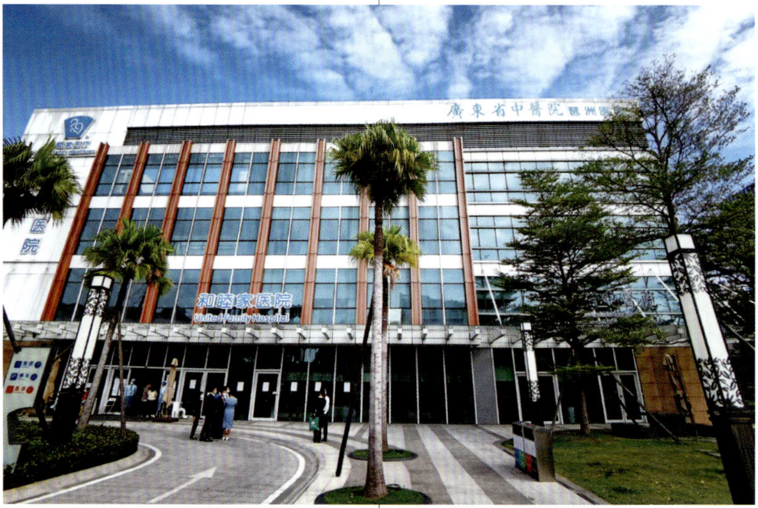

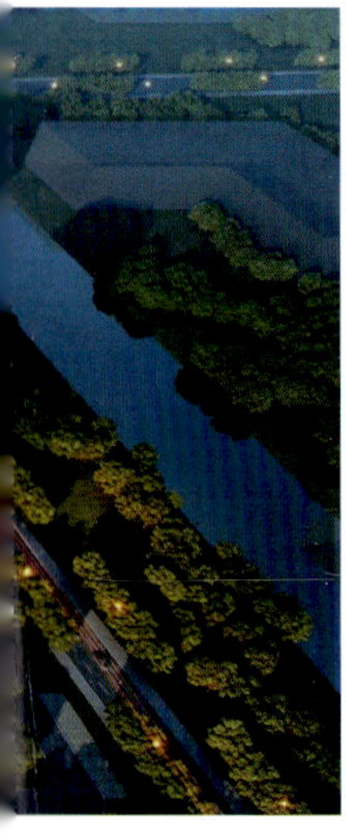

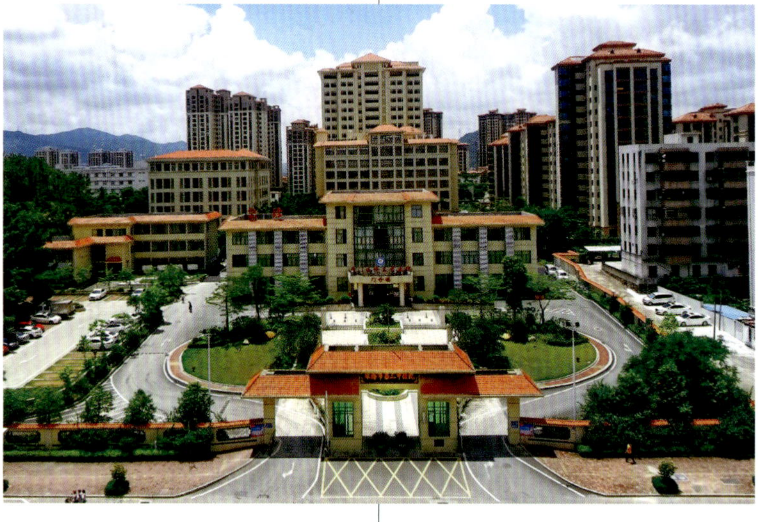

斗门医院（珠海市第二中医院，珠海市斗门区侨立中医院）

大学城医院

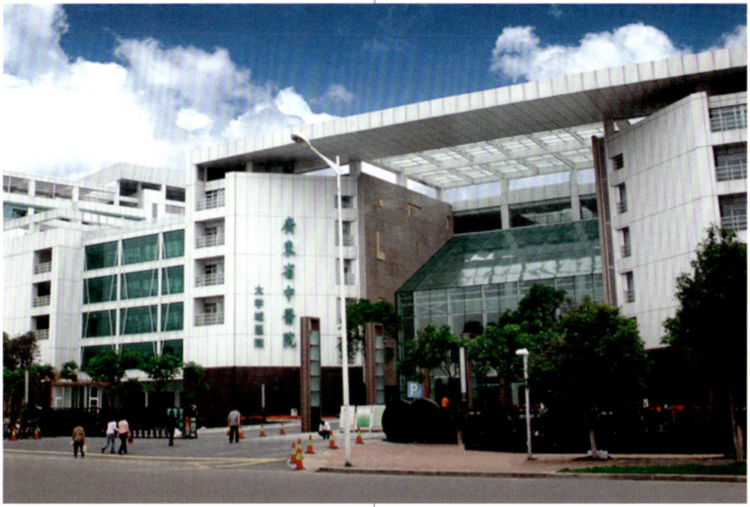

珠海医院（珠海市中医院）

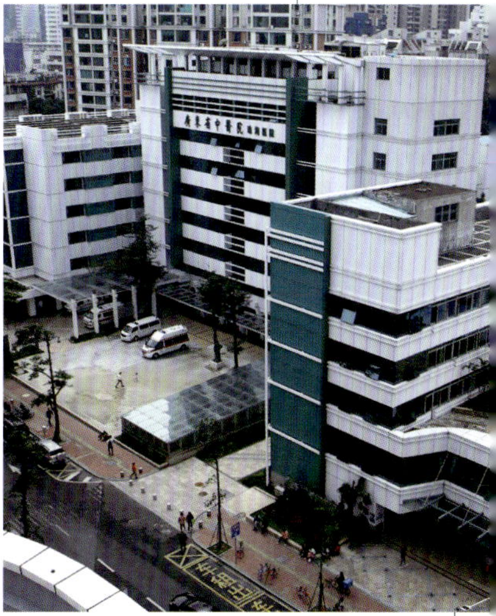

2022 年各大院区图

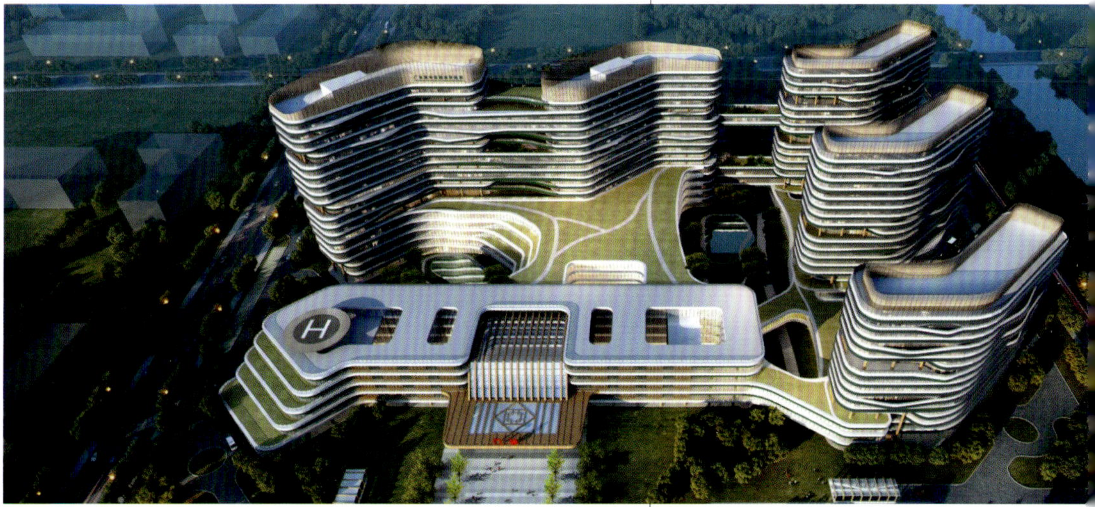

南沙医院